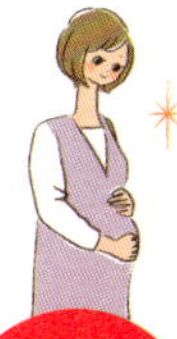

赤ちゃんが
元気に育つ

最新版
時期別 おいしい 妊娠中の食事 280品

医学監修・栄養指導
総合母子保健センター 愛育病院
産婦人科医長 川名有紀子
栄養科科長 高橋嘉名芽

料理
管理栄養士
牧野直子

Gakken

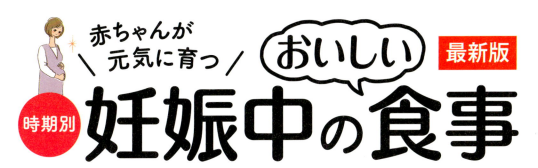

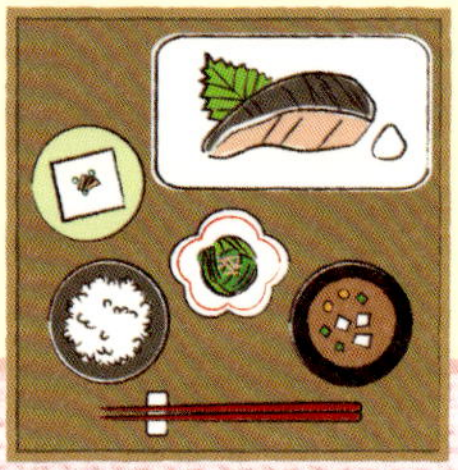

はじめに

新しい命が体内に宿ると、
その命を守るために女性の体は変化します。
妊娠前と同じようにいかないことがたくさんあり、
とまどうことも多いでしょう。

とくに妊娠初期は、つわりなどで食事ができないことがあるかもしれません。
しかし、赤ちゃんは日々、着実に育っていて、つねに栄養を必要としています。
ママが食べたものからしか、赤ちゃんは栄養をとることができないのです。

近年は、ママの食事量が足りないために十分に体重が増えず、
低体重で生まれてくる赤ちゃんが増えています。
低体重で生まれた赤ちゃんを「低《てい》出《しゅっ》生《しょう》体《たい》重《じゅう》児《じ》」といいますが、
大人になってから生活習慣病にかかりやすいという報告があり、
世界中で問題になっています。

妊娠中は、これまでの食生活を振り返るよい機会です。
忙しくて朝食や昼食を抜くことがあった人は、
まずは3食食べることを実践してみましょう。

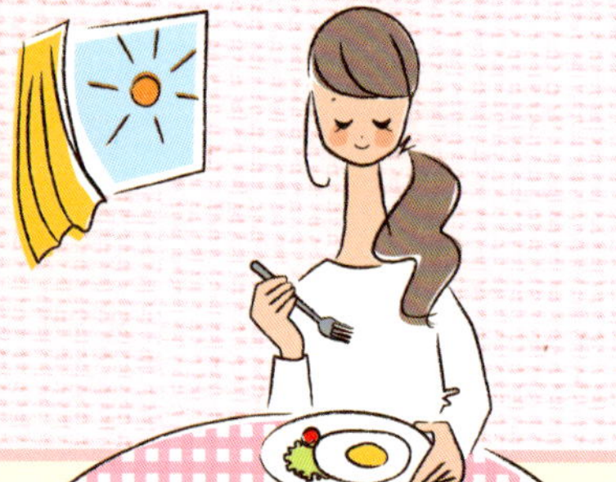

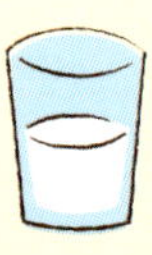

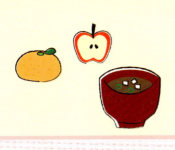

おなかの赤ちゃんがすこやかに育つように、
ママが元気でいられるように、健康的な食生活をスタートさせましょう。
体調が悪く、食欲が出ないときでも、何かを口に入れてみて
「食べられる」という自信をつけていくことが大切です。

妊娠中の食事については、不足したりとり過ぎたりすると、
赤ちゃんの発達を妨げる食材や栄養素があることがわかっています。
また、食材によってはママの体を通して赤ちゃんを細菌やウイルスなどに感染させ、
先天性の障害を引き起こすこともあります。
しかし、リスクを回避することはそれほど難しくありません。
知るだけで、防げることばかりです。
神経質になりすぎて、ストレスを感じてしまっては、
かえっておなかの赤ちゃんにマイナス。
赤ちゃんの成長やママの体の変化、その日の体調や食欲に合わせて、
大らかな気持ちで取り組んでみてください。

２８０日という限られた期間を、
おいしく楽しい、バランスのよい食事とともに過ごしましょう。
ママと赤ちゃんが元気に過ごせるよう、本書がお役に立てば幸いです。

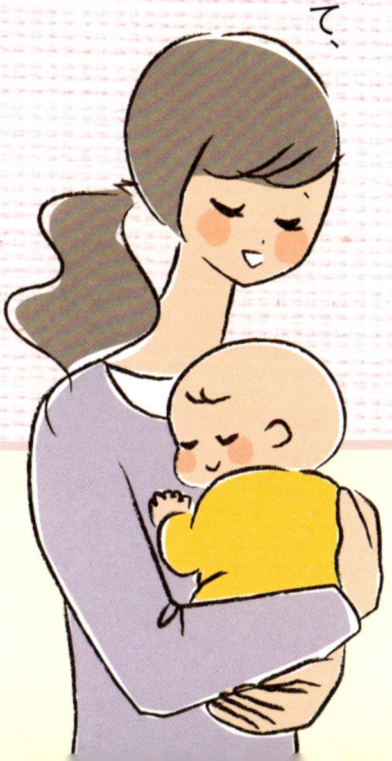

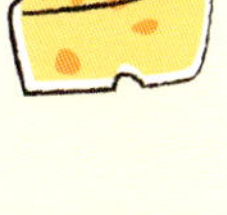

本書の特長

本書の特長をまとめました。妊娠中から産後までお役立てください。

1 妊娠時期別に、妊娠中から産後まで毎日使えるレシピが280品！

初期・中期・後期・産後&授乳期と、それぞれの時期に合った栄養たっぷりのメニューを280品掲載しました。忙しいママのことを考えて、簡単にすぐに作れるものが中心になっています。

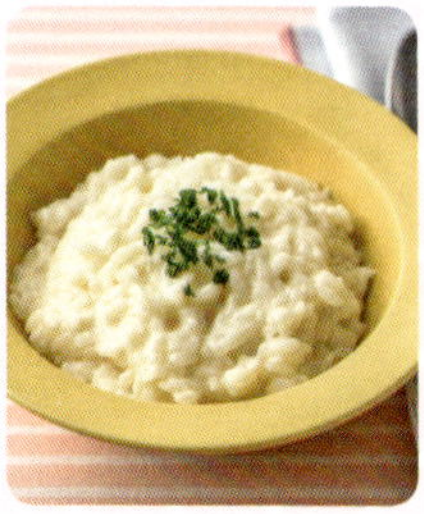

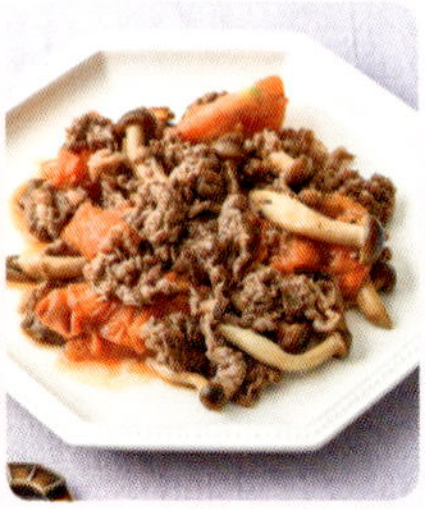

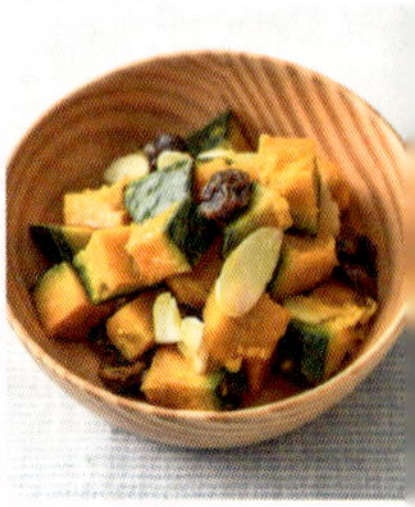

2 切り取って使える！「妊娠中に積極的にとりたいもの・控えたいもの」食材リスト付き！

巻頭には、妊娠中に食べてよいもの、控えたほうがよいものが一覧になっていてわかりやすいポスターがついています。切り離して、冷蔵庫など見える位置に貼っておくと便利です。

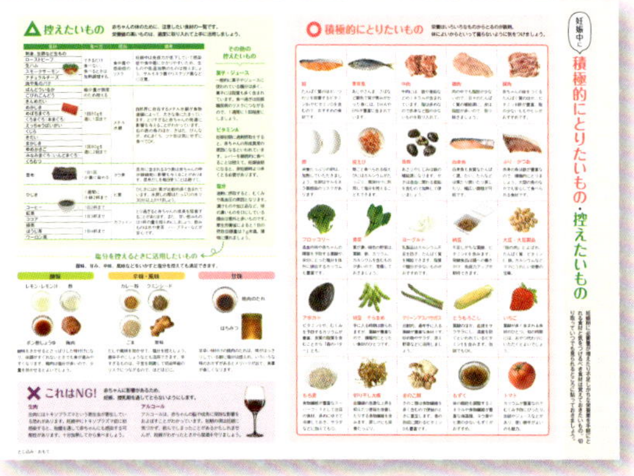

3 主食・主菜・副菜別だから、献立がすぐ決まる！

時期ごとに、主食・主菜・副菜とに分けているので、それぞれから一品ずつ選べば、栄養満点の献立の完成です。主菜のコーナーに、「おすすめ献立例」を記載しているので、献立に悩んだときは参考にしてみてください。

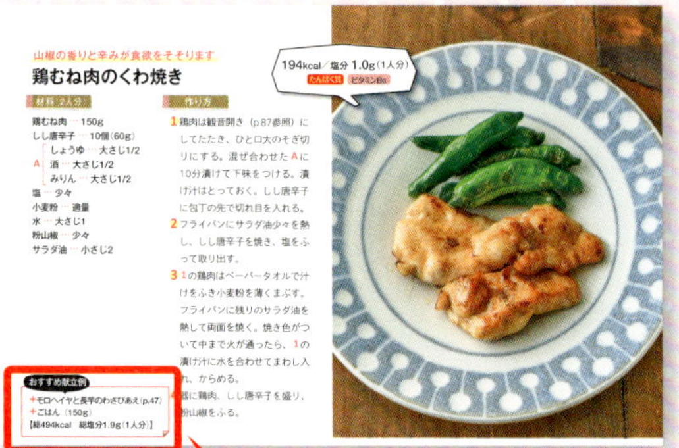
山椒の香りと辛みが食欲をそそります

鶏むね肉のくわ焼き

194kcal／塩分 1.0g（1人分）

材料 2人分

鶏むね肉…150g
しし唐辛子…10個（60g）
A しょうゆ…大さじ1/2
酒…大さじ1/2
みりん…大さじ1/2
塩…少々
小麦粉…適量
水…大さじ1
粉山椒…少々
サラダ油…小さじ2

作り方

1 鶏肉は観音開き（p.87参照）にしてたたき、ひと口大のそぎ切りにする。混ぜ合わせたAに10分漬けて下味をつける。漬け汁はとっておく。しし唐辛子に包丁の先で切れ目を入れる。
2 フライパンにサラダ油少々を熱し、しし唐辛子を焼き、塩をふって取り出す。
3 1の鶏肉はペーパータオルで汁けをふき小麦粉を薄くまぶす。フライパンに残りのサラダ油を熱して両面を焼く。焼き色がついて中まで火が通ったら、1の漬け汁に水を合わせてまわし入れ、からめる。
4 器に鶏肉、しし唐辛子を盛り、粉山椒をふる。

おすすめ献立例
+モロヘイヤと長芋のわさびあえ（p.47）
+ごはん（150g）
【総494kcal　総塩分1.9g（1人分）】

おすすめ献立例

+にんじんサラダ（p.48）
+ごはん（150g）
【総585kcal　総塩分1.5g（1人分）】

4 とりたい栄養素で探せる！ 7つの栄養素マーク付き!!

一定の基準の栄養素量を満たしたレシピには、栄養素マークがついています。「葉酸を多くとりたい」「貧血気味だから鉄の入ったメニューが食べたい」といったときの目印に。

たんぱく質　食物繊維　葉酸
鉄　ビタミンB6　ビタミンB12　ビタミンC

5 すべてのレシピに エネルギー量と塩分量を掲載！

気になるエネルギー量と塩分量がすべてのメニューに表示されているので、エネルギーと塩分のとり過ぎを防げます。時期ごとの推奨エネルギー量や注意点に気をつければ、ほかの時期のメニューも食べてOKです。

528kcal／塩分 2.0g（1人分）
たんぱく質　葉酸　鉄
ビタミンB6　ビタミンB12

6 妊娠中の困った！を助ける 症状別レシピ&時短レシピ

妊娠中に多く起きるマイナートラブルを助けるレシピや、作りおきレシピ、缶詰レシピなどを掲載しました。不調を改善し、無理なく続けるためのアイデアです。

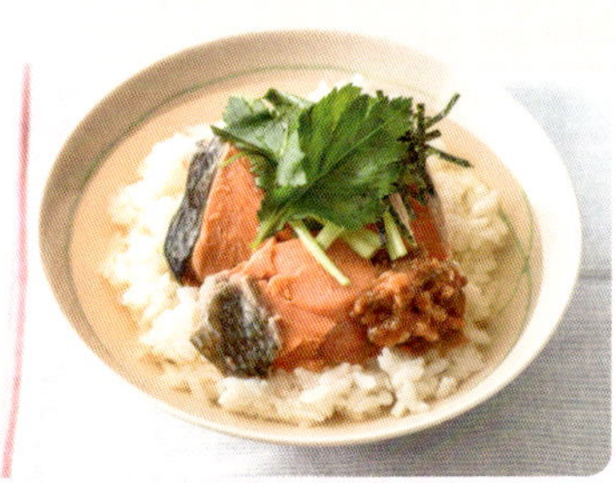

7 おすすめ食材の 栄養がわかる！

身近な食材には、意外な栄養が含まれていることがわかります。食材ごとの魅力を知ると、食事がもっとおいしく、楽しくなります。

栄養MEMO

水菜

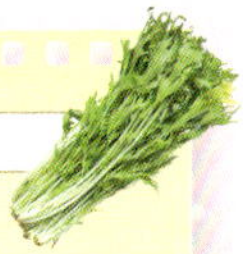

カリウムが豊富な、京の伝統野菜

水菜は、90%以上が水分ですが、カリウム、カルシウムなどのミネラルや、葉酸やビタミンKといったビタミン類を豊富に含みます。ゆでると栄養が失われやすいため、生で食べるのがおすすめです。

8 お料理ビギナーでも安心の 調理のコツが満載！

お料理初心者でもおいしく作れるポイントを多数掲載。お料理の基本から、すぐにマネしたくなる裏ワザまで。気づけば、お料理上手になっていること間違いなし！

調理のコツ　**鶏肉に切れ目を入れる**

骨に沿って縦にはさみを入れ、骨から離すように切り込みを入れると味がしみやすく、食べやすくなります。

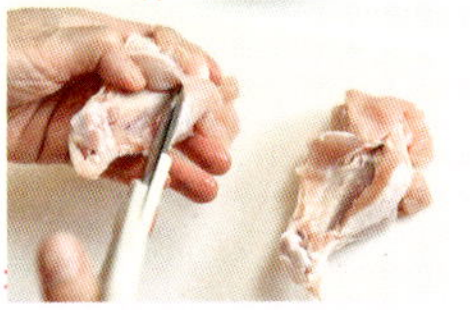

本書の使い方＆レシピのきまり

本書は妊娠中に知っておいていただきたい情報とレシピで構成されています。
ここではレシピの見方ときまりをご紹介します。

エネルギー量／塩分量

その料理の１人分の栄養価を、エネルギー量はkcal、塩分はgで表示しています。１日の目安に近くなるように組み合わせて献立を立ててみてください。

７つの栄養素マーク

下記の栄養素の１日の推奨量の1/5を満たす料理にそれぞれの栄養素のマークをつけました。時期や症状に合わせて参考にしてください。下記のマーク以外にも大切な栄養が含まれている料理ばかりなので、いろいろな料理を組み合わせて食べましょう。

たんぱく質　食物繊維　葉酸　鉄　ビタミンB6　ビタミンB12　ビタミンC

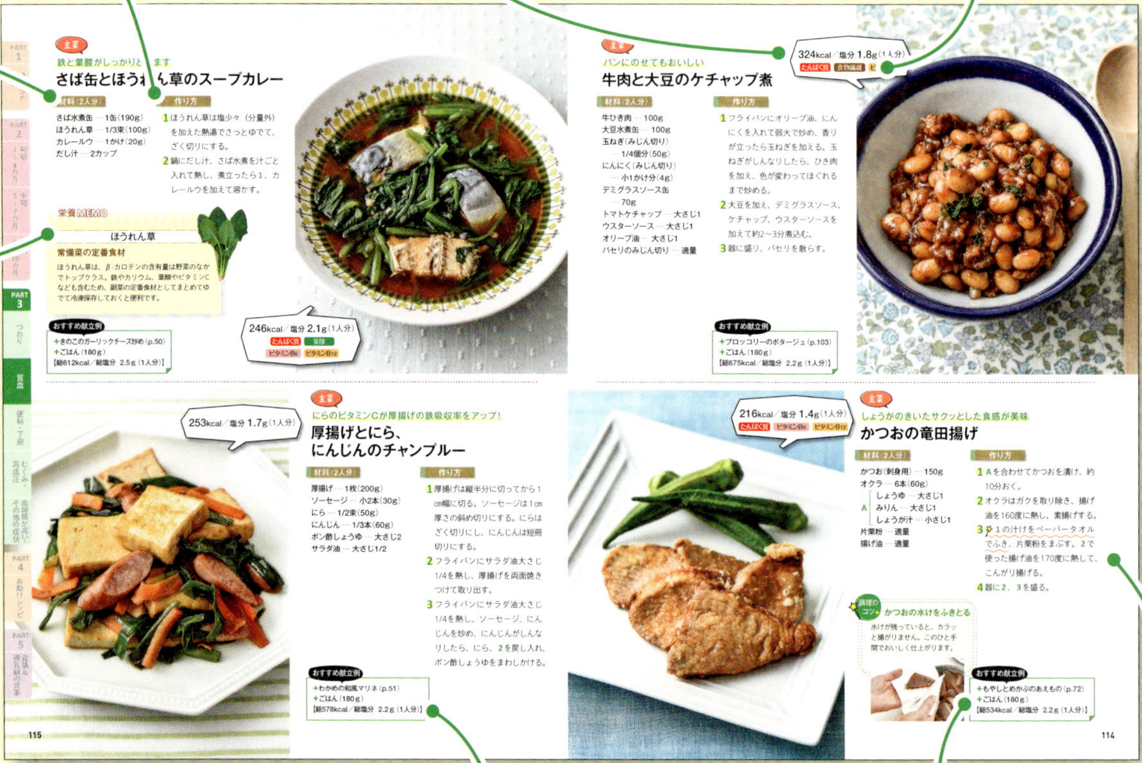

主菜

鉄と葉酸がしっかりとれます

さば缶とほうれん草のスープカレー

材料（2人分）

さば水煮缶 … 1缶（190g）
ほうれん草 … 1/3束（100g）
カレールウ … 1かけ（20g）
だし汁 … 2カップ

作り方

1 ほうれん草は塩少々（分量外）を加えた熱湯でさっとゆでて、ざく切りにする。
2 鍋にだし汁、さば水煮を汁ごと入れて熱し、煮立ったら1、カレールウを加えて溶かす。

栄養MEMO

ほうれん草

常備菜の定番食材

ほうれん草は、β-カロテンの含有量は野菜のなかでトップクラス。鉄やカリウム、葉酸やビタミンCなども含むため、副菜の定番食材としてまとめてゆでて冷凍保存しておくと便利です。

246kcal／塩分 2.1g（1人分）
たんぱく質　葉酸　ビタミンB6　ビタミンB12

おすすめ献立例
+きのこのガーリックチーズ炒め（p.50）
+ごはん（180g）
【総612kcal／総塩分 2.5g（1人分）】

主菜

パンにのせてもおいしい

牛肉と大豆のケチャップ煮

324kcal／塩分 1.8g（1人分）
たんぱく質　食物繊維　ビ

材料（2人分）

牛ひき肉 … 100g
大豆水煮缶 … 100g
玉ねぎ（みじん切り） … 1/4個分（50g）
にんにく（みじん切り） … 小1かけ分（4g）
デミグラスソース缶 … 70g
トマトケチャップ … 大さじ1
ウスターソース … 大さじ1
オリーブ油 … 大さじ1
パセリのみじん切り … 適量

作り方

1 フライパンにオリーブ油、にんにくを入れて弱火で炒め、香りが立ったら玉ねぎを加える。玉ねぎがしんなりしたら、ひき肉を加え、色が変わってほぐれるまで炒める。
2 大豆を加え、デミグラスソース、ケチャップ、ウスターソースを加えて約2～3分煮込む。
3 器に盛り、パセリを散らす。

おすすめ献立例
+ブロッコリーのポタージュ（p.103）
+ごはん（180g）
【総675kcal／総塩分 2.2g（1人分）】

253kcal／塩分 1.7g（1人分）

主菜

にらのビタミンCが厚揚げの鉄吸収率をアップ！

厚揚げとにら、にんじんのチャンプルー

材料（2人分）

厚揚げ … 1枚（200g）
ソーセージ … 小2本（30g）
にら … 1/2束（50g）
にんじん … 1/3本（60g）
ポン酢しょうゆ … 大さじ2
サラダ油 … 大さじ1/2

作り方

1 厚揚げは縦半分に切ってから1cm幅に切る。ソーセージは1cm厚さの斜め切りにする。にらはざく切りにし、にんじんは短冊切りにする。
2 フライパンにサラダ油大さじ1/4を熱し、厚揚げを両面焼きつけて取り出す。
3 フライパンにサラダ油大さじ1/4を熱し、ソーセージ、にんじんを炒め、にんじんがしんなりしたら、にら、2を戻し入れ、ポン酢しょうゆをまわしかける。

おすすめ献立例
+わかめの和風マリネ（p.51）
+ごはん（180g）
【総578kcal／総塩分 2.2g（1人分）】

115

216kcal／塩分 1.4g（1人分）
たんぱく質　ビタミンB6　ビタミンB12

主菜

しょうがのきいたサクッとした食感が美味

かつおの竜田揚げ

材料（2人分）

かつお（刺身用） … 150g
オクラ … 6本（60g）
A しょうゆ … 大さじ1
A みりん … 大さじ1
A しょうが汁 … 小さじ1
片栗粉 … 適量
揚げ油 … 適量

作り方

1 Aを合わせてかつおを漬け、約10分おく。
2 オクラはガクを取り除き、揚げ油を160度に熱し、素揚げする。
3 1の汁けをペーパータオルでふき、片栗粉をまぶす。2で使った揚げ油を170度に熱して、こんがり揚げる。
4 器に2、3を盛る。

調理のコツ　かつおの水けをふきとる

水けが残っていると、カラッと揚がりません。このひと手間でおいしく仕上がります。

おすすめ献立例
+もやしとめかぶのあえもの（p.72）
+ごはん（180g）
【総534kcal／総塩分 2.2g（1人分）】

114

arrange アレンジ

材料の一部をほかの食材に変える提案です。おうちにあるもので作ってみてください。

おすすめ献立例

主菜のレシピには、その料理と栄養バランスのよい副菜をおすすめしています。献立の参考にしてください。

調理のコツ

そのレシピのポイントやアドバイスなどを記しています。作り方のどの部分をさしているのかが、ひと目でわかるようになっています。

下ごしらえについて

●野菜の下ゆで

青菜、ブロッコリーもやし、さやいんげんは、たっぷりのお湯に塩少々を入れてください。

れんこんは酢少々を加えて下さい。その他の野菜の場合は、何も加えずにゆでます。

電子レンジを使う場合は、耐熱皿にのせてラップをふんわりかけるか、食材をラップに包んで加熱してください。

●きのこ

洗ってしまうと食感が水っぽくなるため、洗わずに使います。汚れが気になるときは、ぬらしたペーパータオルなどで拭き取りましょう。汚れがひどいときは洗ってください。

●にんにくのつぶし方

にんにくの薄皮をむいてまな板の上におき、平らなものを押し当ててつぶします。木べらなど、すべりにくいものを選ぶとよいでしょう。

●乾物の水戻し

海藻、きのこはたっぷりの水、切り干し大根はひたひたより少し多いくらいが一般的です。パッケージの表示に従ってください。

●あさりの砂抜き

あさりを3%の塩水に浸け、新聞紙などをのせて暗くし、冷蔵庫で2～3時間置いてください。

●パスタのゆで方

お湯に対して1%の塩を加えてください。1Lの場合は10g（小さじ2）です。

●豆腐の水切り

ペーパータオルに包み、電子レンジで加熱すると簡単です。1丁につき、2分が目安です。

●ヨーグルトの水切り

小さめのボウルにざるを重ね、ペーパータオルをしいたうえにヨーグルトをのせ、冷蔵庫で30分以上置きます。

作り方

作り方

料理の手順を記載しています。とくに記載のない場合、火加減は「中火」です。

材料（2人分）

材料

「2人分」「作りやすい量」などを記載しています。野菜など大きさが不ぞろいのものや、商品によって内容量が異なるものは重さを併記しています。

栄養MEMO

栄養メモ

おすすめの食材の栄養に関する情報です。身近な食材の、意外な栄養素に気づくことがあるかもしれません。

レシピのきまり

★本書は「日本人の食事摂取基準（2015年版）」を参考にしています。エネルギー（kcal）、栄養素は身体活動レベルⅡ（ふつう）の18～29歳、30～49歳女性の場合を基準にしています。

★エネルギー、塩分、栄養マークの数値は「日本食品標準成分表2015年版（七訂）」を使用して算出しています。エネルギー、塩分はことわりのない場合、各料理とも1人あたりの数値を表示しています。

★大さじ1は15ml、小さじ1は5ml、1カップは200mlです。

★ことわりのない限り、砂糖は上白糖、塩は精製塩、しょうゆは濃口しょうゆ、みそは好みのみそです。みそは塩分がいろいろなので、加減してください。

★小麦粉はことわりのない場合、薄力粉です。

★バターは有塩のものを使用しています。

★「だし汁」は、昆布と削り節でとった和風だしです。好みのだしを使用してください。顆粒だしは塩分が多いため、表示の半量程度がおすすめです。このほかの場合は、そのつど顆粒コンソメ、鶏ガラスープの素、などと表記してあります。液体の場合は、それぞれのスープの素を指定の割合で溶かしてください。

★ポン酢しょうゆなどは市販のものを使用しています。

★梅干しは塩分が11～12%のものを使用しています。

★電子レンジの加熱時間は600Wを基準にしています。500Wの場合は、加熱時間を1.2倍してください。

★電子レンジ、オーブントースターなどの加熱時間は目安です。

★野菜は洗うところを省略しています。皮をむく、根を切り落とす、へたをとるなどの記述を省略している場合があります。

★彩りに野菜を飾る手順は「作り方」から省略している場合があります。

★「米」は生の状態のもの、「ごはん」は炊いた状態のものを指します。

★ごはんの炊き方：1合180mlを炊飯器で炊く場合は、とくに浸水時間はもうけていません。鍋や土鍋などで炊く際は、20～30分程度浸水させてください。

★めんつゆは、とくに記載のない場合は「3倍濃縮」タイプを使用しています。

★ナンプラーはしょうゆ、クミンシードはカレー粉で代用してもOKです。

CONTENTS

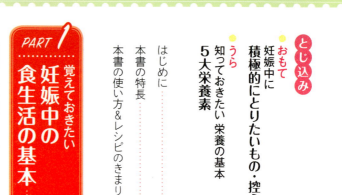

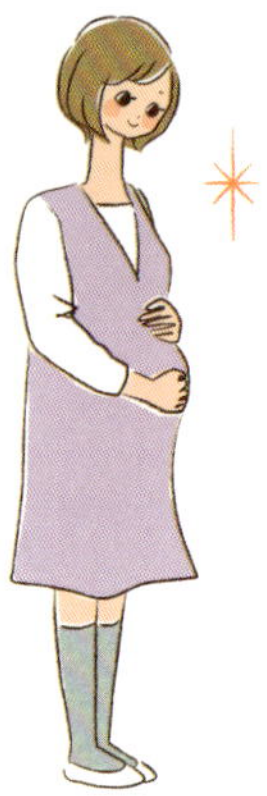

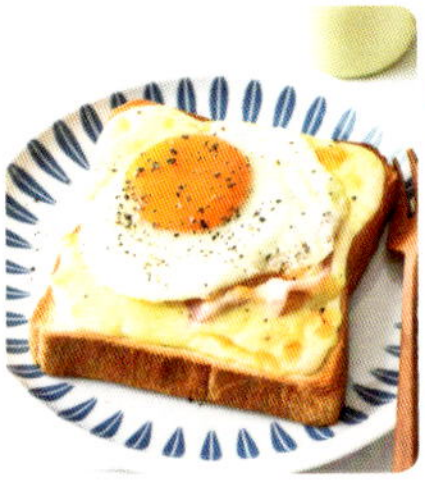
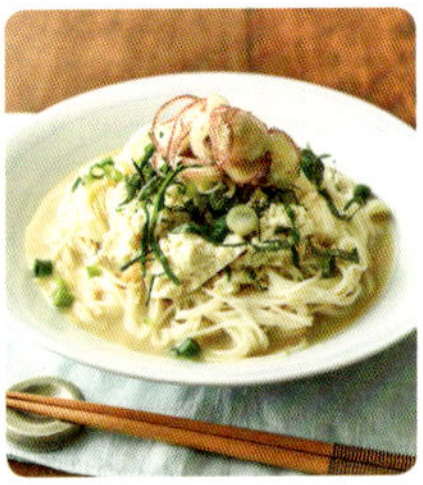
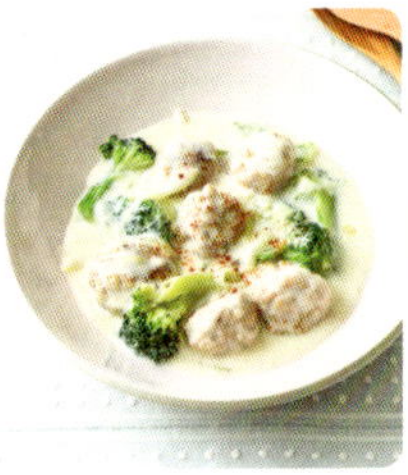
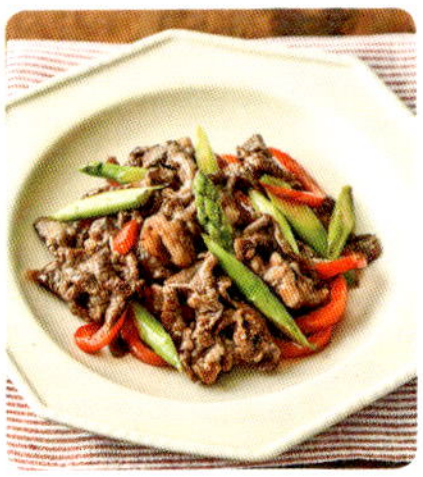

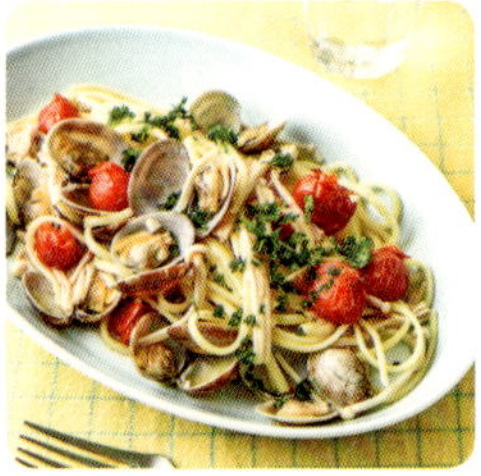

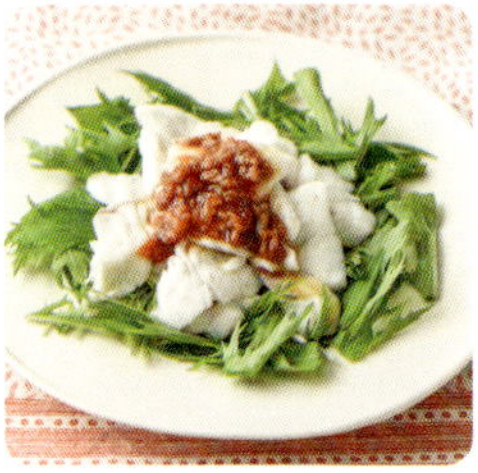

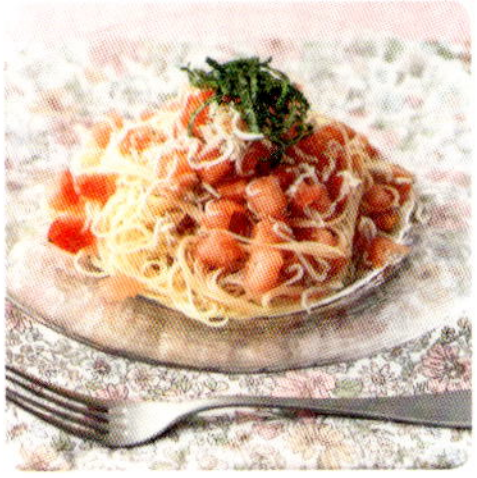

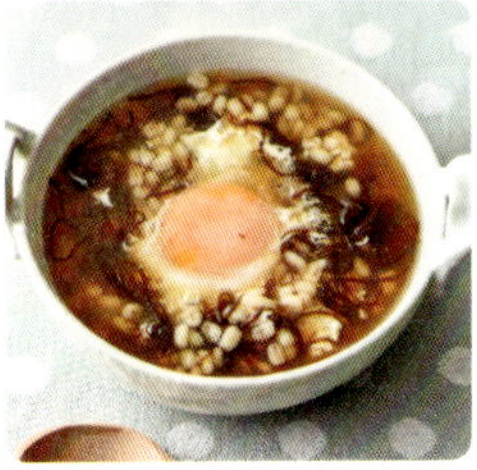

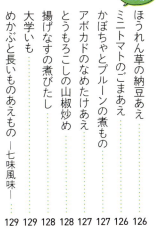

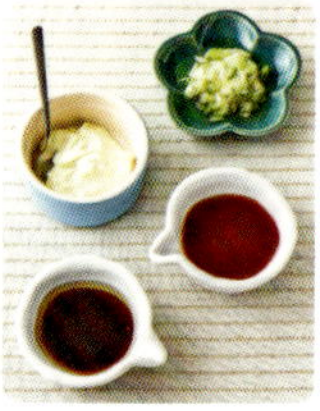

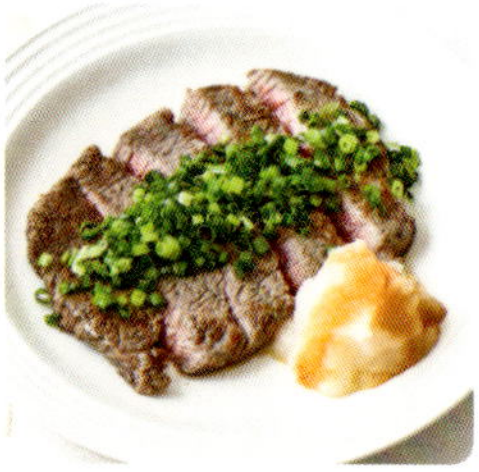

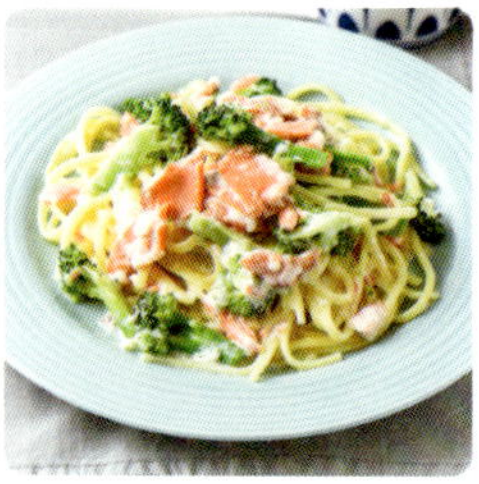

PART 1

覚えておきたい
妊娠中の食生活の基本

妊娠中の食事については、ママと赤ちゃんの健康のために知っておきたいことがいくつかあります。とくに必要な栄養素や、避けたい食べもののポイントを押さえて、食事を楽しみましょう。

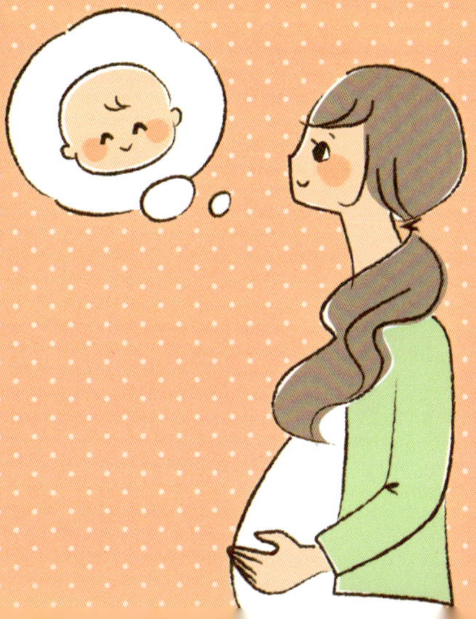

妊娠中の食事について

妊娠中～産後の授乳期は、ママの健康も赤ちゃんの発育にも、とても大事な時期。まずは食生活を見直すことから始めてみましょう。

食生活を見直せば自分のパターンが見える

妊娠するとホルモンバランスが大きく変わり、ママの体調もめまぐるしく変化していきます。このため、今までの嗜好《しこう》や食欲も変わります。また、赤ちゃんの発育を考え、これまでの食生活を変える必要がある人もいます。

まずは、**今までの自分の食生活や体調などをチェック**してみましょう。それぞれの項目で、あてはまるものすべてにチェックをしてください。

チェックSTART!

Check 1

- □ 毎日、体重を量っている
- □ 自分のBMIを知っている
- □ 健康診断で「やせすぎ」または「太りすぎ」といわれたことはない
- □ 20歳以降から現在まで体重の変化は10kg以内
- □ 定期的に運動をしている

チェックの数　　個

Check 2

- □ 妊娠前はダイエットしていた
- □ 炭水化物は太るからあまり食べたくない
- □ 野菜サラダなら太らずに栄養がとれるし妊娠中に向いていると思う
- □ 妊娠前からやせているほう
- □ 体重を増やしたいけれど、なかなか増やせない

チェックの数　　個

Check 3

- □ 妊娠前から太っているほう
- □ 妊娠してから食欲が増した
- □ 食事は残さない
- □ お菓子など甘い物や揚げ物が好き
- □ ごはん、めん、パンなど炭水化物が好き

チェックの数　　個

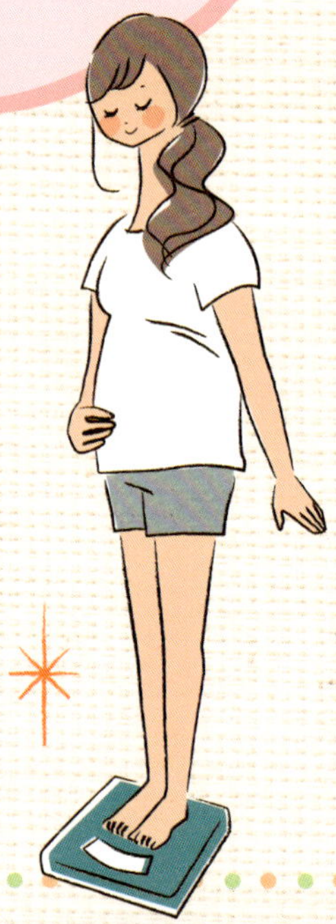

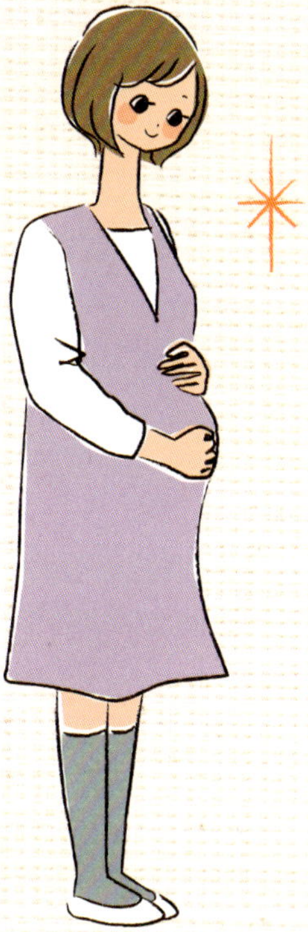

Check 4

- □ 野菜は好きではなく、どちらかといえばあまり食べないほう
- □ ファーストフードやインスタント食品、コンビニのお弁当をよく食べる
- □ おかずがあれば、ごはんはいらない
- □ カレーライスやパスタなどワンディッシュですむ食事が好き
- □ 肉、魚など動物性のものは食べない

チェックの数　　個

Check 5

- □ 妊娠前から朝食はとらないことが多い
- □ ついつい間食してしまう
- □ 食事時間が不規則で、1日3食きちんと食べられないこともある
- □ 帰宅してから夜遅くに夕食を食べることが多い
- □ 妊娠前も妊娠後も運動不足ぎみだ

チェックの数　　個

Check 6

- □「5大栄養素」を知らない、または今まで知らなかった
- □ 栄養はサプリからとっている
- □ 料理を作るときは、食材の栄養素をあまり意識していない
- □ 便秘など、持病というほどではないが気になる症状がある
- □ 妊娠中、積極的にとりたい栄養素を知らない

チェックの数　　個

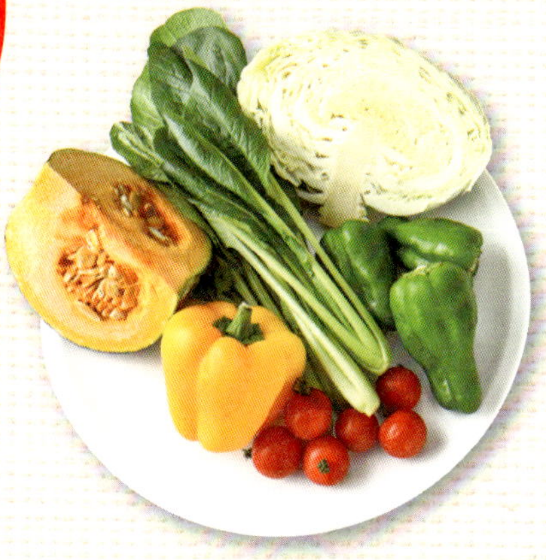

チェック判定は次のページに！

チェック判定結果

Check 1
自分のBMIを知り体重管理を心がけて

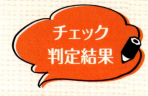

妊娠中〜授乳期に、とても大切なのは体重管理。妊娠中は、赤ちゃんの体重や胎盤、羊水以外に、赤ちゃんへの栄養と出産を乗りきる体力を蓄えるために、ママの体重が増えます。体重は増えすぎても、増えなさすぎてもよくありません。
チェック個数が3個以下だった人は要注意。まずは、自分の体重とBMIを知り、コントロールしていきましょう。右の「推奨体重増加量」は出産までの10カ月を通しての増加量です。妊娠初期・中期までに増やしすぎないで。➡p.22へ！

●BMIと体重増加の目安

体格区分	BMI	推奨体重増加量
やせ型	18.5未満	9〜12kg
ふつう	18.5以上 25未満	7〜12kg
肥満	25以上	個別対応

厚生労働省「妊産婦のための食生活指針」より作成

Check 2
妊娠中・産後は過度なダイエットを控えて

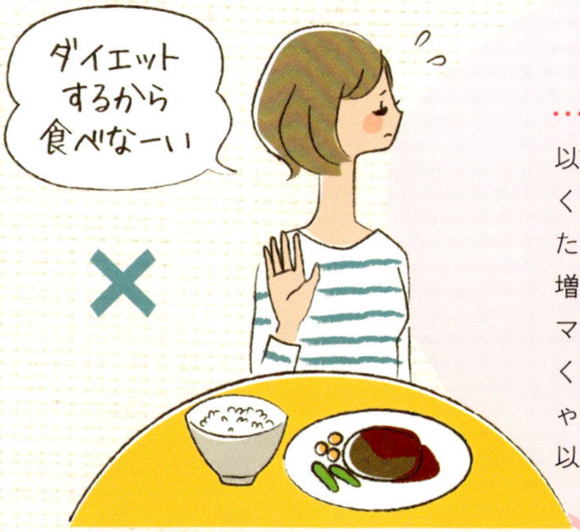

以前は、妊娠中に推奨体重増加量よりも増えてしまう人が多く、「体重を増やさないように」ときびしく指導されてきましたが、現在はダイエットブームのせいか、やせすぎのママが増えているといいます。
ママの体重が増えないと、低出生体重児が産まれる確率が高くなるだけでなく、出産・授乳に影響がおよぶことも。赤ちゃんのためにも適切な体重増加をめざして。チェックが3個以上の人は、とくに食事に注意を。➡p.22へ！

Check 3
とくに妊娠初期、中期は太りすぎに要注意

妊娠中の推奨体重増加量を超えてしまう場合は、妊娠糖尿病や妊娠高血圧症候群の危険があるだけでなく、出産時に、さまざまなトラブルが起こる可能性が高まります。
チェックが3個以上の人は、要注意。とくに、妊娠初期・中期の間に体重が大幅に増えてしまうと、後期には赤ちゃんの成長が著しく、コントロールすることが難しいようです。ママと赤ちゃんが、元気に出産を迎えられるよう、増えすぎないように体重管理を徹底しましょう。➡p.22へ！

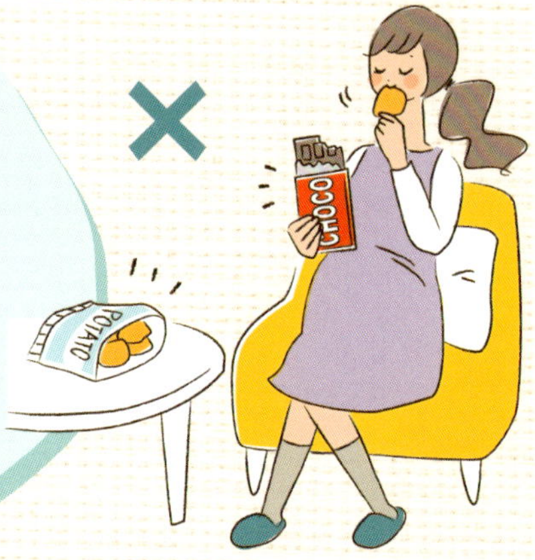

Check 4
塩分、カロリーに注意 和食中心にシフトを

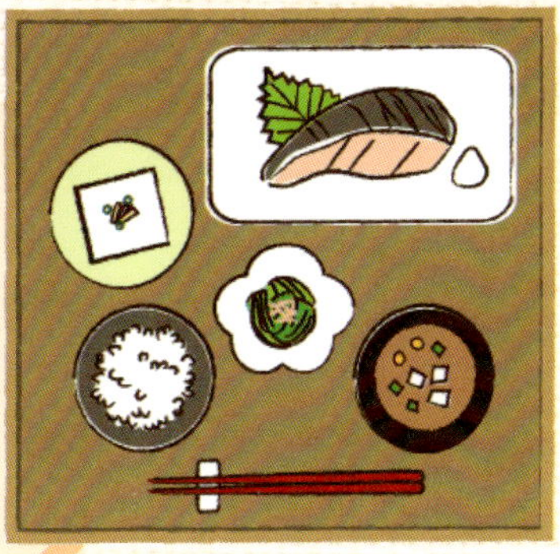

妊娠中は体重管理だけでなく、「バランスよくいろいろなものを食べ、必要な栄養をとる」ことが大切。妊娠すると、代謝機能が低下するので、塩分のとりすぎはむくみや高血圧につながります。主食、主菜、副菜をしっかり食べ、必要な栄養素をとることで、赤ちゃんが成長していくのです。チェックが3個以上の人はとくに、たんぱく質、鉄、ビタミンなどがとれやすいメニューが豊富な和食がおすすめ。

➡p.18へ！

Check 5
生活習慣を見直し 1日3食しっかりとる

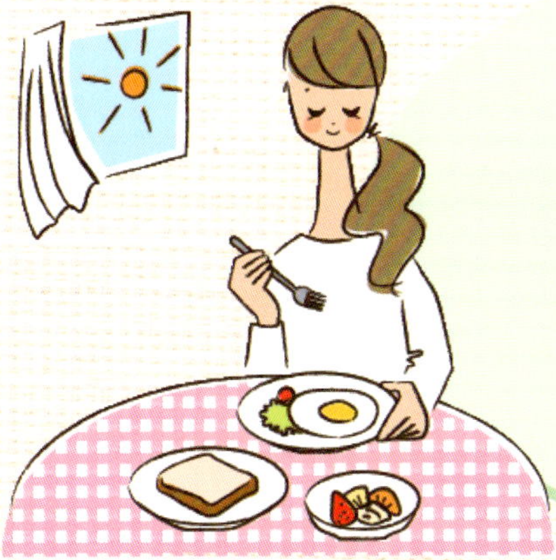

妊娠は、生活習慣を変えるよい機会。チェックが3個以上の人は赤ちゃんのためにも、とくに、今までの生活習慣を見直してみて。今まで、朝食を抜いていた人は、まずは簡単なものでよいので朝食をとる習慣をつけ、しっかり3食食べていれば、間食や夜食は減ってくるはず。外食が多い人は、塩分や糖分に気をつけ、朝夕はなるべく自宅でとるか、お弁当を作るなど、無理はしないで工夫してみましょう。

➡p.28へ！

Check 6
5大栄養素をとることを 心がけて食材チョイス

5大栄養素とは、ごはんやめんなどの「炭水化物」、肉や魚などに多く含まれる「たんぱく質」、野菜などの「ビタミン」、海藻などの「ミネラル」、油などの「脂質」の5つをいいます。妊娠中はとくに、これらの栄養を過不足なくとることが大事です。チェックが3個以上の人は、まずこれらの栄養素を理解して。たとえば「ビタミン」に含まれる葉酸、「ミネラル」に含まれるカルシウム、鉄、カリウムなど、妊娠中にとりたい栄養素も知っておきましょう。

➡p.20へ！

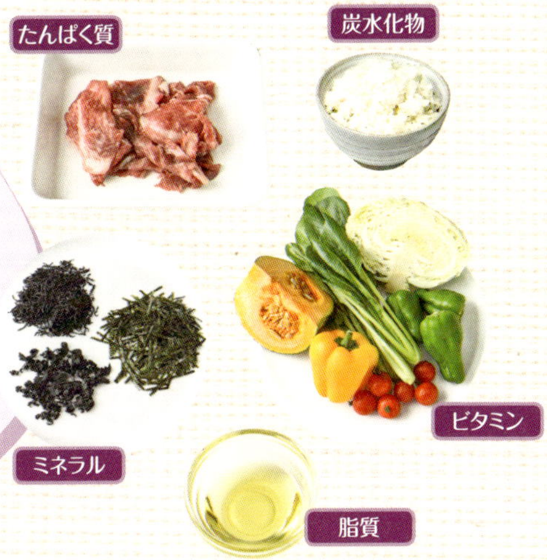

妊娠中の食事バランス

妊娠中はとくに食事バランスに気をつけたいもの。1日3食とも主食、主菜、副菜の割合に注意してとるようにしましょう。

主食、主菜、副菜をバランスよくとる

妊娠期間中は、エネルギー源である穀類、たんぱく質源である肉・魚、ビタミン、ミネラルを中心に、摂取したい食品量が少しずつ増えていきます。

体重を増減したいからといって、ダイエットをしたり、逆に好きなものばかり食べたりは禁物。1日3食に分け、主食・主菜・副菜で、**さまざまな食品をバランスよくとる**ようにしましょう。

主食は、ごはん、パン、めん類など炭水化物の多い食品でとります。主菜はたんぱく質を。好き嫌いなく、肉・魚を中心に、大豆、大豆製品、卵などもとり入れて。副菜は、ビタミン・ミネラルを多く含む野菜、海藻、きのこ類などを多くとれるチャンス。そのほか間食では乳製品や果物をとるとよいでしょう。

妊婦のための食事バランス

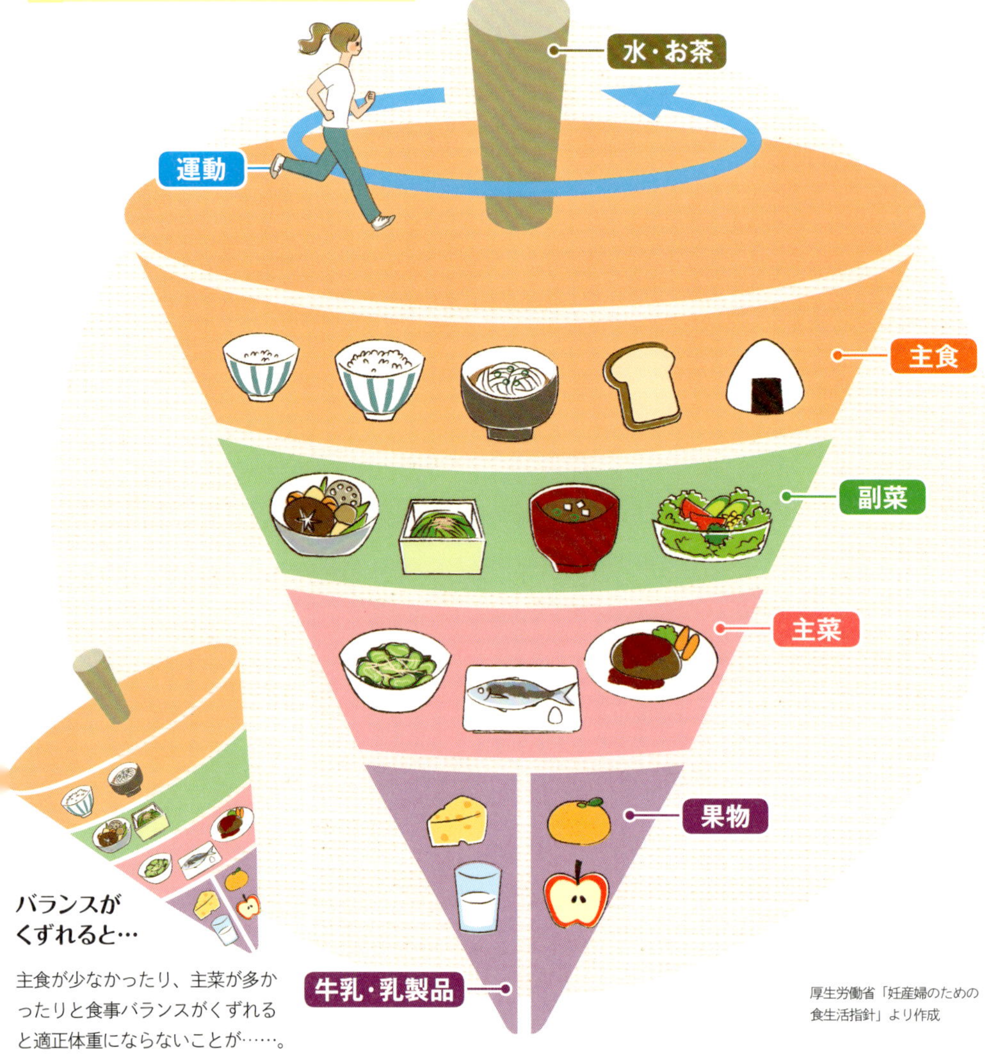
水・お茶
運動
主食
副菜
主菜
果物
牛乳・乳製品

バランスがくずれると…

主食が少なかったり、主菜が多かったりと食事バランスがくずれると適正体重にならないことが……。

厚生労働省「妊産婦のための食生活指針」より作成

主菜に1日1回は魚を肉は脂肪の少ない赤身に

妊娠中から授乳期、赤ちゃんの脳細胞などの発達に欠かせないのがDHAで、魚に多く含まれています。よくいわれる青背魚だけでなく、えび、小魚、ツナ缶、はんぺんなどの魚介加工食品でもOK。
肉は脂肪の少ない赤身をメインにして。レバーは1週間に50〜60g程度にしましょう。
大豆・豆製品は1日1回を目標に。卵、チーズなどの乳製品は、いずれも食べすぎないように注意して。

主食で炭水化物以外もとり入れるコツ

主食を精白度の低い食品（玄米、胚芽米、麦入りごはん、全粒粉パン、ライ麦パン）などにすると、炭水化物だけでなく、食物繊維やビタミン、ミネラルの量が増えます。食感も変わるので、主食を多くとる妊娠中にはぜひとり入れたいもの。
また、成人女性の1日あたりの食塩摂取の目標量は7.0g未満。主食のパンや炊き込みごはん、すし飯などにも塩分が含まれるので、1日1回程度に。

主食・主菜・副菜 1日の摂取量の目安

表の中で非妊娠時・妊娠初期の1日分を基本とします。例えば主食なら♥5〜7なので、1日に、おにぎり1個（♥）、うどん1杯（♥♥）、スパゲッティ（♥♥）が最低量ということです。

＼ 1日どれくらい食べる? ／

料理例		非妊娠時 妊娠初期	妊娠中期	妊娠後期
♥ ＝ ごはん小盛り1杯 ＝ おにぎり1個 ＝ 食パン1枚 ＝ ロールパン2個 ♥♡ ＝ ごはん中盛り1杯 ♥♥ ＝ うどん1杯 ＝ もりそば1杯 ＝ スパゲッティ	主食	♥♥♥♥♥♥♥（5〜7）	初期と同	＋♥（＋1）
♥ ＝ 野菜サラダ ＝ ほうれん草のおひたし ＝ 具だくさんのみそ汁 ＝ 煮豆 ＝ きのこソテー ♥♥ ＝ 野菜の煮物 ＝ 野菜炒め ＝ いもの煮っころがし	副菜	♥♥♥♥♥♥（5〜6）	＋♥（＋1）	＋♥（＋1）
♥ ＝ 冷ややっこ ＝ 納豆 ＝ 目玉焼き ♥♥ ＝ 焼き魚 ＝ 魚の天ぷら ＝ まぐろといかの刺身 ♥♥♥ ＝ ハンバーグステーキ ＝ 豚肉のしょうが焼き ＝ 鶏肉の唐揚げ	主菜	♥♥♥♥♥（3〜5）	＋♥（＋1）	＋♥（＋1）
♥ ＝ 牛乳コップ半分（100cc） ＝ チーズ1かけ ＝ スライスチーズ1枚 ♥♥ ＝ 牛乳約200cc	牛乳・乳製品	♥♥（2）	初期と同	＋♥（＋1）
♥ ＝ みかん1個 ＝ りんご半分 ＝ かき1個 ＝ なし半分 ＝ ぶどう半房	果物	♥♥（2）	＋♥（＋1）	＋♥（＋1）

厚生労働省「妊産婦のための食生活指針」より作成

妊娠中にとくに必要な栄養素

妊娠中は、1日にとる量を増やさなければいけない栄養素があります。いつ、何を、どれだけ増やせばよいのか、チェックしましょう。

赤ちゃんの体は、ママの食事でつくられる

ママの食べたものに含まれている栄養素は、血液を通っておなかの中の赤ちゃんに届けられます。厚生労働省の「日本人の食事摂取基準（2015年版）」では、**妊娠中はエネルギー量といくつかの栄養素の摂取量を増やす**ことが推奨されています。

とくに**葉酸**は妊娠初期に重要で、赤ちゃんの成長を促して神経障害のリスクを予防するために、**非妊娠時の倍量をとること**が推奨されています。

血液をつくるためなどに必要な各種**ビタミンやミネラルは、妊娠全期を通して摂取量を増やす必要があります。**

赤ちゃんの臓器などをつくるたんぱく質や、発育を促すビタミンAは、時期によって増やしたい栄養素です。

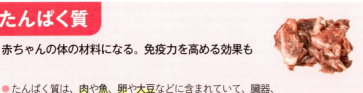

たんぱく質

赤ちゃんの体の材料になる。免疫力を高める効果も

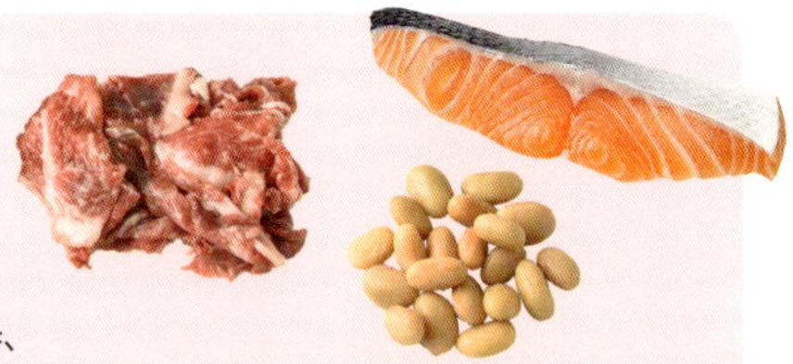

- たんぱく質は、肉や魚、卵や大豆などに含まれていて、臓器、血液のほか、皮ふや筋肉、つめ、髪など体のさまざまな部分をつくっています。また、ホルモンや酵素や免疫物質などの材料にもなります。赤ちゃんの成長と、ママの産後の回復のためにも積極的にとりましょう。たんぱく質が含まれている食材は、栄養豊富なものが多いため、いろいろな種類の食材からたんぱく質をとるようにすると、同時にほかのいろいろな栄養素もとることができます。

（1日の摂取基準）

非妊娠時	➡	妊娠中
たんぱく質		
50g	➡	中期 ＋10g
		後期 ＋25g

ミネラル

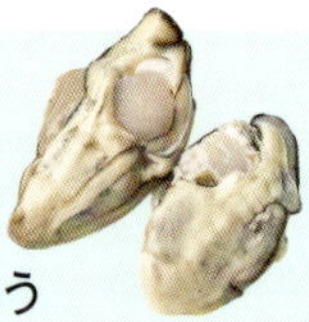

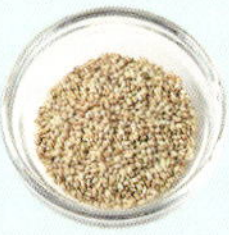

体の調子を整える鉄、マグネシウム、亜鉛をとろう

- 鉄は赤身の肉、かつお、大豆、ごま、かき、ほうれん草などに多く含まれています。妊娠中は、血液が大量に必要なため、鉄が不足して起こる鉄欠乏性貧血になりやすくなります。
- マグネシウムは神経や筋肉の機能を整え、ストレスをやわらげる効果があり、骨や歯をつくるためにも必要です。アーモンド、大豆、貝類、ほうれん草、玄米、ココアなどに含まれています。
- 亜鉛は、不足するとつわりが重くなるといわれています。たんぱく質の合成に欠かせないため、不足しないように心がけましょう。牛肉、かき、ほたて、かに、小魚、チーズ、ごま、アーモンド、大豆、玄米、ココアなどに含まれています。

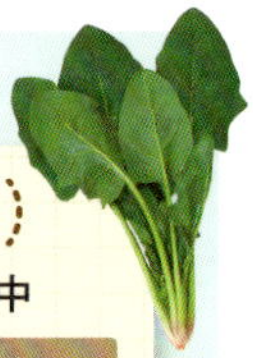

（1日の摂取基準）

非妊娠時	➡	妊娠中
鉄		
6g（月経なし・18～29歳）	➡	初期 ＋2.5g
6.5g（月経なし・30～49歳）		中期・後期 ＋15g
マグネシウム		
270mg（18～29歳）	➡	＋40mg
290mg（30～49歳）		
亜鉛		
8mg	➡	＋2mg

ビタミン

食事からとる必要がある必須ビタミンは13種類。そのうち摂取量を増やしたいものは8種類

ビタミンA　初期は過剰摂取に注意

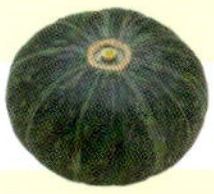

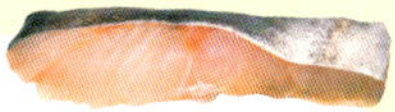

●ビタミンAは皮ふや臓器の成長に欠かせませんが、妊娠初期にとり過ぎると赤ちゃんの形成異常の原因になるといわれています。うなぎやレバーは、とくに初期はとり過ぎに注意。銀だら、にんじん、青菜、かぼちゃ、卵黄、チーズなどからとりましょう。

ビタミンB群　葉酸など妊娠中に大事な栄養素

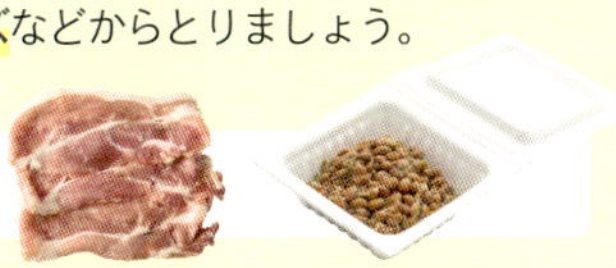

●ビタミンB群には、ビタミンB_1、B_2、B_6、B_{12}のほか、葉酸などがあります。

●ビタミンB_1は、糖質をエネルギーに変えるときに必要で、豚肉や大豆、玄米などに含まれています。

●ビタミンB_2はたんぱく質の代謝に働き、成長を促進させます。さばや卵、乳製品、納豆、アーモンドなどに含まれています。

●ビタミンB_6は鉄の合成を高め、つわりのときの吐きけなどを改善するといわれています。肉、鮭、大豆や玄米などに豊富です。

●ビタミンB_{12}は、葉酸とともに赤血球をつくり、しじみ、あさり、かき、さんまなどに多く含まれています。

●葉酸は鉄の合成を高めるほか、神経管閉鎖障害の発症リスクを低減させるといわれています。青菜、ブロッコリー、いちご、納豆などに含まれています。

その他のビタミン　抗酸化力の高いビタミンC、E、骨の形成にかかわるビタミンD

●ビタミンCは、鉄の吸収をサポートし、体の免疫力を高める働きをします。抗酸化力が高く、アセロラ、レモン、いちご、キウイ、ブロッコリー、いも類などに多く含まれています。

●ビタミンEも同じく抗酸化作用があります。ナッツ類、大豆、かぼちゃ、とうもろこし、胚芽米などに含まれています。

●ビタミンDはカルシウムの吸収をよくし、骨にカルシウムを沈着させる働きがあります。さば、さんま、ぶり、干ししいたけなどに豊富に含まれています。

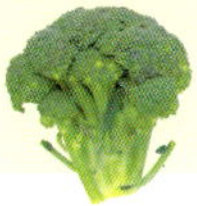

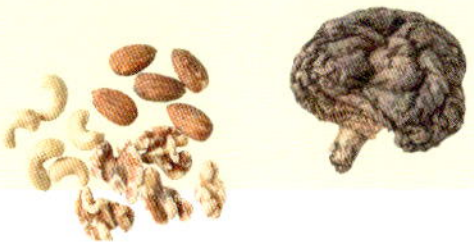

1日の摂取基準

	非妊娠時	➡	妊娠中
ビタミンA（レチノール当量）	650μg《マイクログラム》	➡	後期 +80μg
ビタミンB_1	1.1mg	➡	+0.2mg
ビタミンB_2	1.2mg	➡	+0.3mg
ビタミンB_6	1.2mg	➡	+0.2mg
葉酸	240μg	➡	+240μg
ビタミンC	100mg	➡	+10mg
ビタミンE（目安量）	6mg	➡	+0.5mg
ビタミンD（目安量）	5.5μg	➡	+1.5μg

p.34～のレシピに**栄養素マーク**がついています

妊娠中にたくさん必要なもの、マイナートラブル改善に役立つことが多い下記の7つの栄養素をピックアップし、その栄養素が1日の摂取基準の1/3を満たす量が含まれている料理に表示しています。

たんぱく質　食物繊維　鉄　葉酸
ビタミンB_6　ビタミンB_{12}　ビタミンC

巻頭とじ込みの一覧表も参照！

不足しがちな栄養素

推奨量に変化はありませんが、現代女性は不足しがちといわれている栄養素があります。意識してとりましょう。

●食物繊維
植物や甲殻類の殻などに含まれる、ヒトの体内では消化することが難しい成分。腸内環境を整え、便秘解消に働きます。血糖値の急激な上昇を抑えるため、妊娠糖尿病の予防にも。

●DHA、EPA
DHA（ドコサヘキサエン酸）、EPA（エイコサペンタエン酸）はおもに魚に含まれる良質の脂。赤ちゃんの脳の発達に欠かせない栄養素です。魚を積極的に食べましょう。

●カルシウム
骨や歯の材料となるほか、神経の伝達などに働きます。血液中のカルシウムが不足すると、骨から溶け出て骨粗しょう症の原因に。乳製品や大豆製品、青菜、小魚など食事からとりましょう。

●カリウム
食塩のナトリウムが多いと水分をためこみ、むくみの原因に。妊娠中はナトリウムを排出するカリウムも意識してとりましょう。ほうれん草、アボカド、バナナなどに含まれています。

妊娠中は適切に体重管理をしよう

妊娠中に体重が増えるのは自然なこと。ママの健康と、安全な出産や赤ちゃんの発育のため、推奨増加体重をめざしましょう。

自分のＢＭＩを知って体重管理をしよう

妊娠中は、赤ちゃんの体重に加えて胎盤や羊水、さらに赤ちゃんを育て、守るために、ママの血液量や皮下脂肪も多くなるため、体重が増加します。

この体重増加量は人によって違いますが、まずは下記の表を使って**ＢＭＩを割り出し、自分の推奨体重増加量**を知っておきましょう。

推奨体重より増加してしまうと、**妊娠糖尿病、妊娠高血圧症候群になりやすい、微弱陣痛になりやすい、出血が多くなりやすい、帝王切開の傷が治りにくい**など、さまざまなトラブルが起こる可能性があります。

妊娠中期以降に推奨体重より増えた場合は、食事のバランスはくずさずに、運動をして減らしましょう。

BMIを知って体重コントロールを

BMIの割り出し方と体格区分

BMI ＝ 体重　　kg ÷ 身長　.　m ÷ 身長　.　m

例：身長160㎝・体重50kgの場合、50kg÷1.6m÷1.6m＝19.5。BMIは19.5になります。
妊娠前の体重で計算してください。

妊娠全期間を通しての推奨体重増加量

- BMI18.5未満 ▶ やせ型
- BMI18.5以上25未満 ▶ ふつう
- BMI25以上 ▶ 肥満

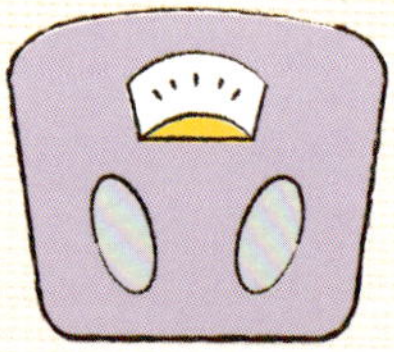

妊娠全期間を通しての推奨体重増加量

体格区分	推奨体重増加量
やせ型（18.5未満）	9～12kg
ふつう（18.5以上25未満）	7～12kg
肥満（25以上）	個別対応

体格区分が「ふつう」の場合、BMIが「やせ型」に近い場合は、推奨体重増加量の上限に近い範囲、BMIが「肥満」に近い場合は下限に近い範囲が推奨されています。

1週間当たりの推奨体重増加量（妊娠中期～後期）

体格区分	推奨体重増加量
やせ型（18.5未満）	0.3～0.5kg
ふつう（18.5以上25未満）	0.3～0.5kg
肥満（25以上）	個別対応

妊娠初期については、つわりなどの症状をふまえて、個別に対応するとされています。

厚生労働省「妊産婦のための食生活指針」より作成

やせすぎもNG 目標体重をめざして

最近、体重増加だけでなく、やせすぎのママが増えていることが問題になっています。ダイエットなどのせいか、妊娠前からやせ型の女性が増え、まちがった食事習慣が妊娠中も続く傾向があって、栄養状態の望ましくないママが多いそうです。

また「妊娠中も太りたくない」と、いきすぎた食事制限をすると、赤ちゃんに必要なエネルギーや栄養素が不足してしまい、2500g以下の低出生体重児として産まれてきたり、母子ともにトラブルが起こったりすることも。低出生体重児は、産後すぐだけではなく、成長後にも成人病を発症するリスクが高まるなど、影響があることがわかっています。

正しい体重管理とは、「太らない」ではなく、栄養をきちんととって、きちんと体重を増やし、元気な赤ちゃんを出産することです。

やせすぎと低出生体重児の関連性

●20代女性の「やせ型」の割合

20代女性の「やせ型」が増加

近年、BMI 18.5未満の「やせ型」女性が増加しています。20代女性は、約3人に1人が「やせ型」という統計に。妊娠した場合、「やせ型」で出産すると低出生体重児の生まれるリスクが上がるといわれています。

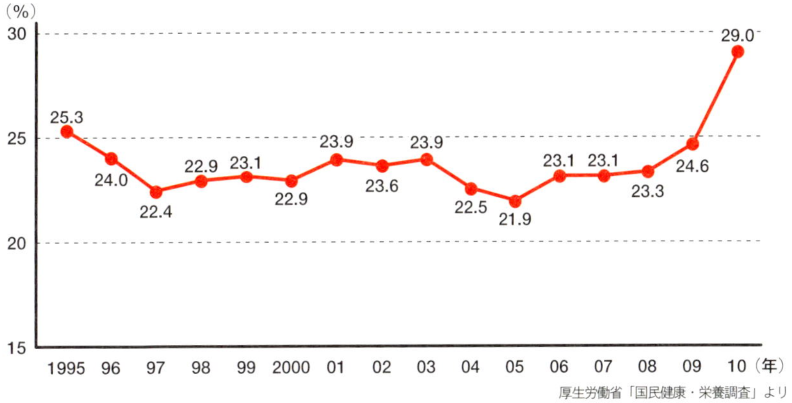

厚生労働省「国民健康・栄養調査」より

●出生数と低出生体重児の割合の推移

低出生体重児にはリスクが

出生時の体重が2,500g未満の新生児を低出生体重児といいます。低出生体重児であっても、出生後の発育に問題のない場合も多いのですが、将来的に2型糖尿病、虚血性心疾患、高血圧などの発症リスクが高まることがわかっています。

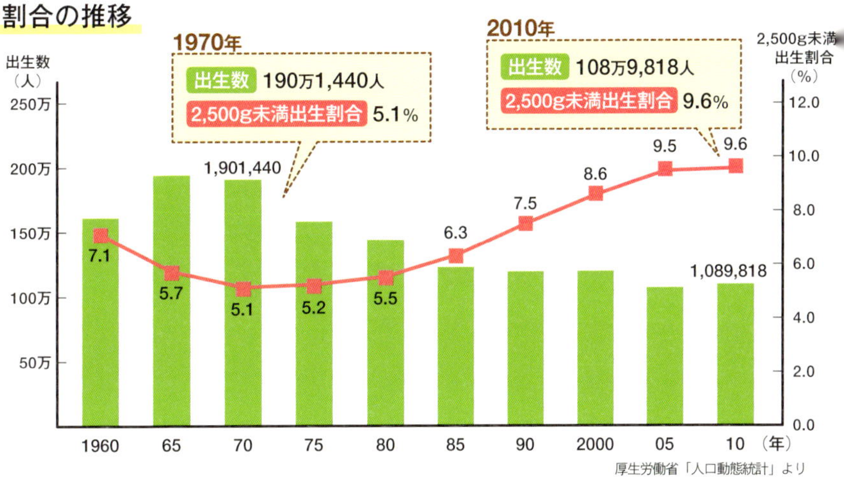

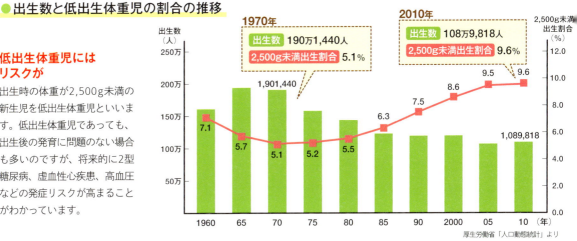

厚生労働省「人口動態統計」より

妊娠中の免疫力を知ろう

妊娠中はママの免疫力が低下してしまい、感染症にかかりやすくなったりします。免疫力を上げ、感染しないようにするには？

免疫力が下がるのは赤ちゃんを守るため

妊娠中はママの免疫力が一時低下してしまいます。これは、ホルモンバランスの変化やストレスのせいもありますが、大きな理由は赤ちゃんを守るため。通常の免疫力だと、おなかの中の赤ちゃんを異物とみなし、排除するように働いてしまいます。そのため妊娠初期には、体が一時的に免疫力を低下させ、赤ちゃんを守っているのです。

しかし**免疫力が低下すると**、さまざまな**感染症にかかりやすく**なり、また治りにくくなります。風邪、インフルエンザ、風疹をはじめ、リステリア菌による食中毒なども感染症の一種。

感染症にかからないよう**免疫力を高めるには、軽い運動や体を温めること、**そして発酵食品を食べ、**腸内環境を整える**ことが有効です。

妊娠中は避けたい

食中毒のおもな原因例

感染はまれですが、リステリア菌による食中毒は赤ちゃんに影響をおよぼす場合も。おもな原因食品である、非加熱のナチュラルチーズ、生ハム、スモークサーモンや、肉や魚介のパテは控えましょう。また、免疫力が低下していて食中毒になりやすい妊娠中は、刺身や生ものを避けて。

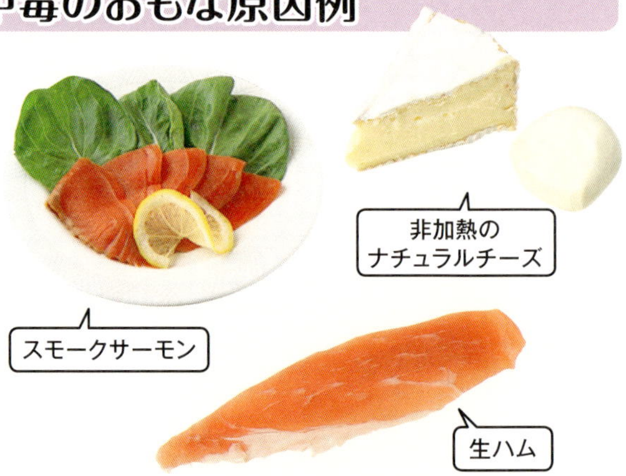

非加熱のナチュラルチーズ
スモークサーモン
生ハム

妊娠中にとりたい

発酵食品、酵素を含む食品

発酵食品は、腸内環境を整え、免疫力を高める働きがあります。おもな発酵食品は、みそ、納豆、甘酒（米こうじ由来）、ヨーグルトなど。また、酵素を多く含む食材は大根などです。塩分に気をつけつつ、多めに摂取することを心がけて。

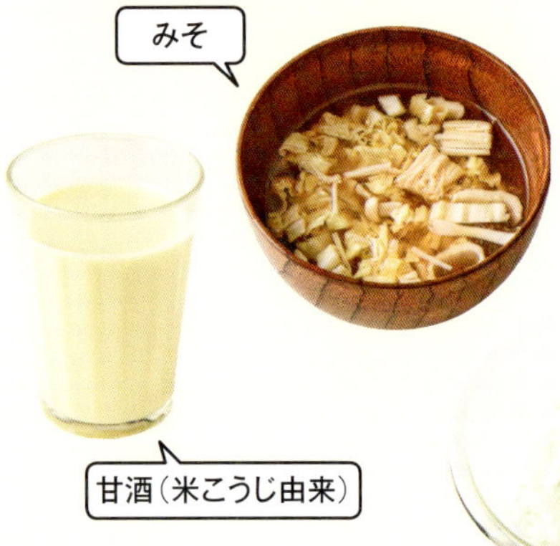

みそ
甘酒（米こうじ由来）

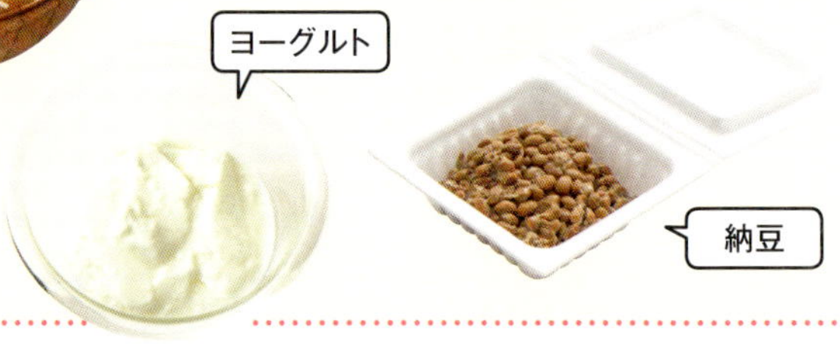

ヨーグルト
納豆

食中毒予防のポイント6

食中毒は妊娠中など免疫力が低下しているときに、症状が重くなる場合が多いので、料理を作るときは、とくに予防を徹底しておきましょう。

Point 1 食品の購入

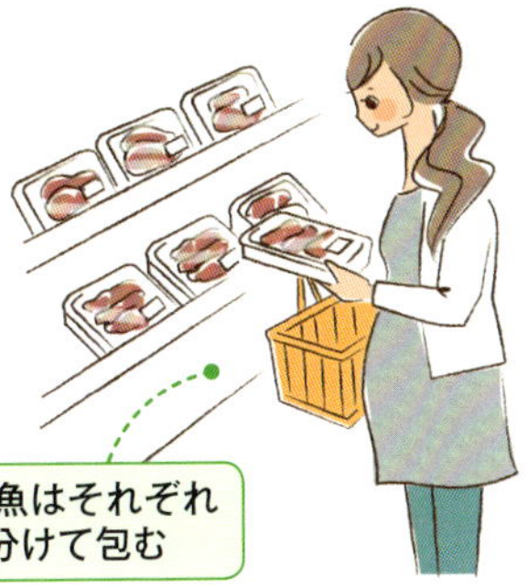

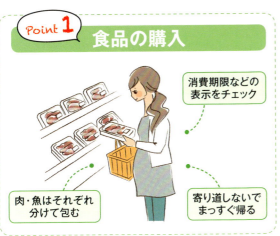

- 消費期限などの表示をチェック
- 肉・魚はそれぞれ分けて包む
- 寄り道しないでまっすぐ帰る

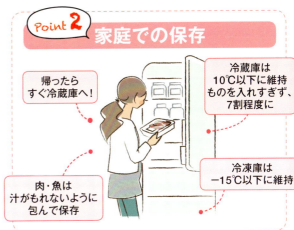

Point 2 家庭での保存

- 帰ったらすぐ冷蔵庫へ！
- 冷蔵庫は10℃以下に維持 ものを入れすぎず、7割程度に
- 肉・魚は汁がもれないように包んで保存
- 冷凍庫は−15℃以下に維持

Point 3 下準備

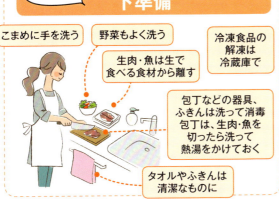

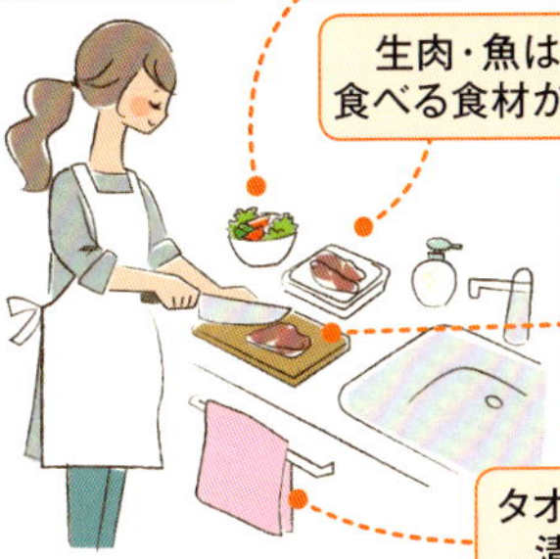

- こまめに手を洗う
- 野菜もよく洗う
- 冷凍食品の解凍は冷蔵庫で
- 生肉・魚は生で食べる食材から離す
- 包丁などの器具、ふきんは洗って消毒 包丁は、生肉・魚を切ったら洗って熱湯をかけておく
- タオルやふきんは清潔なものに

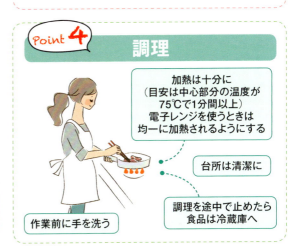

Point 4 調理

- 加熱は十分に（目安は中心部分の温度が75℃で1分間以上）電子レンジを使うときは均一に加熱されるようにする
- 台所は清潔に
- 調理を途中で止めたら食品は冷蔵庫へ
- 作業前に手を洗う

Point 5 食事

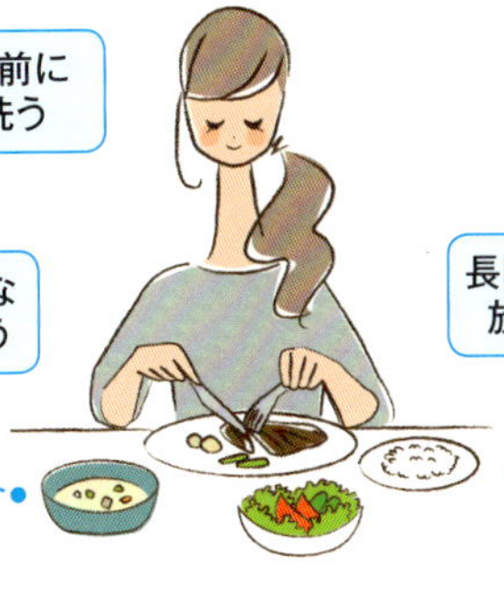

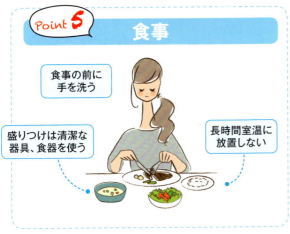

- 食事の前に手を洗う
- 盛りつけは清潔な器具、食器を使う
- 長時間室温に放置しない

Point 6 残った食品

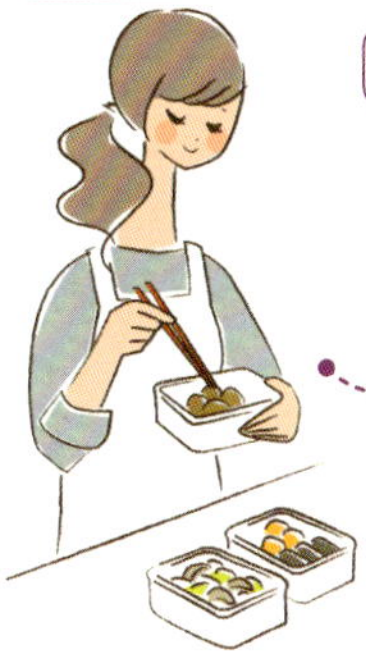

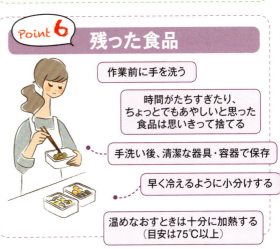

- 作業前に手を洗う
- 時間がたちすぎたり、ちょっとでもあやしいと思った食品は思いきって捨てる
- 手洗い後、清潔な器具・容器で保存
- 早く冷えるように小分けする
- 温めなおすときは十分に加熱する（目安は75℃以上）

厚生労働省「これからママになるあなたへ」より作成

妊娠中の調理のコツ

妊娠中に気になる塩分、糖分、油分は、ちょっとしたコツで抑えることができます。日々の習慣にすると健康維持に役立ちます♪

食材と調理法で塩分、糖分、油分は抑えられる

むくみや高血圧の原因となる**塩分**、肥満や妊娠糖尿病の原因となる**糖分**、**油分**のとりすぎは、とくに妊娠後期になると気になる方も多いでしょう。

とはいえ、まったくとらないと体にはよくないので、**適量をとることが大切です。とくに夏は熱中症対策のために、発汗などで失った塩分をしっかり補給**するようにしましょう。

とり過ぎている場合は、たとえば塩分を減らすときは、焼き魚にしょうゆではなくレモン汁をかけるなど、ちょっとしたことが日々の食生活の改善につながります。いくつかコツを覚えておくとよいでしょう。妊娠中に限らず、生まれてきた赤ちゃんや家族の健康を守ることにもつながります。

塩分を控えるコツ　なるべく塩を使わずに、味付けを工夫することが塩分カットの近道です。

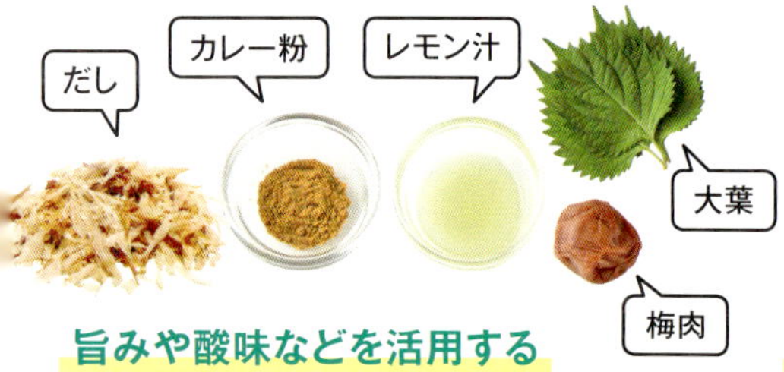

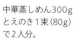

旨みや酸味などを活用する

レモン・レモン汁、酢・黒酢、ポン酢しょうゆ、梅肉、しょうが・みょうが・しそなどの薬味、一味や七味唐辛子、こしょう、山椒、ゆずこしょう、青のり、カレー粉・クミン、ハーブなどを用意しておくと味付けのバリエーションが広がります。

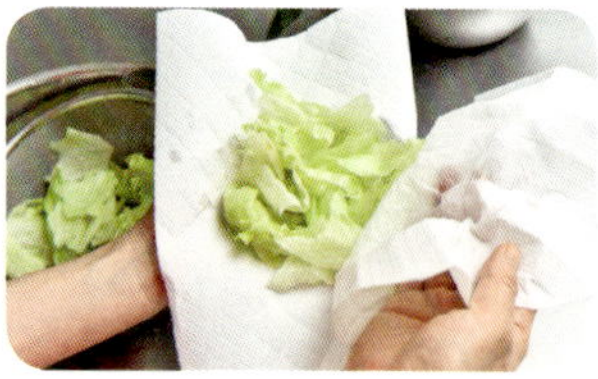

野菜の水けをふきとる

野菜をサラダで食べるときは、水けが多いと薄味に感じてしまい、ドレッシングの量が増えがちに。ペーパータオルで水けをふきましょう。ドレッシングをかけて放置すると野菜から水が出てやはり薄味になるため、食べる直前にかけます。

糖分を控えるコツ　肥満の心配がある場合のための、食事の糖分を減らす工夫です。

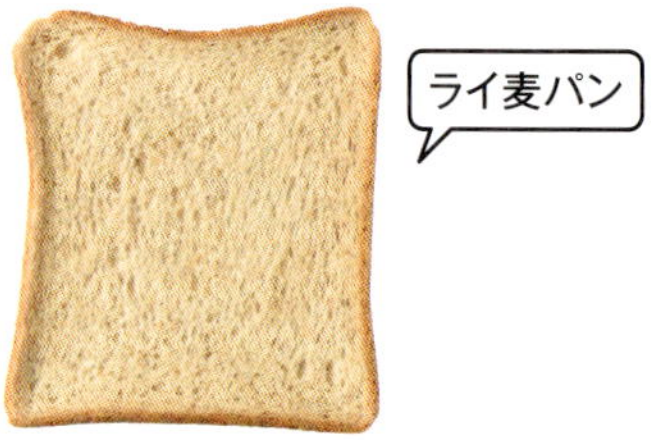

主食は茶色に近い色のものを選ぶ

一般的に、茶色や黒い主食の食材は白い食材よりも糖質が少なく食物繊維が多めなので、噛み応えがあり、少量で満足感が得られます。白米より玄米や胚芽米、食パンよりライ麦パンや胚芽パンなどがおすすめです。

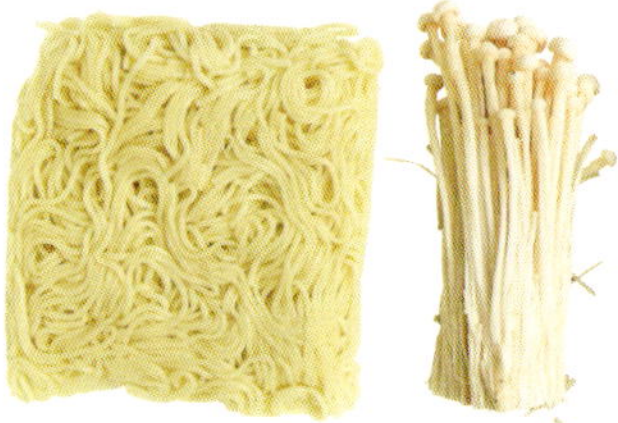

中華蒸しめん300g
とえのき1束(80g)
で2人分。

食物繊維が豊富な食材でかさ増しする

エネルギーが低く噛み応えのある食物繊維を主食に加えると、食べる量を変えずに、糖質量を減らすことができます。中華めん＋えのき、しらたき、焼きうどん＋切り干し大根などとするとおいしくいただけます。

油分を控えるコツ

油脂は1gで9kcalもあるため、こまめに減らしていくことがカロリーカットにつながります。

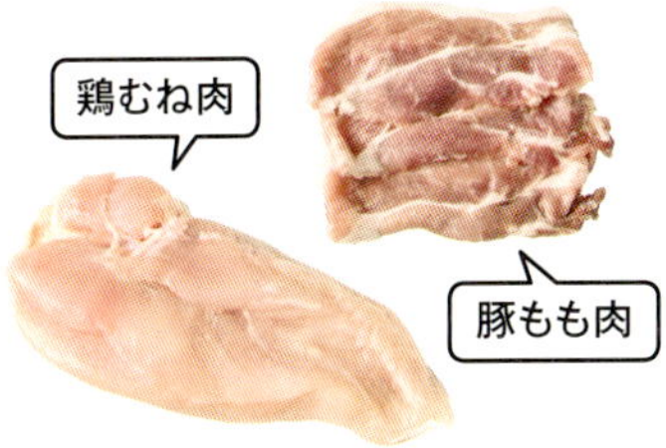

脂の少ない肉を使う

肉は、部位によって脂の量が異なります。豚肉なら、もも、ヒレ、鶏肉ならむね、ささみ、牛肉はももがおすすめ。脂身や皮は取り除き、バラなど脂の多い部位を使うときには、炒め油を使わずに肉の脂で炒めるとよいでしょう。

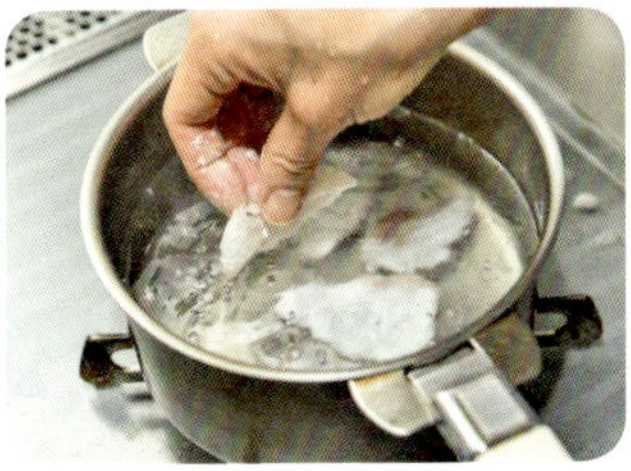

油脂を使わない調理法を選択

同じ豚もも肉60gを、とんかつでは170kcal、しょうが焼きでは120kcal、網焼きにすると80kcalになります。ゆでる→網焼き→蒸す→素焼き→炒める→揚げるの順で含まれる油脂の量が多くなります。

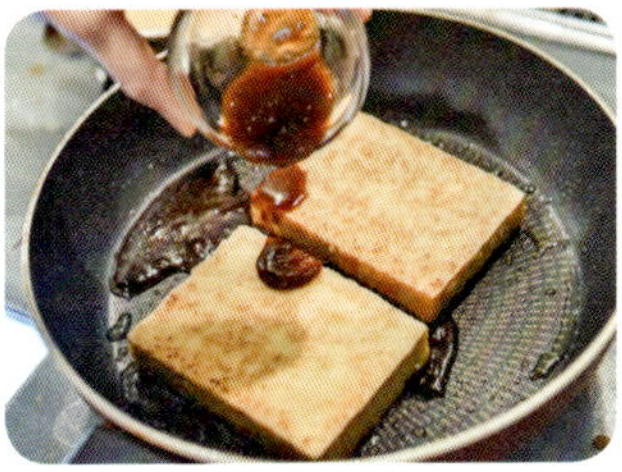

焦げにくいフライパンを使う

焦げやすいフライパンは、油を多く使いがちに。焦げにくいフッ素樹脂加工のフライパンを使えば、油の量を減らすことができます。また、電子レンジであらかじめ加熱しておくと、炒め時間が短くなり、吸う油の量が抑えられます。

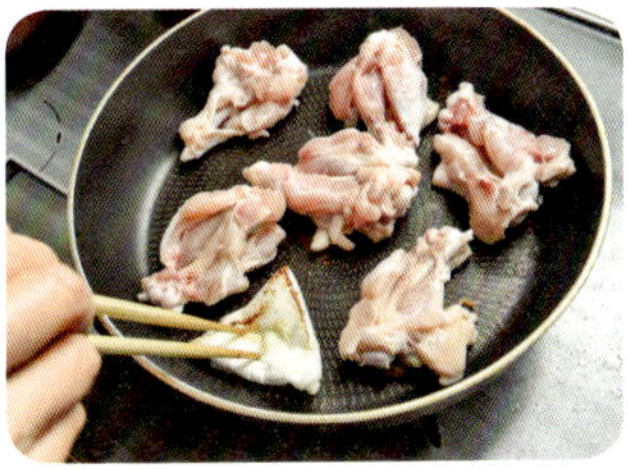

調理中に出た脂をふき取る

肉を焼いたときに出た油を、ペーパータオルなどでこまめにふき取れば、摂取する油の量が減らせます。具材を一緒に炒めるときは、大きめに切って油と接する面積を減らし、油の吸収を抑えましょう。

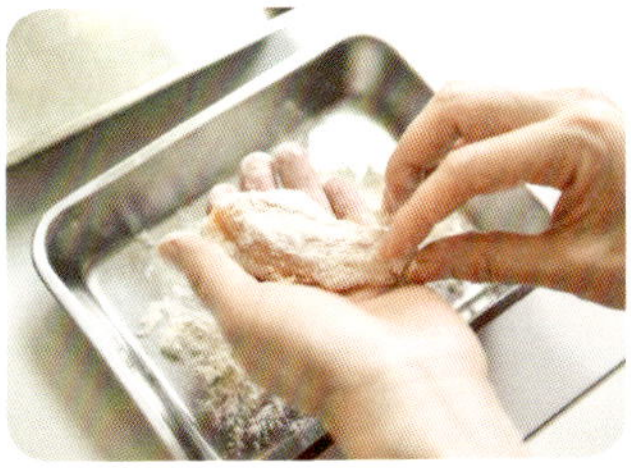

衣はうすくつける

揚げたり、揚げ焼きにするときに衣を厚くつけると油を多く吸収してしまうため、衣はうっすらつけるくらいがよいでしょう。水分が多いと、衣がつき過ぎるので、しっかり水けをふくことも重要です。

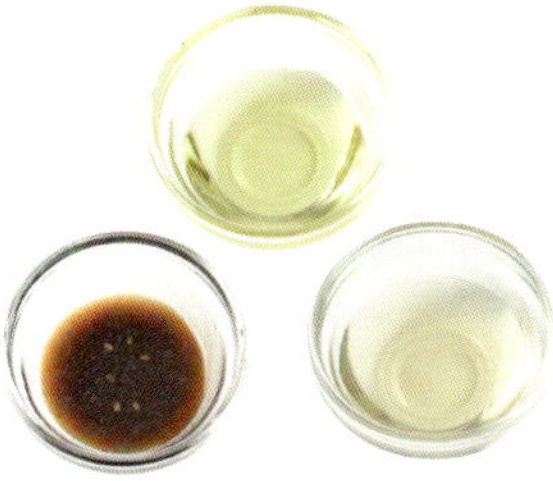

計量する習慣をつける

油や調味料を目分量で量ると、使う分量が多くなってしまいがち。きちんと計量しましょう。ちなみに、塩の1日の目標量7gは、大さじ1/2程度。しょうゆでは大さじ3、みそでも大さじ3です。

もっとおいしく！

料理上手のコツ

料理を時短でおいしく仕上げるためのポイントをご紹介します。

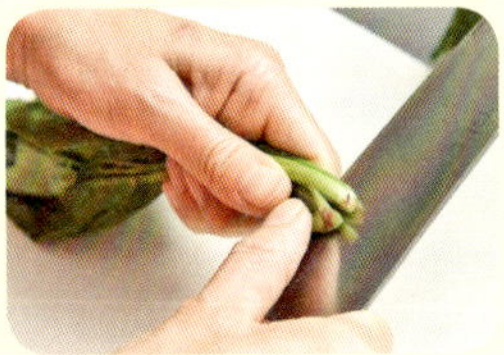

青菜は根元に切り込みを入れる

青菜は洗う前に、根元に十字に切り込みを入れることで、根元の汚れが落ちやすくなり、栄養のある根元も食べやすくなります。

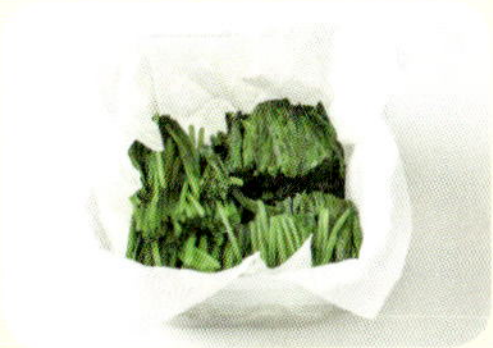

青菜は下ゆでして、冷蔵保存しておく

妊娠中に積極的にとりたい青菜は、一度にたくさんゆでて冷蔵保存しておくと便利。ペーパータオルをしいて水けを吸わせると日持ちします。

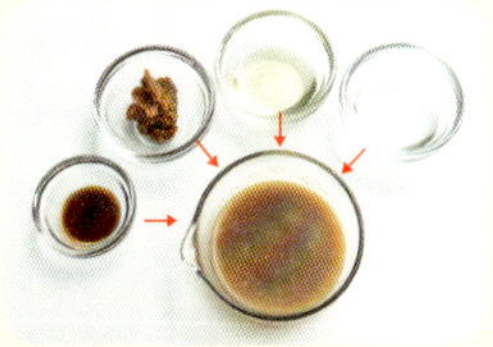

炒めものの調味料は先に混ぜておく

長い時間、調味料と一緒に炒めていると、野菜から水分が出てきてしまいます。調味料はあらかじめ混ぜておき、一気に仕上げましょう。

無理をしないで楽しく続けたい！

妊娠中は、食事にもいろいろ注意が必要ですが、無理をするのは禁物。ストレスにならないように続けていきましょう。

ストレスをためずに楽しく食事をとる

妊娠中の食事での決まりは、ほとんどが赤ちゃんの発育と、産後のために栄養を蓄えておくため。でも、ママの体を守るためでもあるのです。

そして「ママの体を守る」ことのひとつに、ストレスをためないことがあります。あれもこれもと完璧をめざすあまり、ストレスがたまり、反動でドカ食いや絶食などにつながらないよう、無理は決してしないでください。

妊娠は10カ月続き、出産後は授乳や育児が始まります。長い期間、ときには気を抜いたりしてもOK。**人に頼ったり、市販品を使ったりしてもいい**のです。**体重管理や塩分のとりすぎには気をつけて、楽しく料理**をし、おいしくて体によい食事をとることを、続けていきましょう！

体重が増えすぎた／増えない チェックリスト

体重が増えすぎたり、増えなかったりした場合は、下記をチェックし、当てはまるときには改善を心がけましょう。

体重が増えすぎたとき

- □ ジュースや清涼飲料水（口に入れて甘いもの）をよく飲む
- □ お菓子をよく食べる
- □ 果物をたくさん食べる
- □ ごはんや麺の量が多くなっている
- □ 揚げものを週に1回以上食べている
- □ 野菜を食べない食事がある（おにぎりのみなど）
- □ 早く食べる傾向がある（1食15分以内）
- □ 食事を抜いてその後の食事量が多くなる
- □ 夕食を食べるのが20時以降になる
- □ 便秘がひどい

体重がなかなか増えないとき

- □ 朝食を食べないことがある
- □ 朝食を野菜ジュースやパンのみなどで軽くすませる
- □ 全体の食事量が少ない
- □ 野菜でおなかがいっぱいになり、主食の量が減っている
- □ たんぱく質（肉・魚・卵・大豆製品）を1日3回食べないことがある
- □ 食事をお菓子などですませることがある

愛育病院栄養科作成

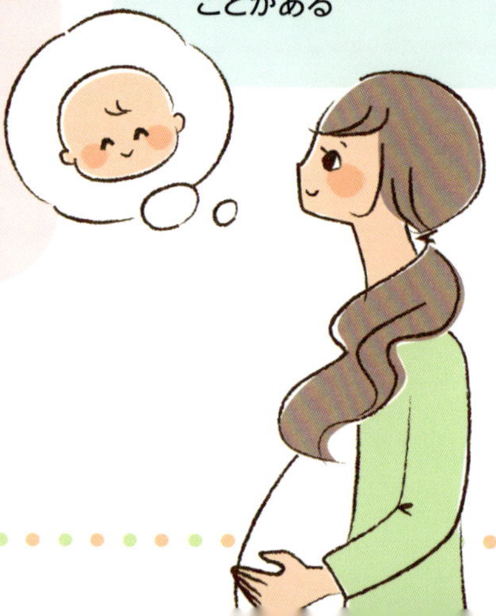

妊娠中、産後の食事を乗りきるヒント

市販品や缶詰、宅配食は
どんどん利用してOK。
塩分には気をつけて！

3食均等な量で
食べることを心がけて。
ドカ食いは避ける

野菜・きのこ・海藻で
食物繊維をしっかりとる

妊娠を機会に、
パパも料理デビュー！
簡単な料理でもOK

外食のときは
汁ものやドレッシングを
半分残すワザで
塩分控えめに

作る気がしないときは
主食・主菜・副菜にこだわらなくても
下記のものを組み合わせればOK！

- 炭水化物（ごはん、めん、パン）
- たんぱく質（肉、魚、卵、大豆製品）
- 食物繊維（野菜、果物）

例：肉野菜たっぷり焼きうどんなど

牛乳・ヨーグルトでカルシウム、
肉類や赤身魚で鉄をゲット

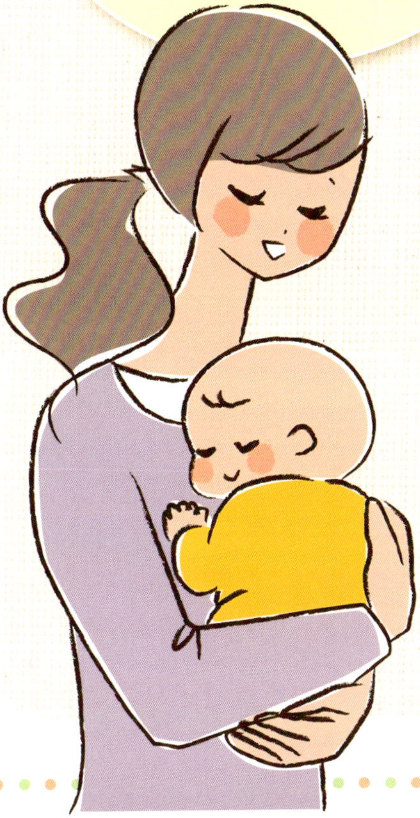

カフェインを含む
コーヒー、紅茶などは1日2杯までOK！
清涼飲料やスポーツドリンク、果汁は
習慣にしない。
麦茶や甘くない水で水分補給

食べるときは
ゆっくりよくかむと
満足感も得られる

お菓子は
自分へのごほうび
週に1回程度ならOK！

食べる順は
①野菜➡②肉・魚・卵・大豆製品
➡③ごはん・めん・パン

Column 1

食事記録を習慣にしよう

「なんとなく」食べていると、必要な栄養が足りていない場合が多くみられます。
まずは、最近の食事を書き出してみることからはじめましょう。

記録方法は何でもＯＫ！続けることがポイント

自分が毎日どれくらいの量を食べ、どれくらいの栄養がとれているのか把握している人は少ないのではないでしょうか。そこで、ふだんの食事の様子や食べたものを書き出してみましょう。食べているものが具体的にわかれば、栄養指導のアドバイスも受けやすくなります。よい食生活はそのまま続け、変えたほうがよい食生活は、できそうなことからはじめてみましょう。

チェックしたいのは「主食、主菜、副菜を毎食食べているか」「乳製品をとっているか」などです。そのほか「お菓子やジュースをとり過ぎていないか」なども確認するとよいでしょう。

記録する方法は、手帳に書き込んでもよいですし、食事の写真を撮るだけでもかまいません。ママ向けのスマートフォンアプリなどで活用できるものを探してみてもよいでしょう。

食事記録をつけてみましょう

1日に食べたものを書き出してみましょう。どんな食材が使われていたかがわかるように書くとよいでしょう。たとえば、牛乳・乳製品が足りていないことがわかったら、次の日から朝食に牛乳やヨーグルトを加えることにする、など、できそうなことからはじめてみましょう。

（　月　日の食事）

食事（時刻）	主食（穀類・いも類）	主菜（肉・魚・卵・大豆）	副菜（野菜・きのこ・海藻）	牛乳・乳製品	果物	その他
朝食（　：　）						
昼食（　：　）						
夕食（　：　）						
間食（　：　）						

PART 2

妊娠時期別おいしいレシピ

妊娠初期、中期、後期それぞれに赤ちゃんの成長段階があるため、1日に摂取するエネルギー量や栄養素量を変える必要があります。ここでは、妊娠時期別のおすすめメニューをご紹介します。

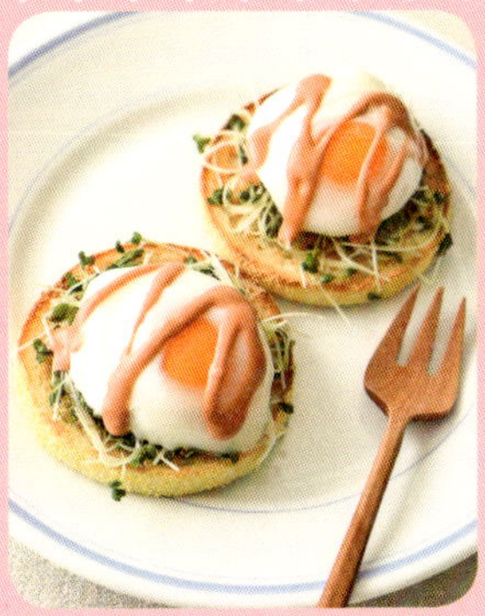

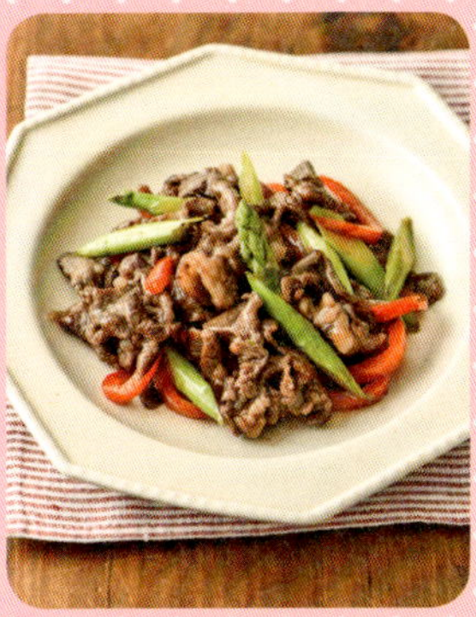

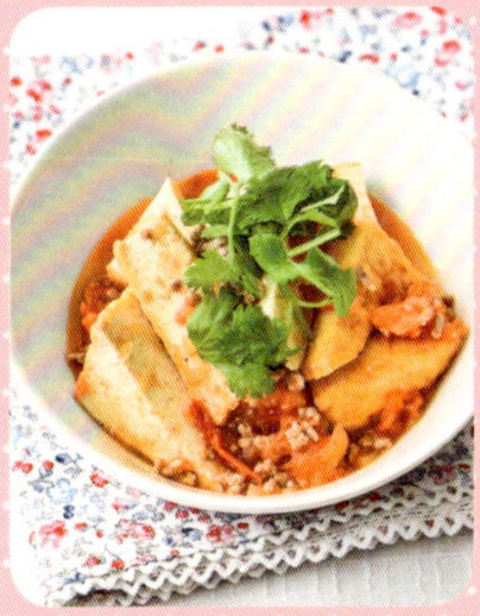

妊娠 初期

0～15週
（1～4カ月）

妊娠初期に必要な栄養（1日）

必要エネルギー

18～29歳 ▶ 2,000 kcal
30～49歳 ▶ 2,050 kcal

たんぱく質

50 g

鉄

18～29歳 ▶ 8.5 mg
30～49歳 ▶ 9.0 mg

葉酸

480 μg

ママの様子

多くのママが つわりに悩まされます

妊娠が判明する2カ月ごろに症状が出はじめる人も。3カ月ごろにつわりがピークを迎え、子宮が大きくなることで足のつけ根が痛んだり、ホルモンの影響で便秘になる人も。4カ月ごろにはつわりがおさまり、食欲が戻って、おなかがふくらみはじめます。

赤ちゃんの様子

内臓や身体の器官が できはじめます

2カ月ごろには心臓が形を整えて心拍動を開始。目や耳もできはじめます。3カ月ごろに頭が急激に発達し、頭と胴、手足の区別がつくように。4カ月ごろに骨がつくられ、器官の形成はほぼ終わります。胎盤が完成して、臍帯《さいたい》を通してママとしっかり結ばれます。

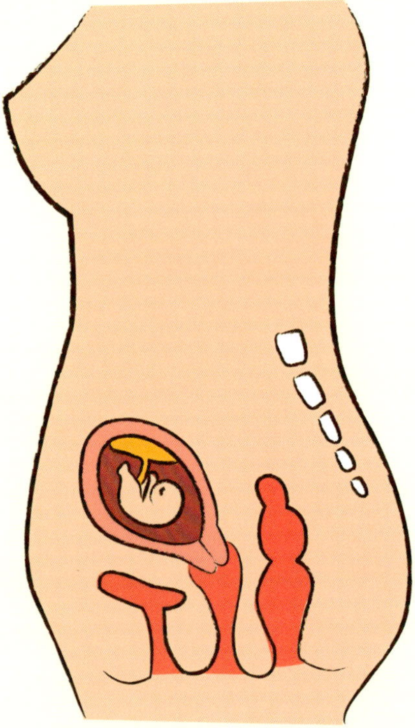

赤ちゃんの身長 ▶ 約16cm（15週）

赤ちゃんの体重 ▶ 約120g（15週）

※必要エネルギーは、厚生労働省「日本人の食事摂取基準」（2015年版）をもとに「身体活動レベルⅡ（ふつう）」の女性の摂取量として算定しています。生活の大部分が座位で、静的な活動が中心の「身体活動レベルⅠ（低い）」の場合は、18～29歳は300kcal、30～49歳は250kcalを引いて考えてください。

食事のポイント 初期

食べたいときに食べたいものを

無理せず食べたいときに食べたいものを食べればOK。赤ちゃんは、まだ小さいですし、これまでママが蓄えてきた栄養で十分に育つので心配はいりません。とくに**口あたりのよいめん類やスープ、ヨーグルトやゼリー、胃のむかつきを抑えるレモンやトマトなど酸味があるもの**などがおすすめです。空腹になると気持ちが悪くなる人は、アメなどすぐに食べられるものを用意しておきましょう。

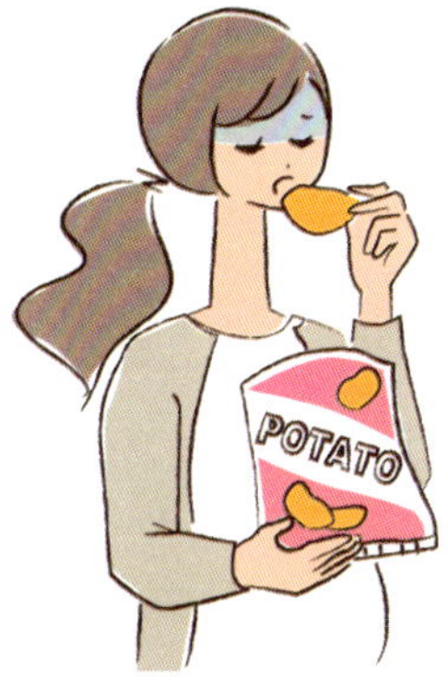

葉酸を積極的にとる

葉酸は細胞分裂や成長を促す栄養素。妊娠初期にたっぷりとることで、赤ちゃんの神経管閉鎖障害の発症リスクを減らすことができます。悪性貧血や、動脈硬化の予防としても効果的。葉酸は、大豆、ほうれん草、グリーンアスパラガス、ブロッコリー、キャベツ、バナナ、いちご、じゃがいも、さつまいもなどに多く含まれます。とれないときは、サプリメントを利用してもよいでしょう。

こまめに水分補給をする

つわりで気分が悪く、**食べ物や飲み物を口にできないと、水分不足**になります。つわりがひどい人は何度も嘔吐《おうと》をくり返すので、知らず知らずのうちに脱水症状を起こしてしまいます。**無理に食事をとる必要はありませんが、水分補給だけは心がけることが大切**です。のどが渇いていなくても、白湯《さゆ》などでこまめに水分補給をしましょう。どうしても水分をとれないときは、氷を口に含むだけでもOKです。

読者の ▶リアル「妊娠中の食事」 初期

妊娠3か月 N. Mさん（32歳）会社員

つわりが重く、産婦人科で処方された吐きけ止めを飲んでも吐いてしまうことも。ただ1日3食のうち、昼・夜はしっかり食べられます。

朝

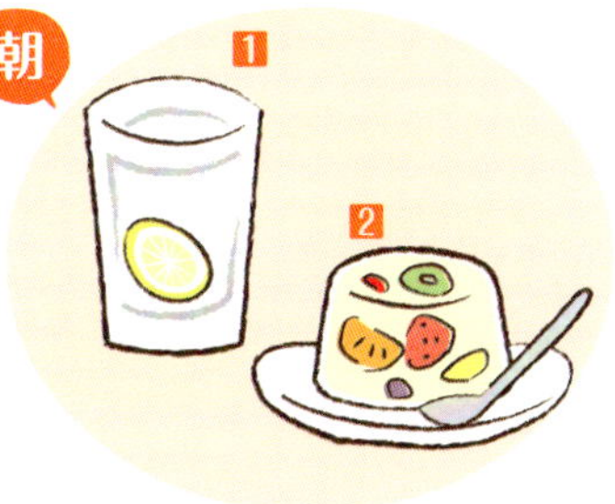

1 レモン水 2 フルーツゼリー

昼

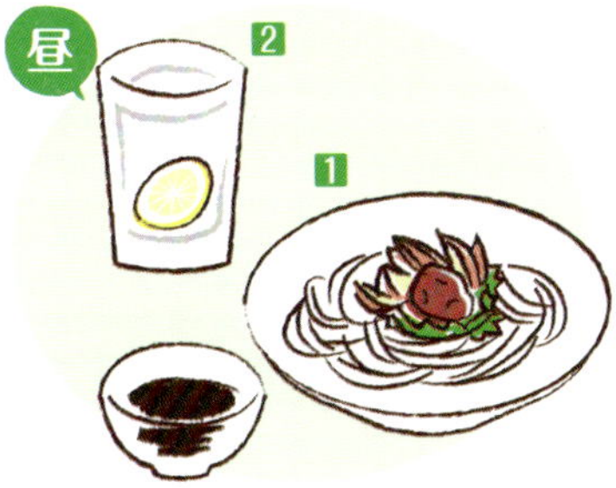

1 そうめん（梅干しや大葉やみょうがなどの薬味をプラス） 2 レモン水

夕

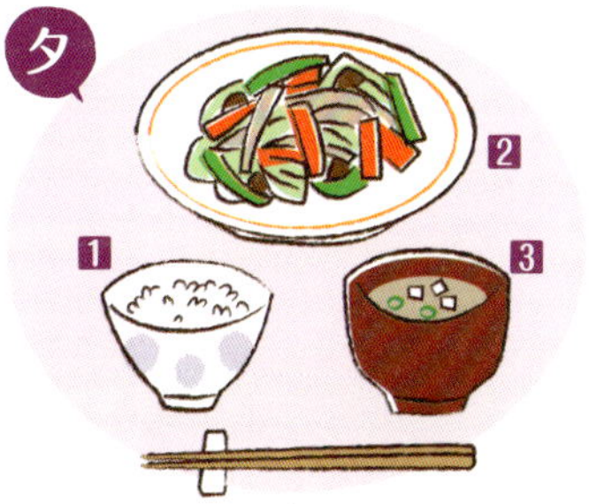

1 ごはん（軽く1杯） 2 野菜炒め 3 みそ汁

読者ひとことコメント

毎日6～8時間おきに吐きけがおそってきました。水のにおいがいやで、レモンを入れた水で水分補給しました。比較的体調がよかったときの夕食は、和食中心に。酢をかけると食べやすくなったので、野菜炒めなどによくかけていました。

高橋先生より

つわりの症状が落ち着いてきて、食事がとれるようになり、よかったですね。酢を使うなど食事の工夫もされています。ここからは無理なく食べられる料理を選びながら、少しずつバランスも注意して量を増やしていきましょう。

間食

- とくになし

妊娠初期（1～4カ月）献立例

1食あたり500～600kcalを目安に、たんぱく質と葉酸がしっかりとれるようなメニューがよいでしょう。

献立のポイント

- 葉酸の多い食材を常に用意しておく。
- 毎食、たんぱく質をしっかりとる。
- カルシウム、鉄はコツコツ補給！

主菜

豚肉はゆでてあっさり。野菜もたっぷりと

豚しゃぶ
－チンゲン菜、えのき添え　ごまポン酢だれ－

材料（2人分）

豚しゃぶしゃぶ用肉 … 150g
チンゲン菜 … 1株（100g）
えのきだけ … 小1/2パック（40g）
しょうが（薄切り） … 2～3枚
長ねぎ（青い部分） … 1本分
A［ポン酢しょうゆ … 大さじ2
　 白ねりごま … 大さじ1］

作り方

1 チンゲン菜は縦に6等分し葉と茎に切り分ける。えのきだけは根元を切り落として半分に切り、ほぐす。長ねぎはざく切りにする。
2 熱湯で1のチンゲン菜、えのきだけをさっとゆでて、ざるにあげる。
3 2の湯にしょうが、1の長ねぎを加え、豚肉を色が変わるまでゆでる。
4 Aを混ぜ合わせる。
5 器に2と3の豚肉を盛り合わせ、Aを添える。

調理のコツ　ゆでる湯を高温に保つ

豚肉は一度に入れると温度が下がるので、2～3度に分けてゆでます。

主食

手軽に食物繊維を補給

もち麦ごはん

材料（作りやすい分量）

米 … 1合
もち麦 … 1合

作り方

1 米は洗って炊飯器に入れ、目盛りまで水を加え、もち麦を加えて表示に従って水を加えて炊く。

調理のコツ　米ともち麦は同量にする

たっぷり食物繊維をとるには、米と同じ割合で炊くことがおすすめです。慣れない場合は、米の1/3量程度からはじめてもよいでしょう。

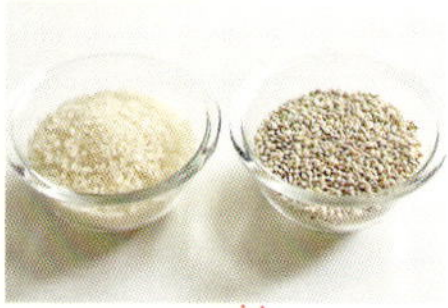

副菜

ごま油の香りとコクが食欲をそそります

ひじきとパプリカのナムル

材料（2人分）

ひじき（水煮） … 100g
パプリカ（赤） … 1/4個（30g）
A［白いりごま … 小さじ1
　 ごま油 … 小さじ1/2
　 塩 … 小さじ1/6］

作り方

1 パプリカは細切りにする。
2 ひじきとパプリカを熱湯でさっとゆでる。
3 ボウルに2を入れ、混ぜ合わせたAを加えてあえる。

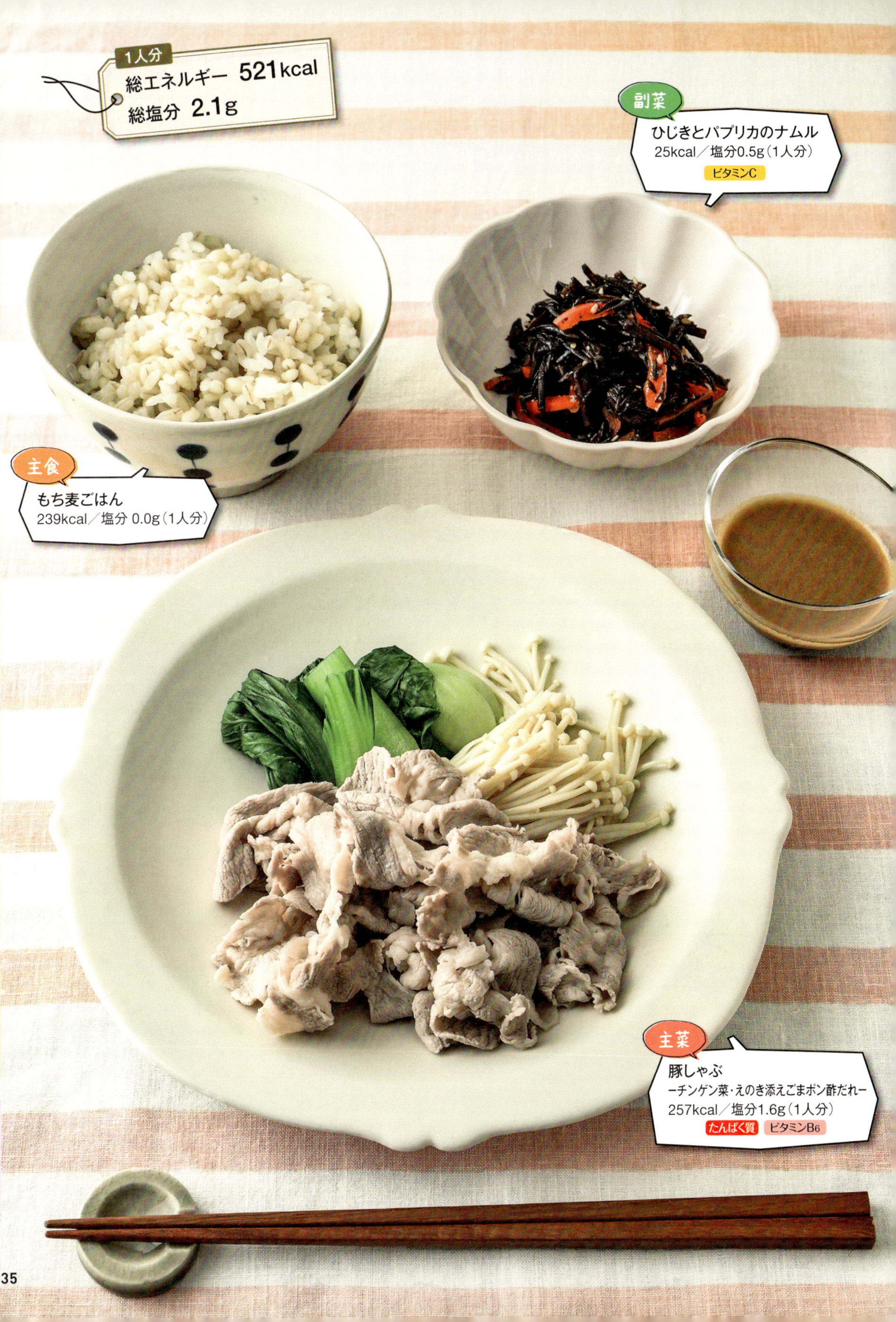

1人分
総エネルギー 521kcal
総塩分 2.1g

副菜
ひじきとパプリカのナムル
25kcal／塩分0.5g（1人分）
ビタミンC

主食
もち麦ごはん
239kcal／塩分 0.0g（1人分）

主菜
豚しゃぶ
ーチンゲン菜・えのき添えごまポン酢だれー
257kcal／塩分1.6g（1人分）
たんぱく質　ビタミンB6

妊娠初期（1～4カ月） 主食

たんぱく質と野菜をプラスした主食は、忙しいときや食欲がわかないときでも、簡単に作れて食べやすいメニュー。栄養バランスもばっちりです。

とうもろこしの甘みと食感がアクセント

とうもろこしと鶏肉の炊き込みごはん

材料（2人分）

- 米…1合
- 鶏むね肉…100g
- ホールコーン…30g
- だし汁…180㎖
- しょうゆ（薄口）…小さじ1
- みりん…小さじ1

作り方

1. 米は洗って、ざるにあげる。
2. 鶏肉はさいの目に切る。
3. 炊飯器に米、だし汁、しょうゆ、みりんを加えて軽く混ぜ、ホールコーン、鶏肉をのせて混ぜずに炊く（p.80参照）。

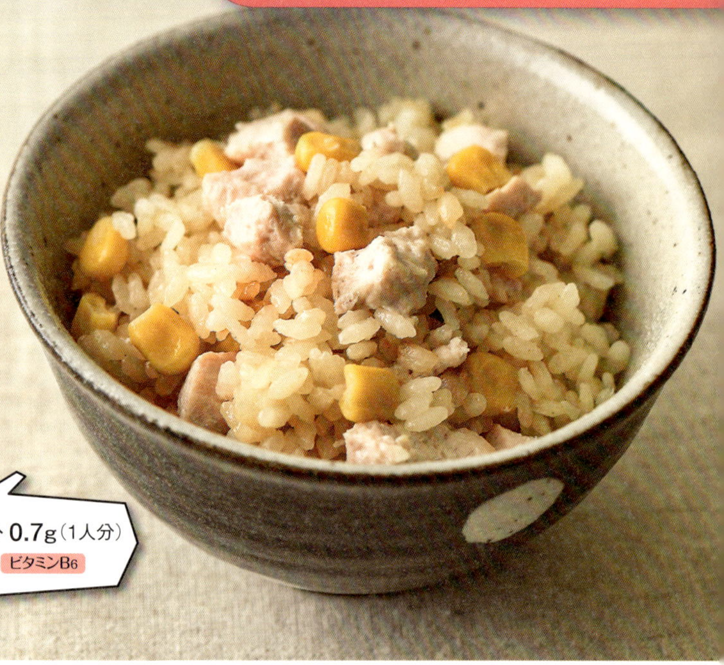

360kcal／塩分 0.7g（1人分）
たんぱく質　ビタミンB6

arrange
ホールコーン➡とうもろこし
ホールコーンは生のとうもろこしを使ってもOKです（p.49参照）。

348kcal／塩分 0.9g（1人分）
たんぱく質　ビタミンB6　ビタミンB12

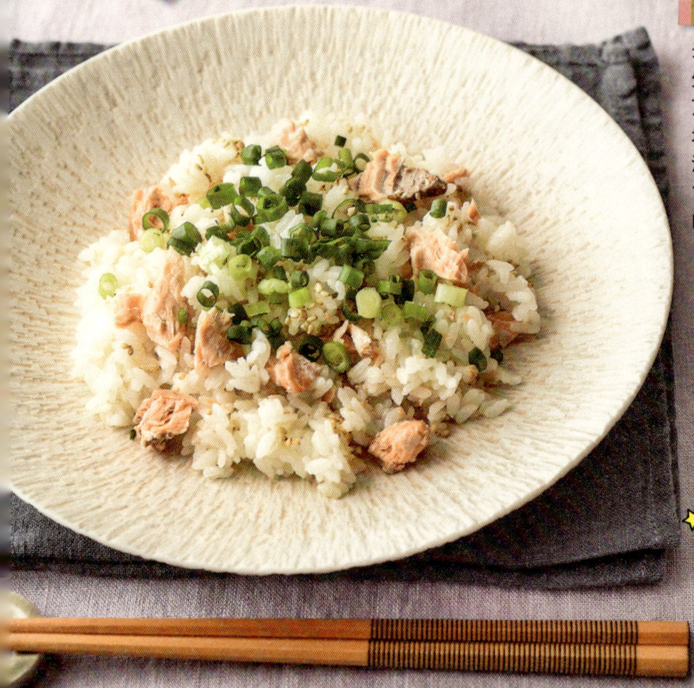

万能ねぎも野菜のひとつ。たっぷり入れて

鮭の混ぜ寿司

材料（2人分）

- 米…1合
- 生鮭…1切れ（80g）
- 万能ねぎ…1本（5g）
- 塩…少々
- 酒…大さじ1/2
- すし酢…大さじ1
- 白いりごま…小さじ2

作り方

1. 米は洗って、ざるにあげる。
2. 鮭に塩、酒をふって5分ほどおく。
3. 万能ねぎは小口切りにする。
4. 炊飯器に米を入れ、目盛りまで水を入れる。2の鮭をのせて炊く。
5. 炊きあがったら鮭を取り出し、はしで皮を取り除いてほぐす。
6. ごはんにすし酢を加え混ぜ、5、万能ねぎ、白ごまを加えて混ぜる。

調理のコツ　鮭を生のまま入れる
炊飯器に鮭を生のまま入れて炊くので、手間いらず！　鮭の身がふっくら仕上がります。

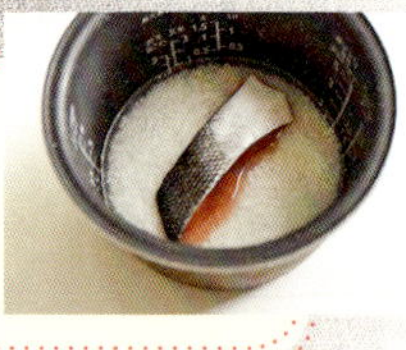

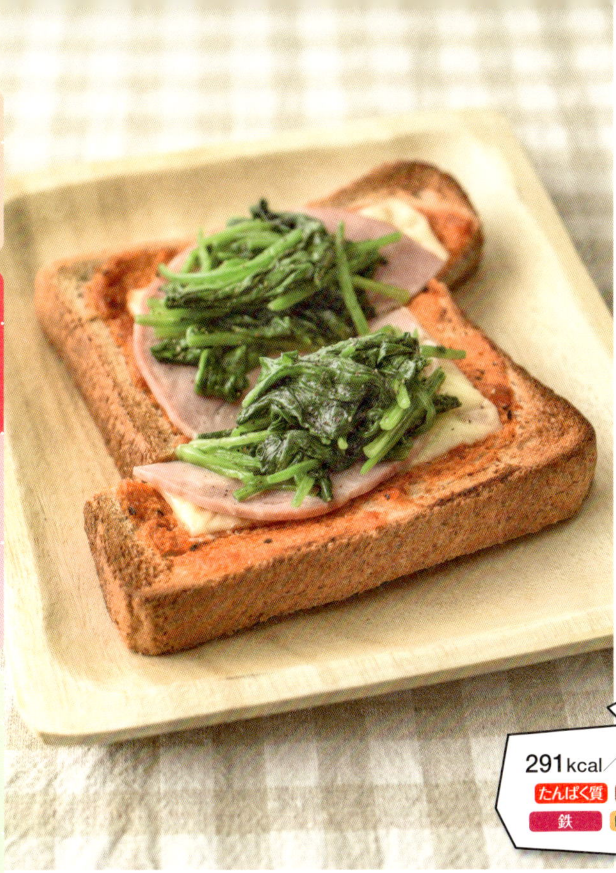

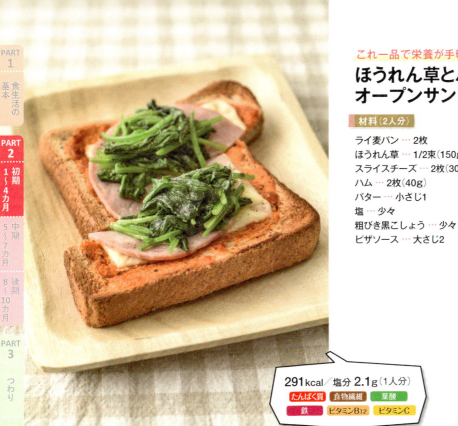

これ一品で栄養が手軽にとれます

ほうれん草とハム、チーズのオープンサンド

材料（2人分）

- ライ麦パン … 2枚
- ほうれん草 … 1/2束（150g）
- スライスチーズ … 2枚（30g）
- ハム … 2枚（40g）
- バター … 小さじ1
- 塩 … 少々
- 粗びき黒こしょう … 少々
- ピザソース … 大さじ2

作り方

1. ほうれん草は塩少々（分量外）を加えた熱湯でさっとゆでて、水けをしぼって食べやすい大きさに切る。
2. フライパンにバターを熱し、ほうれん草を炒めて、塩、黒こしょうをふる。
3. ライ麦パン1枚にピザソース大さじ1を塗り、チーズを1枚のせてオーブントースターでこんがり焼く。
4. 3にハムを1枚のせて半分に切り、2のほうれん草の半量をのせる。同様にもう1枚作る。

291kcal／塩分 2.1g（1人分）
たんぱく質　食物繊維　葉酸　鉄　ビタミンB12　ビタミンC

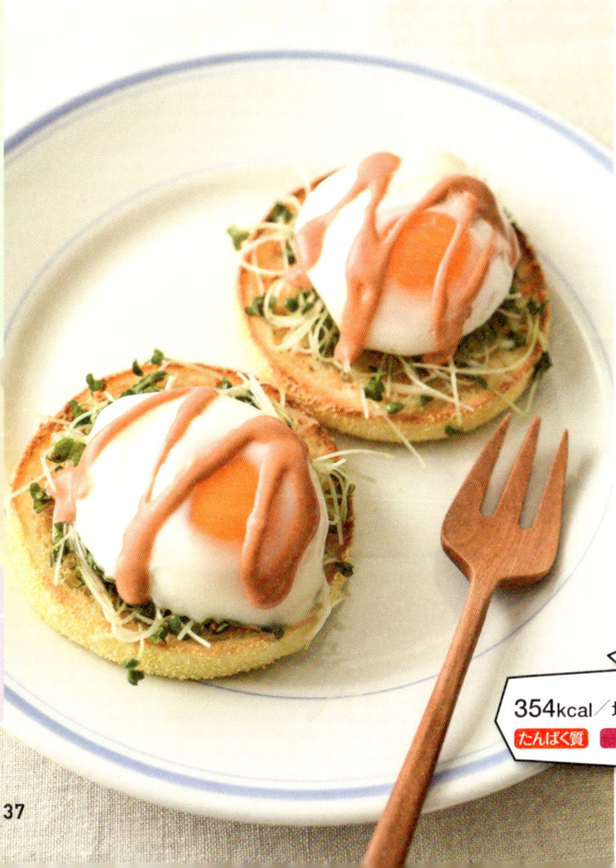

とろ～り半熟卵が美味

エッグベネディクト風

材料（2人分）

- マフィン … 2個
- 卵 … 4個（200g）
- スプラウト … 1パック（40g）
- フレンチドレッシング（p.156 Ⓑ）… 大さじ1
- 粒マスタード … 小さじ1
- A
  - トマトケチャップ … 大さじ1/2
  - マヨネーズ … 大さじ1/2

作り方

1. マフィンは厚みを半分にして、オーブントースターでこんがり焼く。
2. 卵は1個ずつ耐熱皿に入れて水をはり、ようじなどで黄身に穴を開け、ラップをせずに電子レンジで50秒加熱する（p.83参照）。
3. ボウルにスプラウト、フレンチドレッシング、粒マスタードを入れてよく混ぜ、マフィンにのせて広げる。
4. 3に2の卵をのせ、Aを混ぜ合わせてかける。

354kcal／塩分 1.6g（1人分）
たんぱく質　鉄　ビタミンB12

さばの栄養がまるごといただけます

さば缶と小松菜のトマトパスタ

544kcal／塩分 3.3g（1人分）

たんぱく質　食物繊維　葉酸　鉄　ビタミンB6　ビタミンB12　ビタミンC

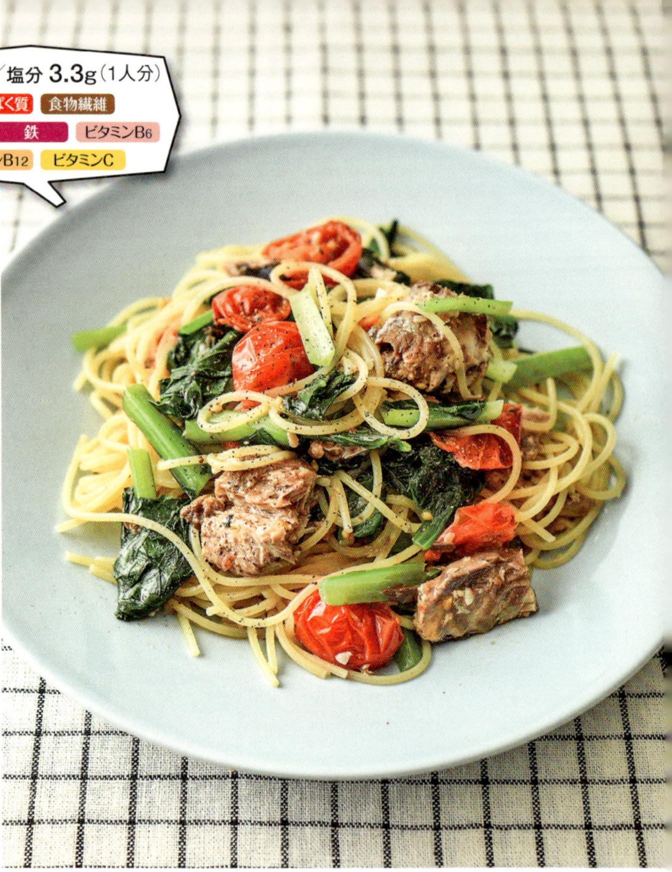

材料（2人分）

スパゲッティ … 150g
さば水煮缶 … 1缶（190g）
小松菜 … 1/3束（100g）
ミニトマト … 8個（80g）
にんにく … 1かけ（5g）
しょうゆ … 小さじ1
こしょう … 少々
オリーブ油 … 大さじ1

作り方

1 小松菜はざく切りに、ミニトマトは半分に切る。にんにくはみじん切りにする。

2 鍋にたっぷり湯をわかし、塩（分量外）を加えてスパゲッティを表示時間通りにゆでる。途中で小松菜を入れて1分ゆでる。ゆで汁はとっておく。

3 フライパンにオリーブ油、にんにくを入れて弱火で炒め、きつね色になったら、さば缶を汁ごと入れ、ふつふつしたらミニトマトを加える。2のゆで汁をお玉1杯（50mℓほど）加え、スパゲッティと小松菜を加えてあえる。

4 しょうゆ、こしょうで味をととのえる。

理の
ツ

めんと小松菜をゆでる

めんをゆでているところに小松菜を入れてゆでます。めんのゆであがりの1分前に小松菜を入れると、手際よく仕上げられます。

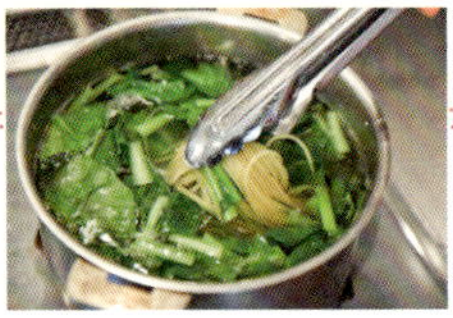

かつお節の風味が食欲をそそります

焼きうどんの目玉焼きのせ

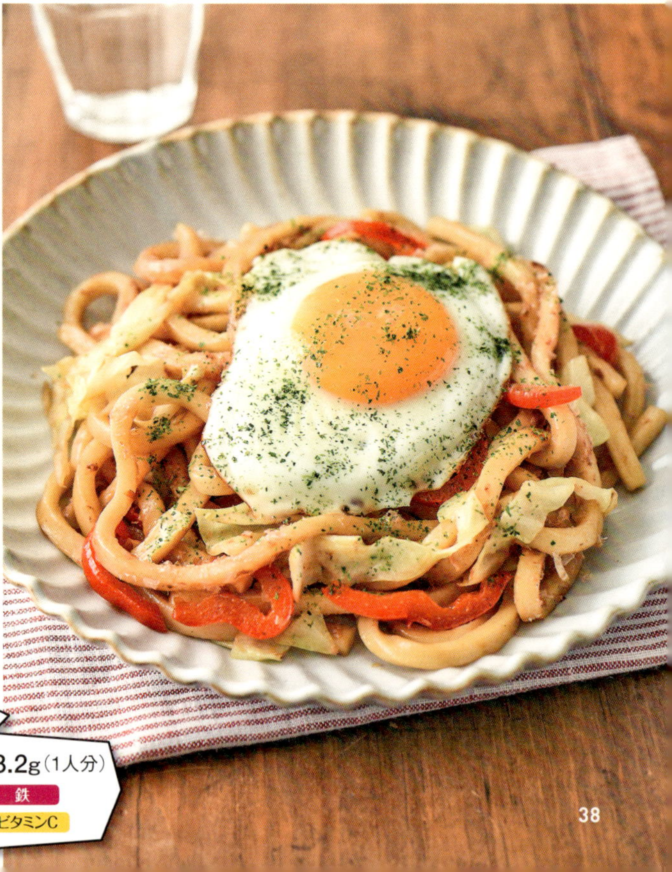

材料（2人分）

うどん（ゆで） … 2玉（460g）
キャベツ … 大1枚（100g）
パプリカ（赤） … 1/2個（60g）
卵 … 2個（50g）
ウスターソース … 大さじ1
しょうゆ … 大さじ1
かつお節 … 小1パック（3g）
塩 … 少々
こしょう … 少々
青のり … 少々
サラダ油 … 大さじ2

作り方

1 キャベツは1㎝幅に、パプリカは5㎜幅に切る。

2 うどんは袋に穴をあけ、袋ごと電子レンジで1分加熱する。

3 フライパンにサラダ油大さじ1を熱し、キャベツ、パプリカを炒める。しんなりしたら、うどんをほぐしながら加え混ぜる。ウスターソース、しょうゆで味をととのえ、かつお節を加えて混ぜ合わせて器に盛る。

4 フライパンをきれいにし、サラダ油大さじ1を熱し、卵を割り入れ、まわりがカリカリになるまで焼く。

5 3に4をのせ、塩、こしょうで味をととのえ青のりをふる。

471kcal／塩分 3.2g（1人分）

たんぱく質　鉄　ビタミンB12　ビタミンC

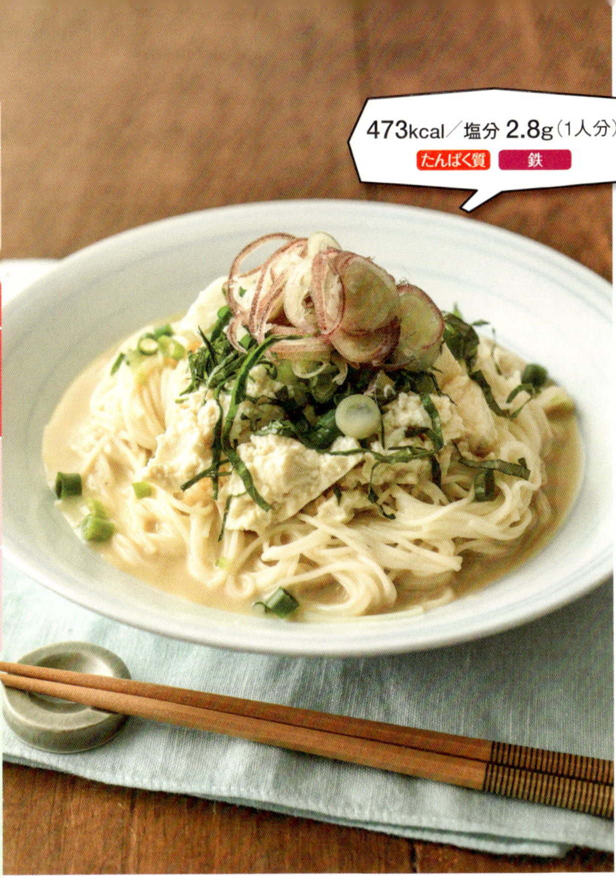

473kcal／塩分 2.8g（1人分）
たんぱく質　鉄

豆乳を使ったまろやかな合わせだれが絶品！

豆腐のぶっかけそうめん

材料（2人分）

- そうめん … 4束（200g）
- 木綿豆腐 … 小1丁（200g）
- しそ … 4枚（4g）
- みょうが … 2個（20g）
- 万能ねぎ … 4本（20g）
- A 豆乳（無調整） … 1カップ
- A めんつゆ … 1/4カップ

作り方

1 そうめんは表示時間通りにゆて水にとり、ぬめりをとったらざるにあげて、水けをよくきる豆腐は軽く水切りをする。
2 しそはせん切りに、みょうがと万能ねぎは小口切りにする。
3 器にそうめんを盛り、豆腐をくずしてのせ、2をのせる。
4 Aを混ぜ合わせてかける。

調理のコツ　めんつゆを豆乳で割る

濃縮タイプのめんつゆを豆乳で薄めます。まろやかさが増して豆腐とよく合い、たんぱく質の摂取量が増えます。

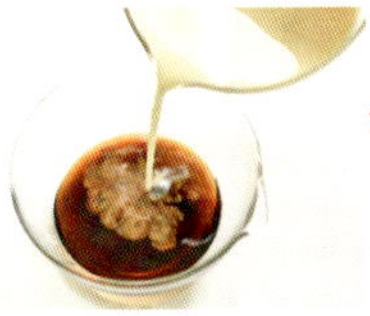

ネバネバ食材で、のどごしよく食べられます

納豆モロヘイヤそば

材料（2人分）

- そば（ゆで） … 2玉（400g）
- モロヘイヤ … 1束（100g）
- 納豆（からし付き） … 小2パック（60g）
- しらす干し … 40g
- 刻みのり … 1g
- めんつゆ … 1/4カップ

作り方

1 そばは表示時間通りにゆでて水にとり、ざるにあげる。
2 モロヘイヤは葉をつんで、塩少々（分量外）を加えた熱湯でしんなりするまでゆでたら、粗く刻む。
3 納豆は添付のからしを混ぜる。
4 2、3、しらす干し、めんつゆを混ぜ合わせる。
5 器にそばを盛り、4をかけ、刻みのりをのせる。食べるときにあえる。

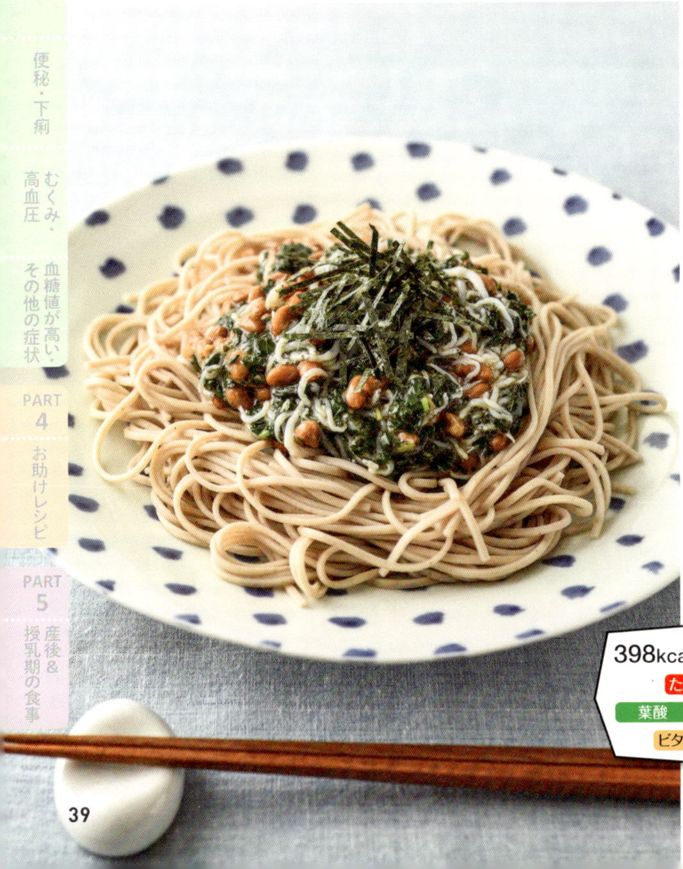

398kcal／塩分 3.9g（1人分）
たんぱく質　食物繊維　葉酸　鉄　ビタミンB6　ビタミンB12　ビタミンC

体調がよいときに、積極的にたんぱく質をとっておきましょう。脂の少ない肉、魚、大豆製品は、クセが少なく食べやすいでしょう。

やさしいコクに、さわやかな辛さをプラス

アボカドの豚肉巻き ―ゆずこしょう仕立て―

材料（2人分）

豚ももしゃぶしゃぶ用肉 …8枚（130g）
アボカド …1個（140g）
ミニトマト …6個（60g）
A
- 酒 …小さじ2
- みりん …小さじ1
- しょうゆ（薄口） …小さじ1/2
- ゆずこしょう …小さじ1/4

サラダ油 …小さじ2

作り方

1 アボカドは皮と種を取り除いて縦半分に切り、さらに縦に4等分する。
2 豚肉1枚を広げ、1のアボカド1つを手前にのせて巻く。同じものを8つ作る。
3 Aを混ぜ合わせる。
4 フライパンにサラダ油を熱し、2の両面をこんがり焼く。ミニトマトも一緒に焼く。
5 ミニトマトがしんなりしたら取り出し、豚肉に3をからめる。
6 ミニトマトと一緒に器に盛る。

調理のコツ 豚肉でアボカドを巻く

アボカドの両端を持ち、肉の間にすき間ができないように巻いていきます。

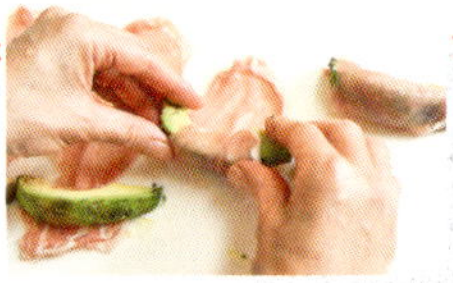

おすすめ献立例

＋もずくしらす（p.51）
＋ごはん（150g）
【総588kcal　総塩分2.0g（1人分）】

301kcal／塩分 0.5g（1人分）
たんぱく質　食物繊維　ビタミンB6　ビタミンC

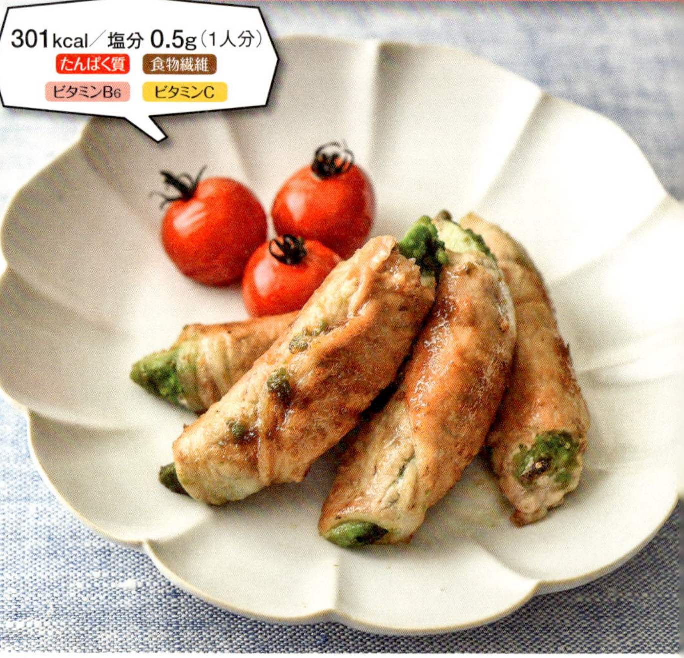

カレーとしょうがのハーモニーが口いっぱいに広がります

豚肉のカレーしょうが焼き

材料（2人分）

豚しょうが焼き用肉 …150g
A
- しょうゆ …大さじ1
- 酒 …大さじ1
- しょうが汁 …小さじ1
- カレー粉 …小さじ1/2

ピーマン …2個（60g）
もやし …100g
ごま油 …小さじ1
サラダ油 …大さじ1

作り方

1 豚肉は混ぜ合わせたAに10分漬けて下味をつける。
2 ピーマンは細切りにして、もやしはひげ根を取る。
3 フライパンにもやしと、もやしがかぶるくらいの水（分量外）を入れ、塩少々（分量外）、ごま油を加えて火にかける。ふつふつしたらピーマンを加えて、さっとゆで、ざるにあげる。
4 同じフライパンにサラダ油を熱し、1の汁けをきって両面を焼く。漬け汁をまわし入れて煮からめ、3と一緒に器に盛る。

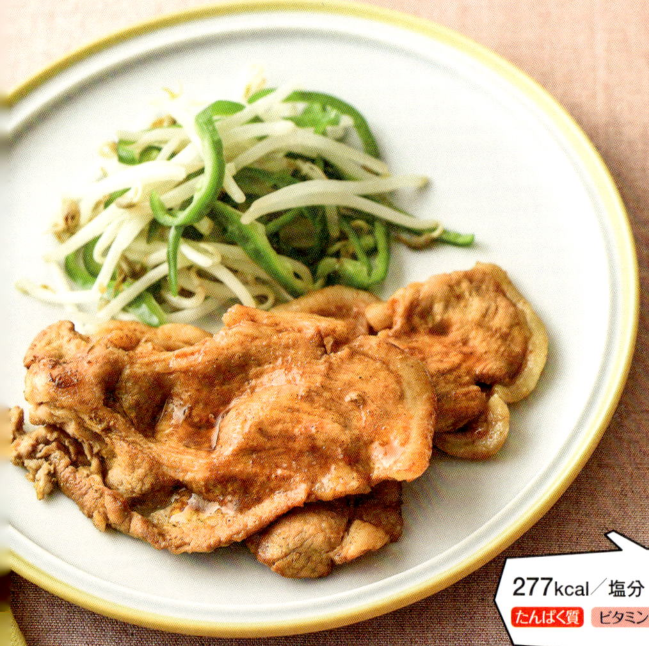

277kcal／塩分 1.4g（1人分）
たんぱく質　ビタミンB6　ビタミンC

おすすめ献立例

＋とうもろこしのマリネ（p.49）
＋ごはん（150g）
【総616kcal　総塩分2.0g（1人分）】

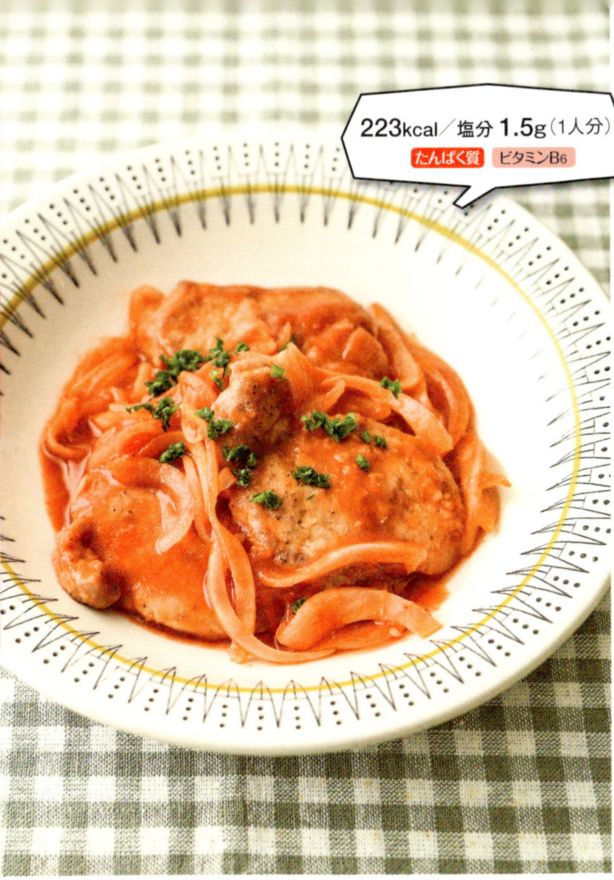

223kcal／塩分 1.5g（1人分）
たんぱく質　ビタミンB6

トマトジュースで手早く主役おかずに

豚ヒレ肉のトマト煮

材料（2人分）

豚ヒレ肉ひと口カツ用 … 150g
塩 … 少々
こしょう … 少々
小麦粉 … 少々
玉ねぎ … 1/2個（100g）
トマトジュース（無塩）… 1カップ
顆粒コンソメ … 小さじ1
パセリ（みじん切り）… 少々
オリーブ油 … 大さじ1

作り方

1 豚肉にラップをのせ、上からめん棒などでたたいてのばす。塩、こしょうをふり、小麦粉を薄くまぶす。
2 玉ねぎは薄切りにして耐熱皿に入れてラップをかけ、電子レンジで1分加熱する。
3 フライパンにオリーブ油を熱し1の両面を香ばしく焼き、2を入れてさっと炒める。トマトジュース、コンソメを加えてとろりとするまで煮る。器に盛り、パセリをふる。

調理のコツ　豚肉をたたいてのばす

めん棒などでたたいて、こぶし大になるくらいまでのばすと、豚肉がやわらかくなり、味がしみ込みやすくなります。

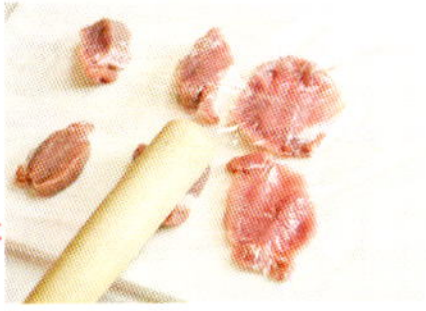

おすすめ献立例
+コールスローサラダ（p.48）
+ごはん（150g）
【総555kcal　総塩分1.9g（1人分）】

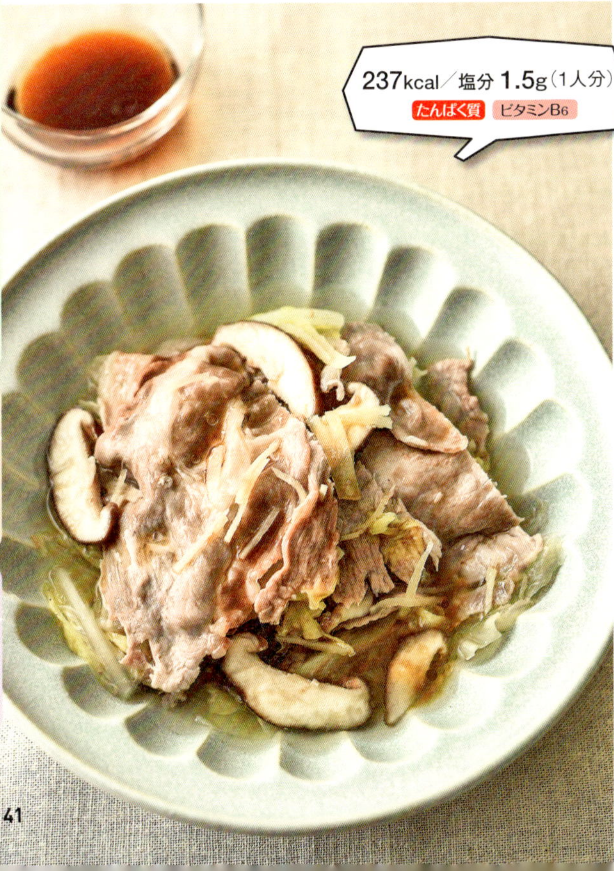

237kcal／塩分 1.5g（1人分）
たんぱく質　ビタミンB6

ポン酢だれでさっぱり食べられます

豚肉と白菜の重ね煮

材料（2人分）

豚肩ロース薄切り肉 … 150g
白菜 … 1.5枚（150g）
しいたけ … 2個（30g）
しょうが … 1かけ（15g）
水 … 1/4カップ
酒 … 1/4カップ
A ポン酢しょうゆ … 大さじ2
A ごま油 … 小さじ1

作り方

1 白菜の軸はそぎ切りに、葉はさく切りにする。しいたけは軸を切り落とし薄切りにする。しょうがはせん切りにする。
2 フライパンに、白菜の軸、しょうが、しいたけの半量、豚肉、白菜の葉、残りのしいたけの順に重ねて入れる。水、酒を加えふたをして中火にかけ、沸騰したら、火を弱めて10分蒸し煮にする。
3 器に盛り、混ぜ合わせたAをかける。

調理のコツ　しいたけを半量に分けて重ねる

切った野菜と豚肉を重ねて蒸すだけなので簡単。しいたけを分けて重ねると、全体に香りが広がっておいしくなります。

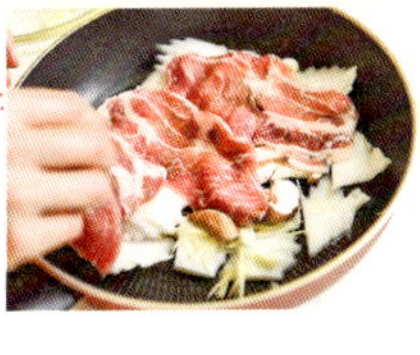

おすすめ献立例
+小松菜のからしあえ（p.47）
+ごはん（150g）
【総504kcal　総塩分2.0g（1人分）】

山椒の香りと辛みが食欲をそそります

鶏むね肉のくわ焼き

194kcal／塩分 1.0g（1人分）

たんぱく質　ビタミンB6

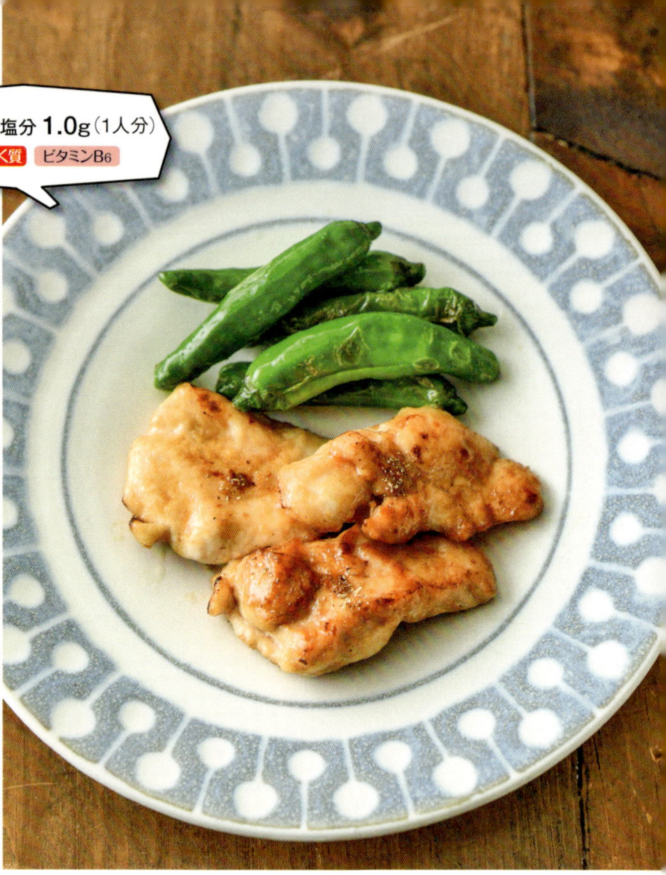

材料（2人分）

- 鶏むね肉…150g
- しし唐辛子…10個（60g）
- A
  - しょうゆ…大さじ1/2
  - 酒…大さじ1/2
  - みりん…大さじ1/2
- 塩…少々
- 小麦粉…適量
- 水…大さじ1
- 粉山椒…少々
- サラダ油…小さじ2

作り方

1 鶏肉は観音開き（p.87参照）にしてたたき、ひと口大のそぎ切りにする。混ぜ合わせたAに10分漬けて下味をつける。漬け汁はとっておく。しし唐辛子に包丁の先で切れ目を入れる。

2 フライパンにサラダ油少々を熱し、しし唐辛子を焼き、塩をふって取り出す。

3 1の鶏肉はペーパータオルで汁けをふき小麦粉を薄くまぶす。フライパンに残りのサラダ油を熱して両面を焼く。焼き色がついて中まで火が通ったら、1の漬け汁に水を合わせてまわし入れ、からめる。

4 器に鶏肉、しし唐辛子を盛り、粉山椒をふる。

おすすめ献立例

+モロヘイヤと長芋のわさびあえ（p.47）
+ごはん（150g）
【総494kcal　総塩分1.9g（1人分）】

レンジで簡単に手作り！

自家製サラダチキン

247kcal／塩分 1.1 g（1人分）

たんぱく質　葉酸　ビタミンB6　ビタミンC

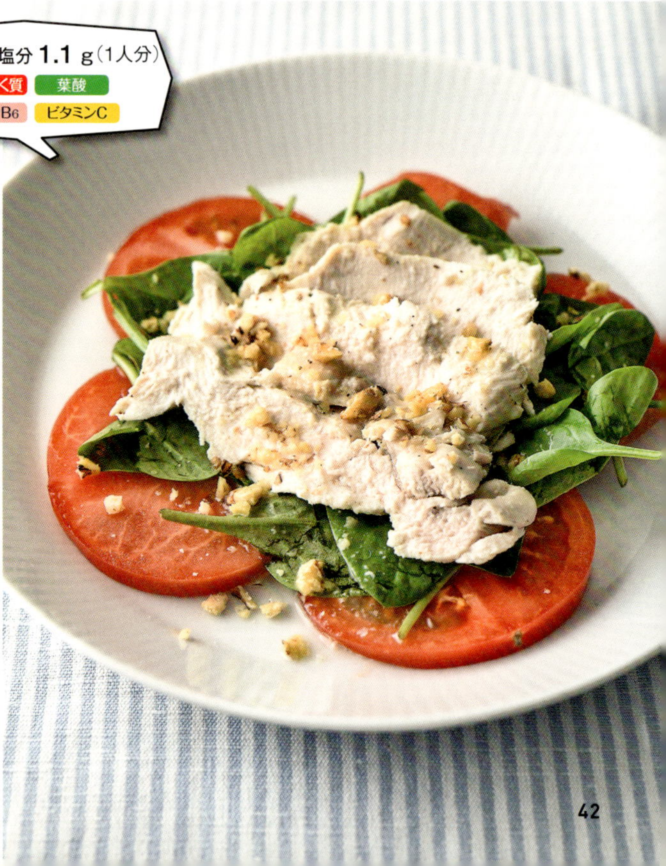

材料（2人分）

- 鶏むね肉…1枚（250g）
- A
  - おろしにんにく…少々
  - レモン汁…大さじ1
  - 白ワイン…大さじ1
  - 塩…小さじ1/3
  - こしょう…少々
- トマト…1個（150g）
- サラダほうれん草…1束（100g）
- オリーブ油…大さじ1/2
- くるみ…少々

作り方

1 鶏肉は観音開き（p.87参照）にして混ぜ合わせたAをなじませ30分ほどおく。耐熱皿に移し、ラップをかけて電子レンジで4分加熱して5分蒸らす。蒸し汁はとっておく。

2 トマトは縦5㎜幅に切る。サラダほうれん草は食べやすい大きさに切る。

3 1の鶏肉の半量を食べやすい大きさに切る。

4 器に2、3を盛る。蒸し汁（全量）とオリーブ油を混ぜ合わせて適量をかけ、くだいたくるみを散らす。

調理のコツ　蒸し汁にオリーブ油を加える

鶏から出た蒸し汁には鶏のうまみと栄養が凝縮されています。オリーブ油を加えてドレッシングにして、いただきましょう。

おすすめ献立例

+にんじんサラダ（p.48）
+ごはん（150g）
【総585kcal　総塩分1.5g（1人分）】

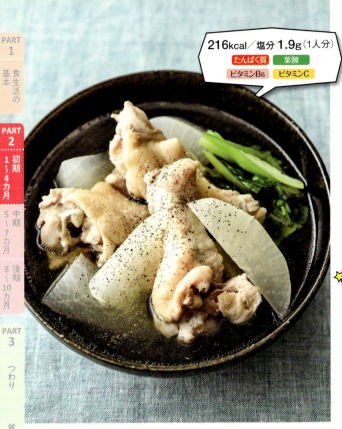

216kcal／塩分 1.9g（1人分）

たんぱく質　葉酸　ビタミンB6　ビタミンC

うまみたっぷりのスープも味わって

鶏手羽元と大根のシンプル煮

材料（2人分）

鶏手羽元 … 6本（180g）
大根 … 1/3本（300g）
チンゲン菜 … 1株（100g）
薄切りしょうが … 3〜4枚（2g）
にんにく … 1かけ（5g）
水 … 2と3/4カップ
酒 … 1/4カップ
塩 … 小さじ1/2
しょうゆ … 小さじ1/2
粗びき黒こしょう … 少々

作り方

1 鶏手羽元は骨に沿ってキッチンばさみで切れ目を入れる。
2 大根は乱切りに、チンゲン菜は軸と葉に分け、軸は5cm長さに葉はざく切りにする。
3 鍋に1、2の大根、しょうが、つぶしたにんにく、水、酒、塩を入れて強火にかけ、煮立ったら火を弱めてアクを取り、ふたをして約20分煮る。
4 チンゲン菜の軸を加え、しんなりしたら葉を加えて、しょうゆで味をととのえる。器に盛り黒こしょうをふる。

調理のコツ　鶏肉に切れ目を入れる

骨に沿って縦にはさみを入れ、骨から離すように切れ目を入れると味がしみやすく、食べやすくなります。

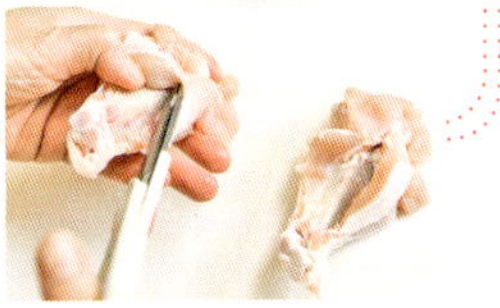

おすすめ献立例

＋ブロッコリーの塩昆布あえ（p.48）
＋ごはん（150g）
【総504kcal／総塩分2.2g（1人分）】

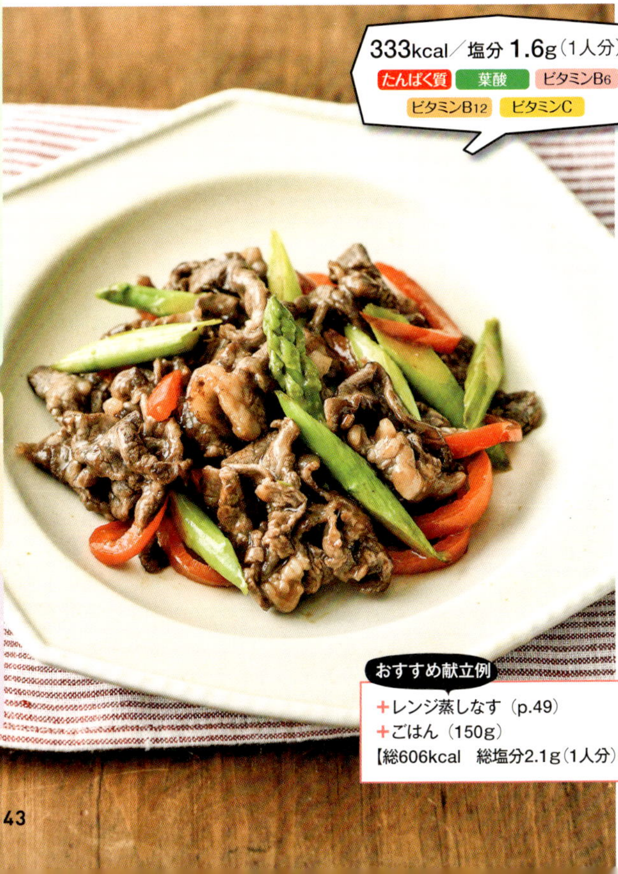

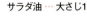

333kcal／塩分 1.6g（1人分）

たんぱく質　葉酸　ビタミンB6　ビタミンB12　ビタミンC

しっかりした味で、ご飯によく合います

牛肉とアスパラガスのオイスターソース炒め

材料（2人分）

牛こま切れ肉 … 150g
グリーンアスパラガス … 4本（80g）
パプリカ（赤） … 1/2個（60g）
塩 … 少々
酒 … 小さじ2
片栗粉 … 小さじ2
水 … 大さじ1
A 酒 … 大さじ1
A オイスターソース … 小さじ2
A しょうゆ … 小さじ1
A おろしにんにく … 少々
サラダ油 … 大さじ1

作り方

1 牛肉は食べやすい大きさに切り塩、酒をふって片栗粉をもみ込む。
2 アスパラガスは、下半分の皮をむき、斜め1cm幅に切る。パプリカは縦に細切りにする。
3 フライパンにサラダ油大さじ1/2を熱し、2を炒める。油がまわったら水を加えて1分、蒸し煮にして取り出す。
4 同じフライパンにサラダ油大さじ1/2を熱して1を炒める。色が変わったら3を戻し入れ、さっと炒めて混ぜ合わせたAを加えて混ぜる。

調理のコツ　オイスターソースと酒を混ぜる

オイスターソースはとろみがあるので、酒でのばすと味がからみやすくなります。

おすすめ献立例

＋レンジ蒸しなす（p.49）
＋ごはん（150g）
【総606kcal　総塩分2.1g（1人分）】

野菜たっぷり。コクのあるソースをかけて

鮭と豆苗のレンジ蒸し

材料（2人分）

- 生鮭 … 2切れ（160g）
- 豆苗 … 1パック（100g）
- 長ねぎ … 1/2本（50g）
- 塩 … 少々
- 酒 … 大さじ2
- A
  - オイスターソース … 小さじ2
  - 豆板醤 … 小さじ1/2
  - ごま油 … 小さじ1

作り方

1 鮭は塩をふってなじませる。豆苗は根元を切り落とし、半分の長さに切る。長ねぎは斜め1cm幅に切る。

2 耐熱皿に豆苗を広げ、長ねぎ、鮭をのせ、酒をふってラップをかけ、電子レンジで4分加熱して5分蒸らす。汁けをきって器に盛る。蒸し汁はとっておく。

3 混ぜ合わせたAに、蒸し汁大さじ2を加えてソースを作り、2にかける。

調理のコツ　耐熱皿に入れてラップをかける

電子レンジで加熱したら、すぐに食べられます。あと片付けもラクです。

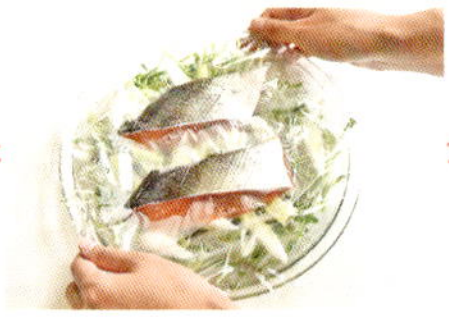

おすすめ献立例

+長いものこしょう焼き（p.50）
+ごはん（150g）
【総477kcal　総塩分1.8g（1人分）】

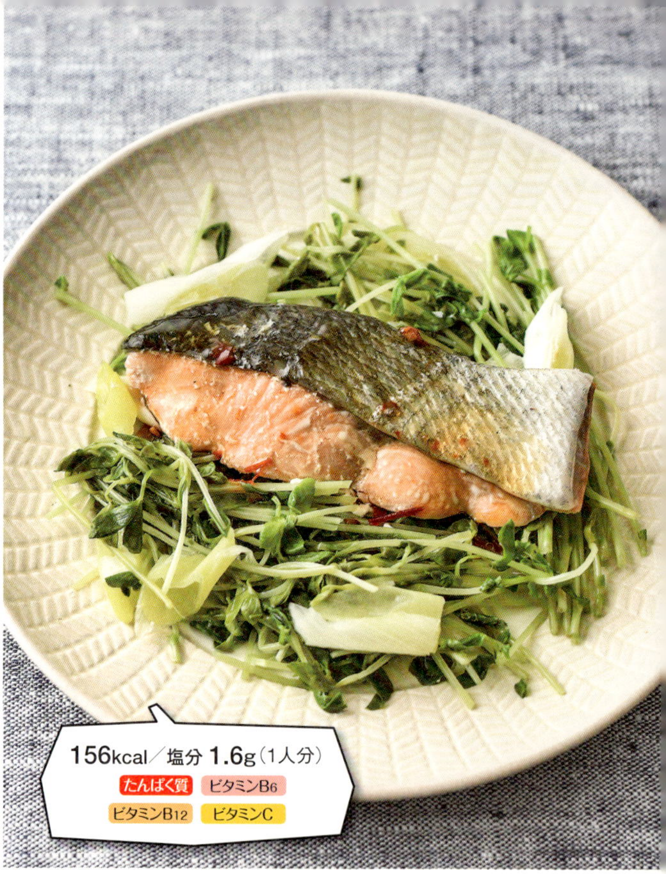

156kcal／塩分 1.6g（1人分）
たんぱく質　ビタミンB6　ビタミンB12　ビタミンC

揚げていないので、油分控えめがうれしい

あじの南蛮漬け

226kcal／塩分 1.6g（1人分）
たんぱく質　ビタミンB6　ビタミンB12　ビタミンC

材料（2人分）

- あじ（三枚おろし） … 2尾分（140g）
- 長ねぎ … 1本（100g）
- かぼちゃ … 1/20個（80g）
- 酒 … 大さじ1
- 片栗粉 … 適量
- A
  - ポン酢しょうゆ … 大さじ2
  - だし汁 … 大さじ3
  - 赤唐辛子（輪切り） … 少々
- ごま油 … 大さじ1

作り方

1 あじは酒をふって5分ほどおく。ペーパータオルで水けをふいて片栗粉を薄くまぶす。

2 長ねぎはぶつ切りにする。かぼちゃは薄切りにしてラップに包み、電子レンジで1分加熱する。

3 Aを混ぜ合わせる。

4 フライパンにごま油小さじ1を熱し、2を焼く。長ねぎに焼き色がついてしんなりしたら3に漬ける。

5 4のフライパンに残りのごま油を熱して1を両面こんがり焼き、3に漬ける。

調理のコツ　熱いうちに漬け込む

野菜やあじは、焼いた直後に漬け汁に漬けましょう。一晩漬けると、たれがなじんで、よりおいしくいただけます。

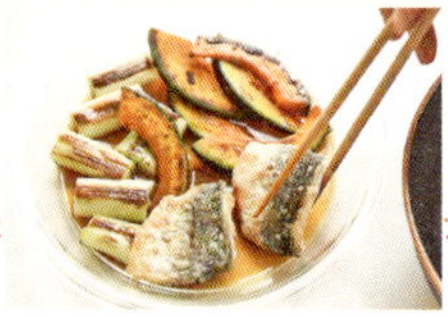

おすすめ献立例

+ほうれん草の煮びたし（p.46）
+ごはん（150g）
【総502kcal　総塩分2.1g（1人分）】

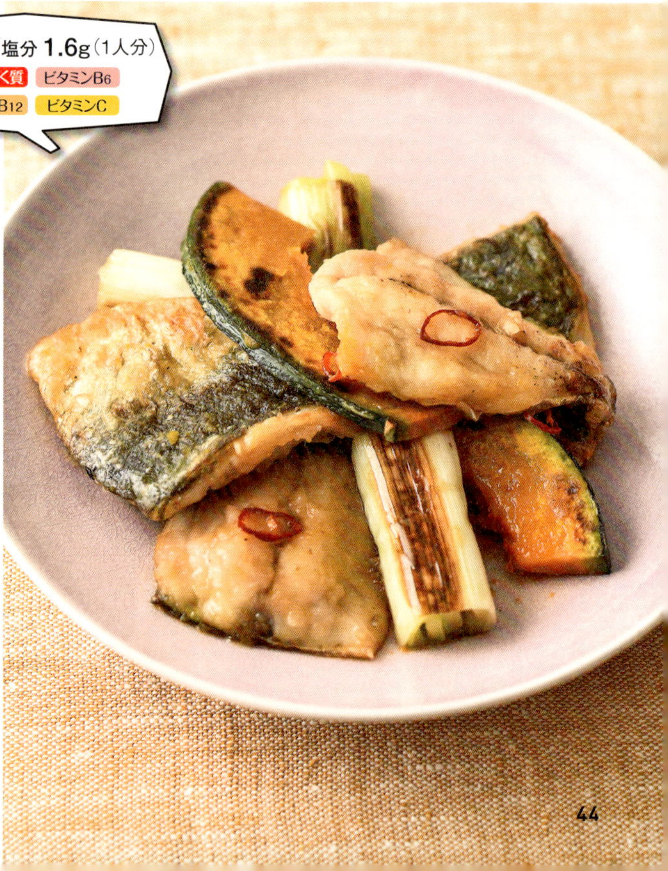

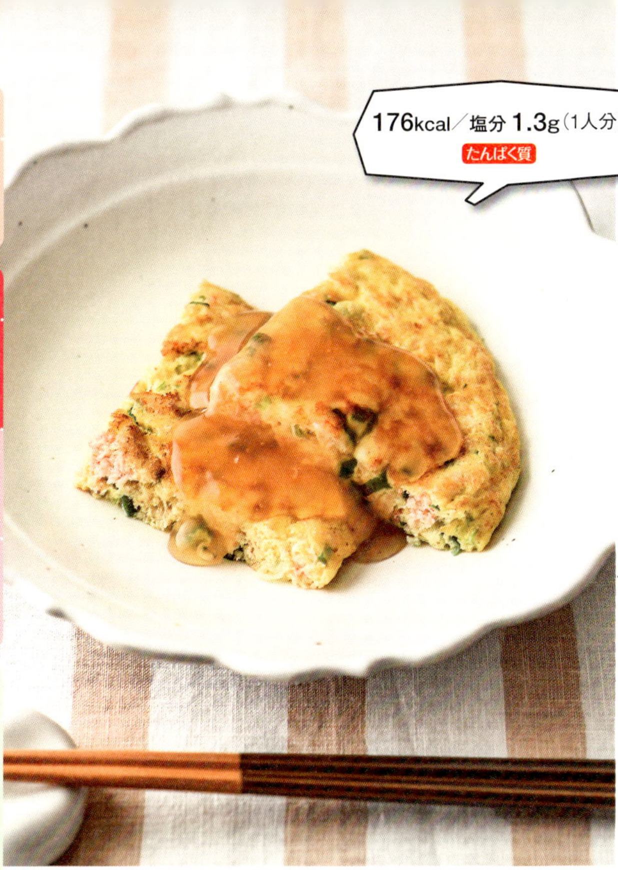

176kcal／塩分 1.3g（1人分）
たんぱく質

ふんわりとやさしい味わい

かに缶かに玉

材料（2人分）

卵 … 2個（100g）
かに缶 … 小1缶（80g）
万能ねぎ … 2本（10g）
A
- 水 … 1/3カップ
- 砂糖 … 小さじ1
- しょうゆ … 小さじ1/2
- 鶏ガラスープの素 … 小さじ1/4
- 片栗粉 … 大さじ1/2

サラダ油 … 大さじ1

作り方

1 かに缶は汁と身を分け、汁はとっておく。卵は割りほぐし、万能ねぎは小口切りにする。
2 フライパン（直径18～20cm）にサラダ油を熱し、かにの身、万能ねぎをさっと炒め、卵をまわし入れて大きくかき混ぜる。半熟状になったらふたをして弱火で3分ほど焼いて取り出す。
3 同じフライパンに1のかに缶の汁、混ぜ合わせたAを入れてとろりとするまで煮る。
4 2を食べやすい大きさに切って器に盛り、3をかける。

調理のコツ　かに缶の汁を残す

かにの身は具に、汁はあんにします。かに缶をざるにあけると、簡単に汁と身に分けることができます。

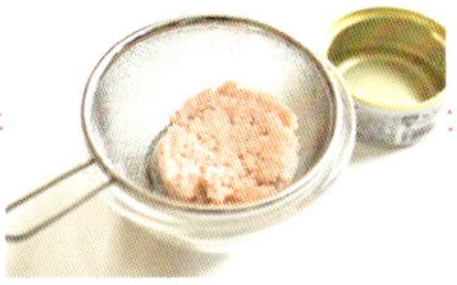

おすすめ献立例

＋チンゲン菜とザーサイの炒めもの（p.46）
＋ごはん（150g）
【総468kcal　総塩分2.6g（1人分）】

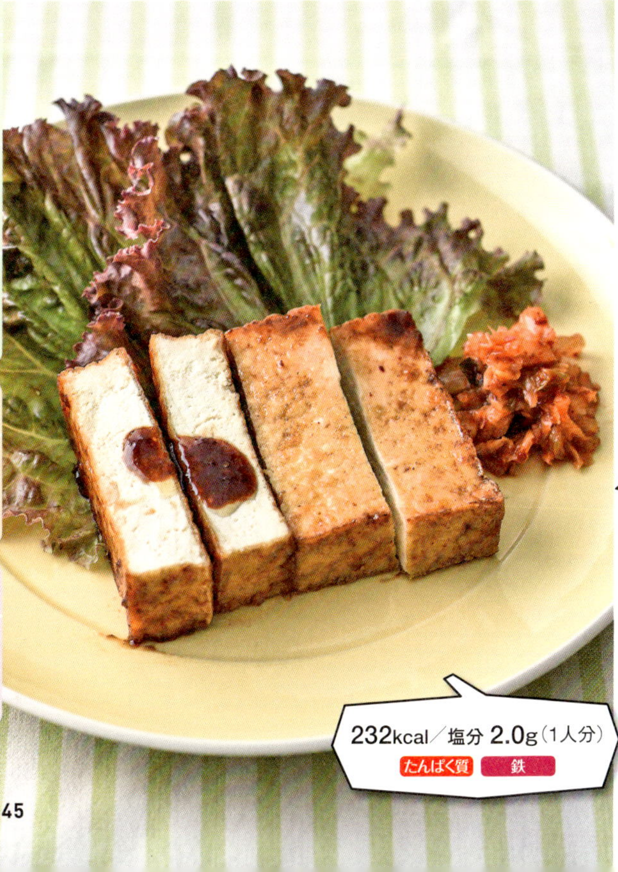

232kcal／塩分 2.0g（1人分）
たんぱく質　鉄

たんぱく質がしっかりとれてヘルシー

厚揚げの焼き肉風ステーキ

材料（2人分）

厚揚げ … 1枚（200g）
白菜キムチ … 50g
サニーレタス … 2枚（40g）
焼き肉のたれ（市販またはP.157Ⓗ）… 大さじ2
サラダ油 … 小さじ2

作り方

1 厚揚げは半分の厚さに切る。白菜キムチは細かく刻む。
2 フライパンにサラダ油を熱し、厚揚げの両面を焼き色がつくまで焼いて、焼き肉のたれをからめる。
3 厚揚げを食べやすい大きさに切って器に盛り、サニーレタス、キムチを添える。サニーレタスで厚揚げとキムチを巻いて食べてもよい。

調理のコツ　厚揚げにたれをかける

厚揚げを焼きながらたれをからめると、味がしみ込んでおいしくなります。お好みでフライパンに残ったたれをかけます。

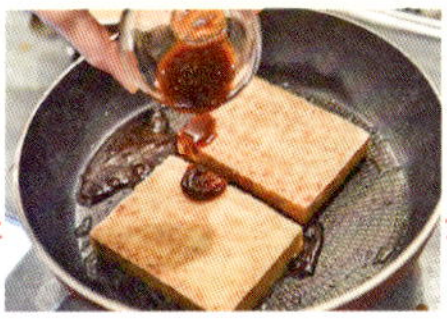

おすすめ献立例

＋水菜のサラダ（p.47）
＋ごはん（150g）
【総533kcal　総塩分2.8g（1人分）】

赤ちゃんの発達に必要な葉酸が多い青菜や緑黄色野菜に加え、食物繊維たっぷりのきのこや海藻で、バランスを整えましょう。

シャキシャキした食感とうまみが楽しめます

チンゲン菜とザーサイの炒めもの

材料（2人分）

チンゲン菜 … 1株（100g）
ザーサイ（味付け） … 30g
塩 … 少々
こしょう … 少々
サラダ油 … 大さじ1/2

作り方

1 チンゲン菜は軸と葉を分け、軸を縦1cm幅に切り、葉はざく切りにする。
2 ザーサイは細切りにする。
3 フライパンにサラダ油を熱し、チンゲン菜の軸から炒める。しんなりしたらチンゲン菜の葉、2を加えて炒め、塩、こしょうで味をととのえる。

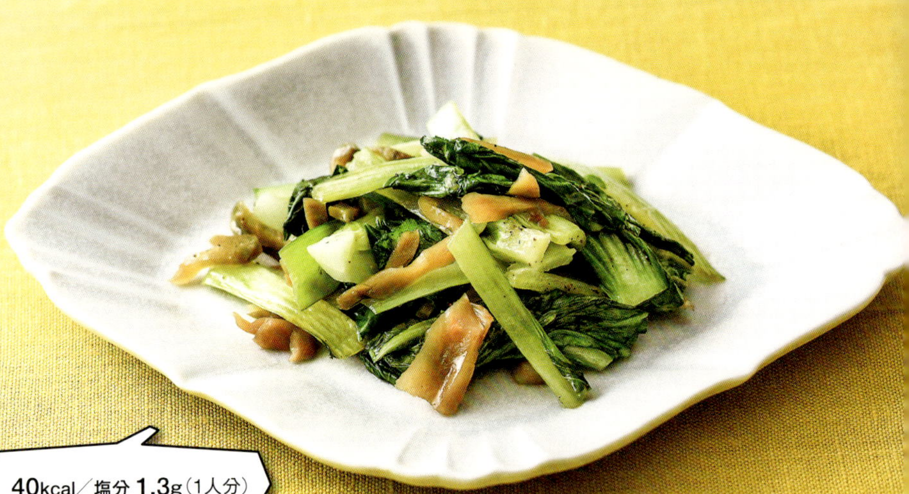

40kcal／塩分 1.3g（1人分）

だしのうまみをたっぷり含んだ一品

ほうれん草の煮びたし

材料（2人分）

ほうれん草 … 1/2束（150g）
だし汁 … 1/2カップ
しょうゆ … 小さじ1
みりん … 小さじ1
かつお節 … 小1/2パック

作り方

1 ほうれん草は塩少々（分量外）を加えた熱湯でさっとゆでて3cm長さに切り、水けをしっかりしぼる。
2 鍋にだし汁、しょうゆ、みりんを入れて煮立て、火を止めて1を加えて約1～2分なじませる。
3 器に盛り、かつお節をのせる。

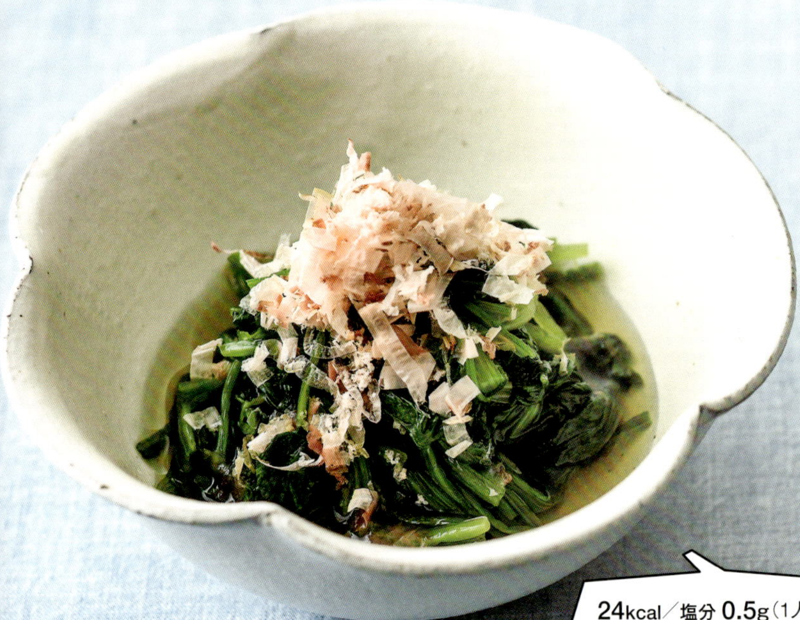

24kcal／塩分 0.5g（1人分）
葉酸 ビタミンC

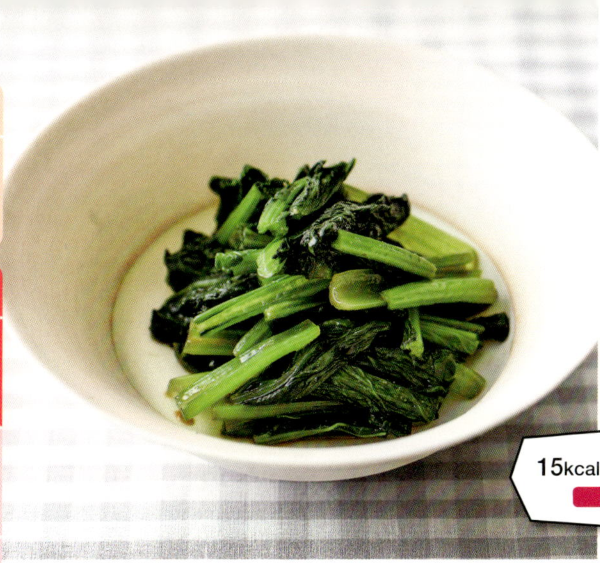

独特の辛みがクセになるおいしさ

小松菜のからしあえ

材料（2人分）

小松菜 … 1/2束（150g）

A
- ねりからし … 小さじ1/3
- しょうゆ … 小さじ1
- だし汁 … 小さじ1

作り方

1 小松菜は塩少々（分量外）を加えた熱湯でさっとゆで、水けをしぼって3cm長さに切《き》る。

2 ボウルに1、混ぜ合わせたAを入れてあえる。

15kcal／塩分 0.5g（1人分）
鉄　ビタミンC

トマトの酸味がアクセント

水菜のサラダ

材料（2人分）

水菜 … 1/2束（100g）
トマト … 1/2個（75g）

A
- ポン酢しょうゆ … 大さじ1
- ごま油 … 小さじ1
- 白いりごま … 小さじ1

作り方

1 水菜は3cm長さに切る。トマトはざく切りにする。

2 器に1を盛り、混ぜ合わせたAをかける。

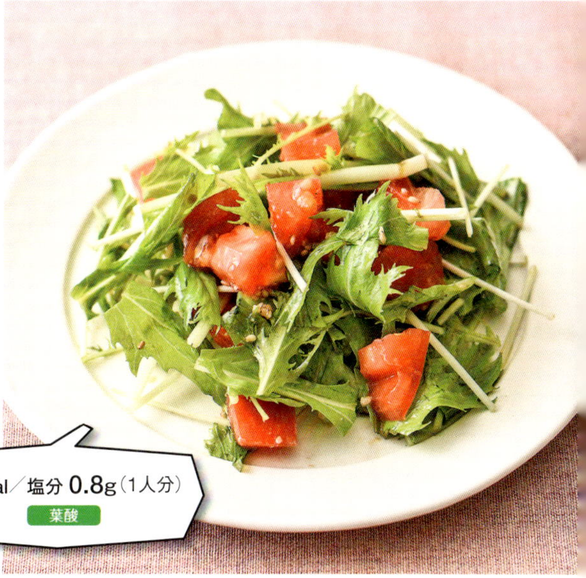

49kcal／塩分 0.8g（1人分）
葉酸

栄養MEMO
水菜

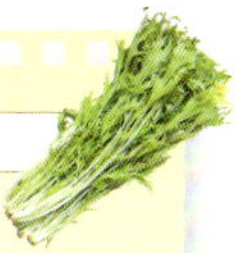

カリウムが豊富な、京の伝統野菜

水菜は、90%以上が水分ですが、カリウム、カルシウムなどのミネラルや、葉酸やビタミンKといったビタミン類を豊富に含みます。ゆでると栄養が失われやすいため、生で食べるのがおすすめです。

48kcal／塩分 0.9g（1人分）

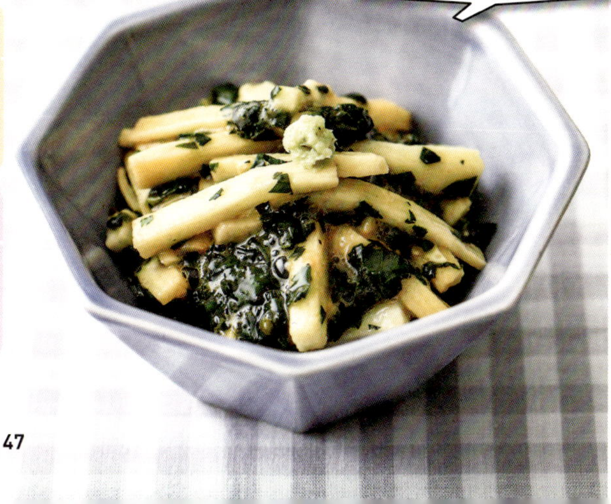

ねばねば素材のコラボレーション！

モロヘイヤと長いものわさびあえ

材料（2人分）

モロヘイヤ … 1/2束（50g）
長いも … 100g

A
- ねりわさび … 小さじ1/4
- しょうゆ … 小さじ2

作り方

1 モロヘイヤの葉をつんで、塩少々（分量外）を加えた熱湯でさっとゆでて、細かく刻む。長いもはせん切りにする。

2 ボウルに1、混ぜ合わせたAを入れてあえる。

調理のコツ

細かく刻んだ葉は冷凍保存がおすすめ！

さっとゆでて刻んだモロヘイヤの葉は、保存袋に入れて平らにして冷凍させましょう。場所をとらずに保存することができます。

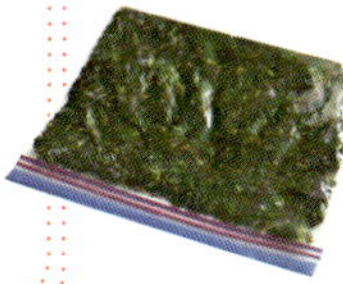

にんじんの生の甘みを味わって

にんじんサラダ

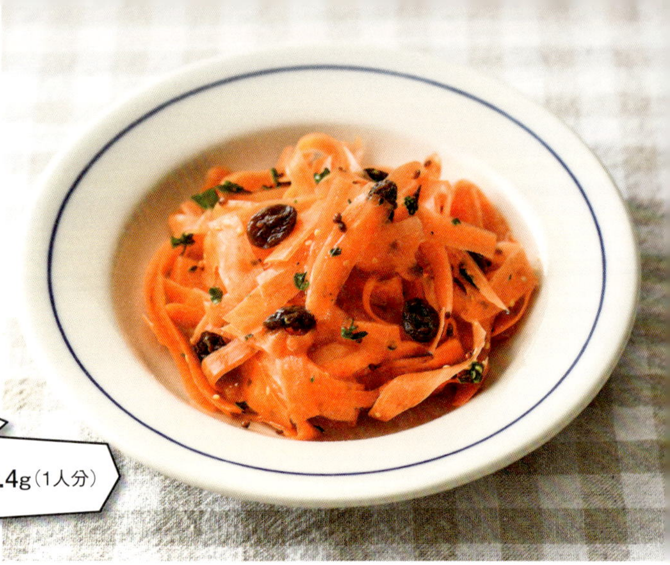

材料（2人分）

にんじん … 小1本（150g）
レーズン … 大さじ1（11g）
砂糖 … 小さじ1
A フレンチドレッシング（p.156 Ⓑ）… 大さじ1
A 粒マスタード … 小さじ1
パセリのみじん切り … 大さじ1

作り方

1 にんじんはピーラーで薄くむき、砂糖をふってなじませる。しんなりしたら、水けをしぼる。
2 レーズンはぬるま湯で戻す。
3 ボウルにAを入れて混ぜ、1、2、パセリを加えてあえる。

86kcal／塩分 0.4g（1人分）

簡単、シンプルでも、うまみがしっかり

ブロッコリーの塩昆布あえ

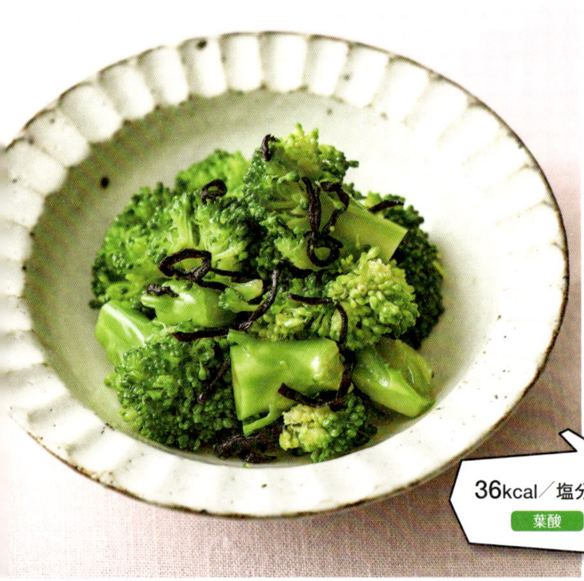

材料（2人分）

ブロッコリー … 大1/2株（150g）
塩昆布 … 3g
ごま油 … 小さじ1/2

作り方

1 ブロッコリーは小房に分け、塩少々（分量外）を加えた熱湯でさっとゆでる。
2 ボウルにブロッコリー、塩昆布、ごま油を入れてあえる。

36kcal／塩分 0.3g（1人分）
葉酸　ビタミンC

arrange

ブロッコリー ➡ 青菜

小松菜やほうれん草など、ゆでた青菜でもおいしくできます。食物繊維をたっぷりとれる白菜もおすすめです。

カレー風味ではしが止まらなくなる！

コールスローサラダ

80kcal／塩分 0.4g（1人分）
ビタミンC

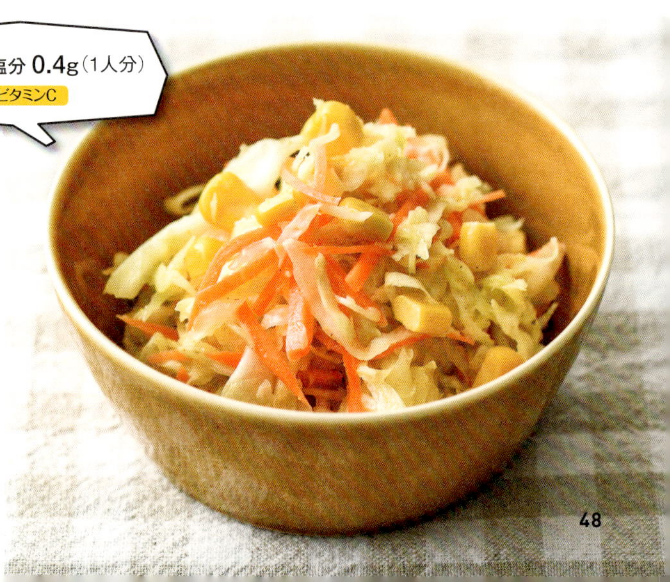

材料（2人分）

キャベツ … 3枚（150g）
にんじん … 1/6本（30g）
ホールコーン … 30g
塩 … 少々
A フレンチドレッシング（p.156 Ⓑ）… 大さじ1
A マヨネーズ … 小さじ1
A カレー粉 … 小さじ1/4

作り方

1 キャベツ、にんじんはせん切りにして、塩をふる。しんなりしたら水けをしぼる。
2 ボウルにAを入れて混ぜ、1、ホールコーンを加えてあえる。

arrange

ホールコーン ➡ とうもろこし

ホールコーンは生のとうもろこしを使ってもOKです（p.49参照）。

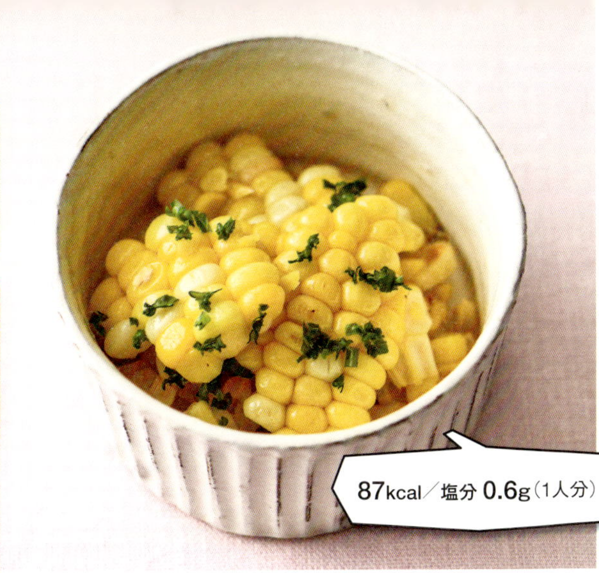

87kcal／塩分 0.6g（1人分）

とうもろこしの味が凝縮した格別のおいしさ！

とうもろこしのマリネ

材料（2人分）

とうもろこし（生）… 1本（100g）
パセリ（みじん切り）… 少々
すし酢 … 大さじ1
オリーブ油 … 大さじ1/2

作り方

1 とうもろこしは皮ごとラップで包み、電子レンジで4分加熱して、約5～10分蒸らす。1本を3等分の長さにして実をこそげる。
2 フライパンにオリーブ油を熱し、とうもろこしを軽く焼く。
3 ボウルにパセリ、すし酢を入れて混ぜ、2 が熱いうちに加えてあえる。

調理のコツ　とうもろこしをまるごとラップで包む

とうもろこしは皮がついたままラップで包んで電子レンジにかけると適度に蒸せます。

ベーコンでコクと塩けをプラス

かぶのガーリック炒め

材料（2人分）

かぶ … 小2個（110g）
ベーコン … 1枚（20g）
にんにく … 小1かけ（4g）
塩 … 少々
粗びき黒こしょう … 少々
オリーブ油 … 小さじ1

作り方

1 かぶは葉を少し残して皮をむき、くし形に切る。ベーコンは1㎝幅に切る。にんにくは薄切りにして芯を取る。
2 フライパンにオリーブ油、ベーコン、にんにくを入れて弱火で炒める。にんにくは色づいたら取り出す。かぶを加えて炒め、塩、黒こしょうで味をととのえる。

調理のコツ　かぶは最後に加える

かぶは、すぐに火が通ります。炒め過ぎると形が崩れるので注意しましょう。

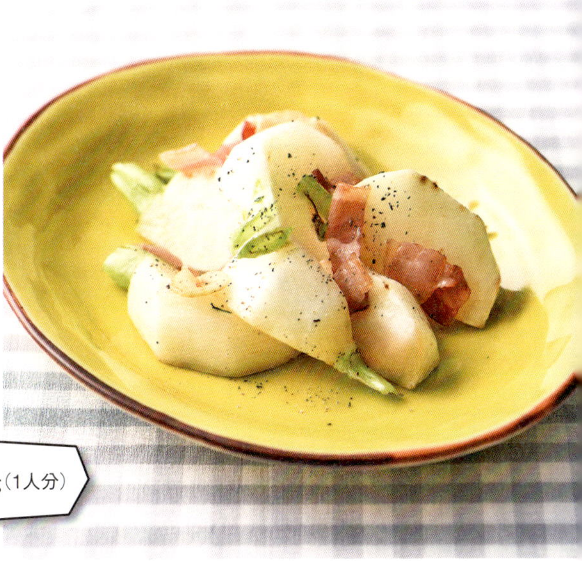

73kcal／塩分 0.5g（1人分）

21kcal／塩分 0.5 g（1人分）

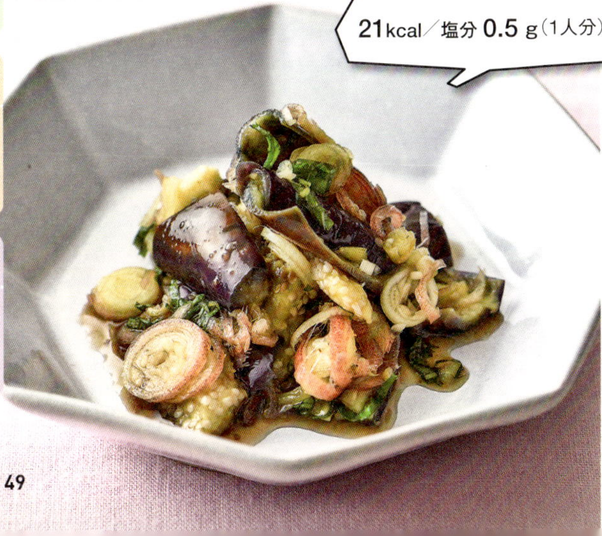

ほのかな辛みが、おとなの味わい

レンジ蒸しなす

材料（2人分）

なす … 2本（160g）
しそ（せん切り）… 2枚分（2g）
みょうが … 2個（20g）
A だし汁 … 大さじ1
A しょうゆ … 小さじ2/3
A ゆずこしょう … 小さじ1/4

作り方

1 なすは縦に数本切れ目を入れる。ラップで包み、電子レンジで3分加熱して、約5分蒸らして食べやすい大きさに切る。みょうがは小口切りにする。
2 ボウルに A を入れて混ぜ、1 を加えてあえる。

調理のコツ　なすに切れ目を入れる

なすに縦向きに切れ目を入れることで短時間で調理でき、加熱後に手でも簡単に裂くことができます。

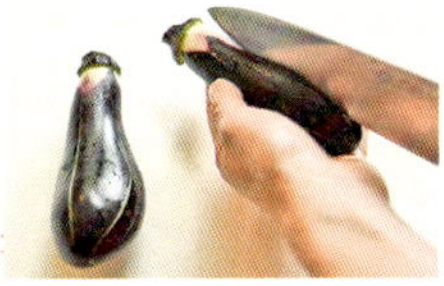

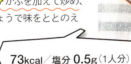

ほっくりとやさしい食感が美味

長いものこしょう焼き

材料（2人分）

長いも … 1/7本（100g）
塩 … 少々
粗びき黒こしょう … 少々
オリーブ油 … 小さじ2

作り方

1 長いもは皮をむいて、7㎜ほどの輪切りにする。
2 フライパンにオリーブ油を熱し1を香ばしく、焼き色がつくまで焼く。塩、黒こしょうで味をととのえる。

69kcal／塩分 0.2g（1人分）

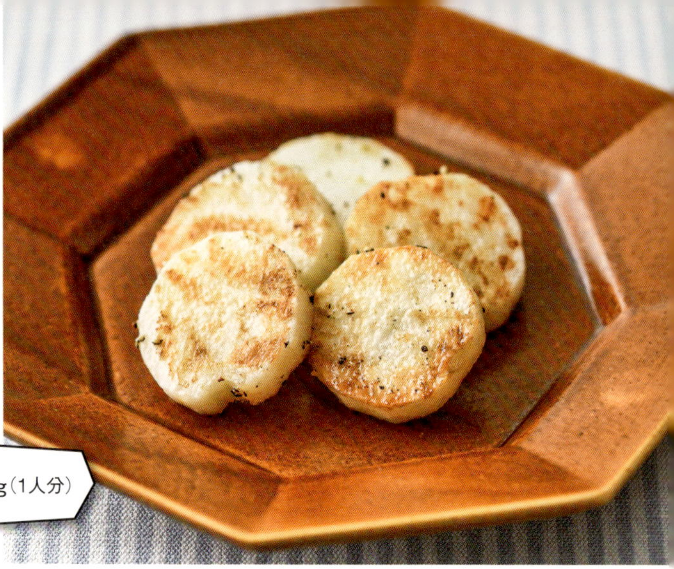

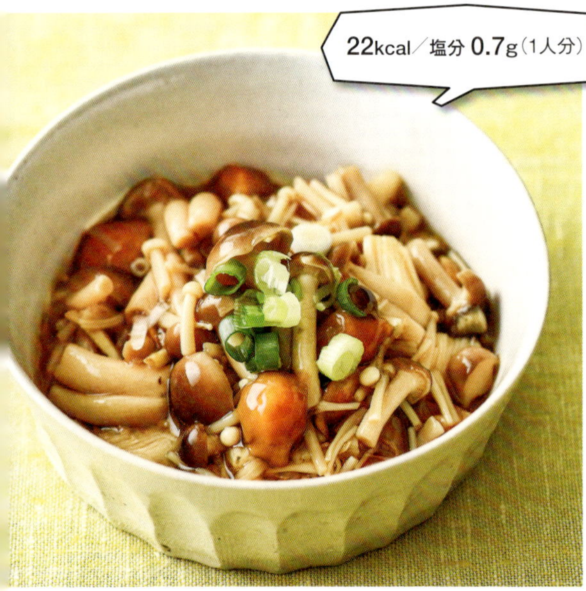

22kcal／塩分 0.7g（1人分）

パスタにあえるなど応用範囲が広い常備菜

自家製なめたけ

材料（4人分）

えのきだけ … 小1パック（80g）
しめじ … 小1パック（90g）
なめこ … 1袋（100g）
しょうが … 小1かけ（10g）
しょうゆ … 大さじ1
酒 … 大さじ1
みりん … 大さじ1
万能ねぎ（小口切り） … 適量

調理のコツ　作りおきして常備菜に

青菜やパスタにあえるなど応用範囲が広いため、作りおきしておくと便利。冷蔵で4～5日、冷凍で2週間の保存が目安です。

作り方

1 えのきだけは根元を切り落とし、2㎝長さに切る。しめじは石づきを切り落とし、小房に分ける。なめこはさっと洗う。しょうがはせん切りにする。
2 鍋に1、しょうゆ、酒、みりんを入れて火にかけ、汁けが少なくなるまで煮詰める。
3 器に盛り、万能ねぎをのせる。

にんにくとチーズの香りがたまりません

きのこのガーリックチーズ炒め

63kcal／塩分 0.4g（1人分）

材料（2人分）

エリンギ … 1パック（100g）
にんにく … 小1かけ（4g）
粉チーズ … 大さじ1（6g）
塩 … 少々
粗びき黒こしょう … 少々
オリーブ油 … 小さじ2

作り方

1 エリンギは短冊切りにし、にんにくはみじん切りにする。
2 フライパンにオリーブ油、にんにくを入れて弱火で炒め、香りが立ったら、エリンギを加えて炒める。粉チーズをふり入れて、塩で味をととのえ、黒こしょうをふる。

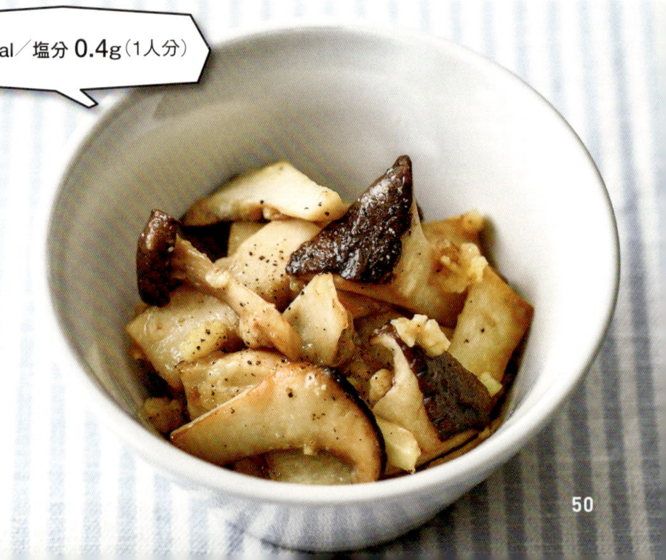

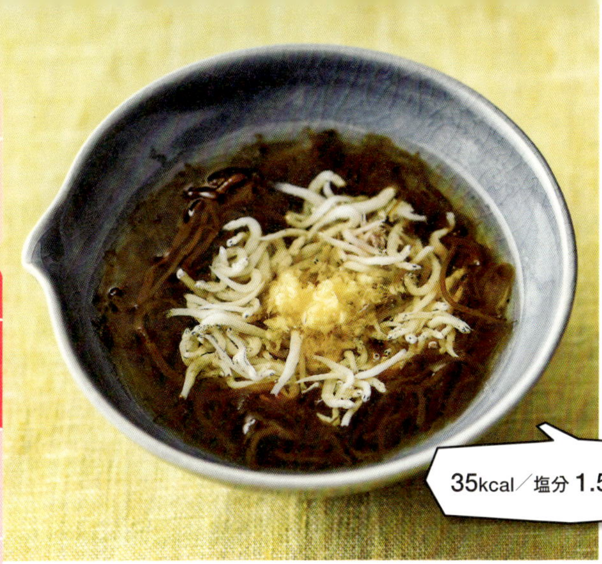

35kcal／塩分 1.5g（1人分）

市販のもずく酢を使えば調味料いらず

もずくしらす

材料（2人分）

もずく酢（味付け）
…2パック（100g）
しらす干し…20g
しょうが…小1かけ（10g）

作り方

1 しょうがはすりおろす。
2 器にもずく酢を入れ、しらす
し、しょうがをのせる。食べ
ときにあえる。

栄養MEMO　しらす干し

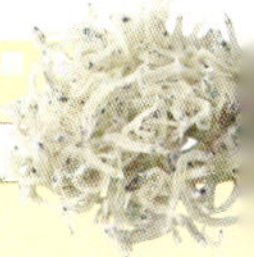

カルシウム豊富だが食べ過ぎに注意

魚をまるごと食べられるしらす干しはカルシウムの補給に重宝します。塩ゆでされているため、とり過ぎに注意しましょう。

すし酢でお手軽マリネのできあがり

わかめの和風マリネ

材料（2人分）

わかめ（乾燥・カット）…5g
玉ねぎ…1/8個（25g）
すし酢…小さじ2
白いりごま…小さじ1

作り方

1 わかめは水に漬けて戻す。玉ねぎは縦薄切りにし、水に5分さらす。ともに水けをきる。
2 ボウルに1を入れて、すし酢とあえ、白ごまを加えて混ぜる。

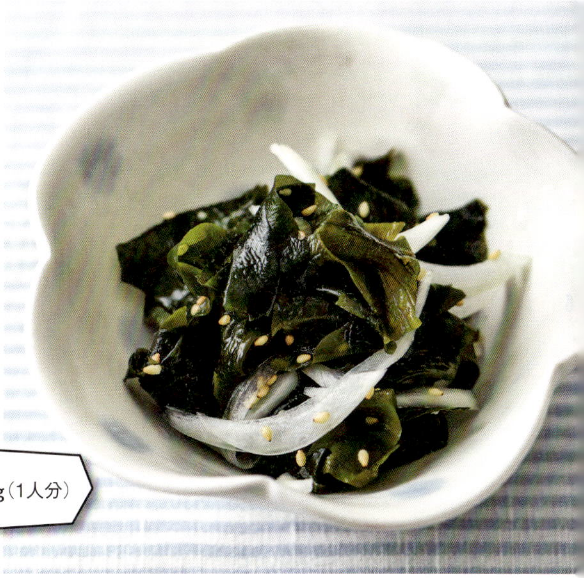

23kcal／塩分 0.5g（1人分）

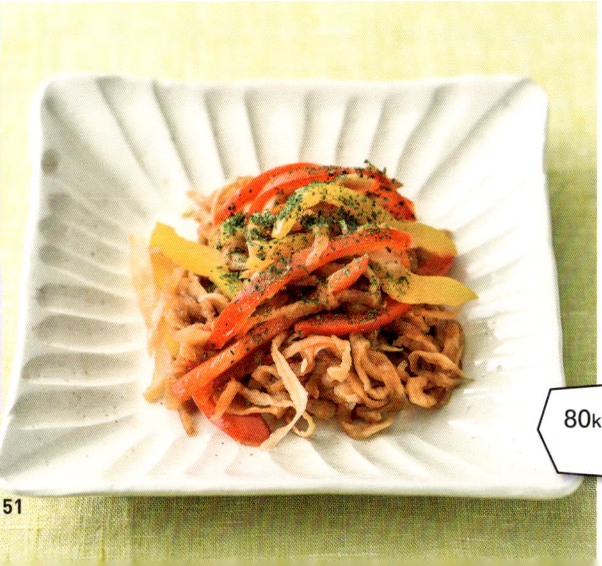

ソースの味が香ばしい

切り干し大根のソース炒め

材料（2人分）

切り干し大根…20g
パプリカ（赤・黄）
…各1/4個（30g）
A ウスターソース…大さじ1
A しょうゆ…小さじ1
青のり…少々
ごま油…大さじ1/2

作り方

1 切り干し大根は水に15分ほ
漬けて戻し、食べやすい長さに
切る。戻し汁はとっておく。
プリカは斜め細切りにする。
2 ボウルにAを合わせ、1の戻し
汁大さじ1を加えてのばす。
3 フライパンにごま油を熱し、
を炒める。パプリカがしんな
りしたら2を加えてなじませる
器に盛り、青のりをふる。

80kcal／塩分 1.3g（1人分）
ビタミンC

妊娠 中期

16〜27週
(5〜7カ月)

妊娠中期に必要な栄養(1日)

必要エネルギー

18〜29歳 ▶ 2,200 kcal
30〜49歳 ▶ 2,250 kcal

たんぱく質

60 g

鉄

18〜29歳 ▶ 21.0 mg
30〜49歳 ▶ 21.5 mg

葉酸

480 μg

ママの様子

体全体がふっくらして妊婦らしくなります

子宮の大きさは大人の頭ぐらいになり、おなかのふくらみが目立ってきます。乳房やおしりが大きくなり、皮下脂肪がついてきます。6カ月ごろになると胎動を感じるママが多くなります。7カ月ごろにはおなかへの圧迫感で、あお向けで寝るのが苦しいと感じる人も。

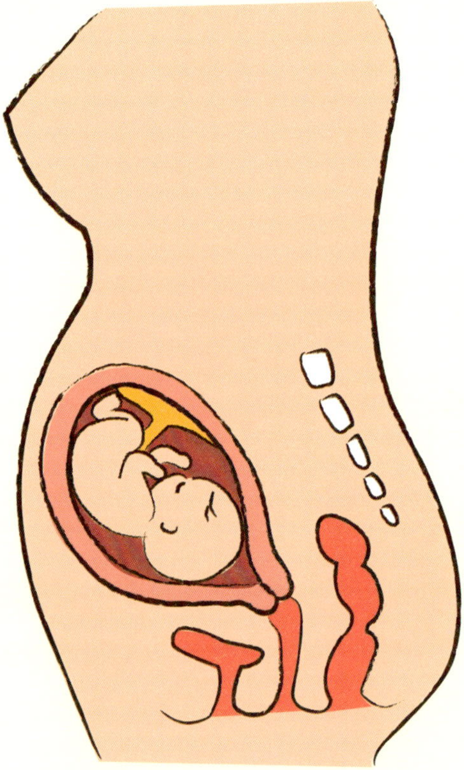

赤ちゃんの様子

骨格がしっかりして元気に動き出します

髪の毛や爪が生えはじめたり、筋肉や皮下脂肪がつき、骨格がしっかりしてきて羊水の中で元気に動き出します。6カ月ごろに外性器が以前よりはっきりしてきて、超音波で性別を確認することもできます。7カ月ごろに目のレンズ部分が現れ、まばたきをはじめます。

赤ちゃんの身長 ▶ 約35cm(27週)

赤ちゃんの体重 ▶ 約1,000g(27週)

※必要エネルギーは、厚生労働省「日本人の食事摂取基準」(2015年版)をもとに「身体活動レベルII(ふつう)」の女性の摂取量として算定しています。生活の大部分が座位で、静的な活動が中心の「身体活動レベルI(低い)」の場合は、18〜29歳は300kcal、30〜49歳は250kcalを引いて考えてください。

食事のポイント 中期

塩分を控える工夫をする

高血圧やむくみを予防するために、今から塩分を控えましょう。**食事は薄味にして、だしをきかせたり、しょうがやレモン、酢などを塩代わりに使うなど工夫が必要**です。外食やコンビニ食品、インスタント食品などの多くは、塩分が多く含まれています。塩分量が高そうなものはなるべく選ばないようにし、どうしても利用する場合は、一部を残すなどして自分で塩分量を調整しましょう。

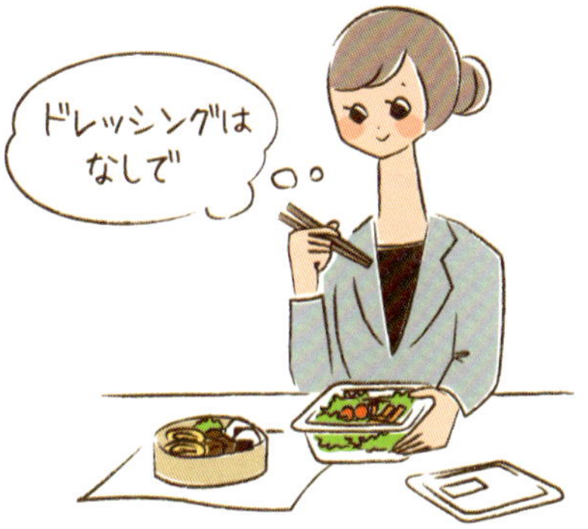

食べ過ぎに注意する

妊娠中は脂肪が蓄積されやすい体になっているうえに、運動不足になりがち。体重が増え過ぎると、妊娠高血圧症候群や妊娠糖尿病などのリスクが高まるほか、分娩時の微弱陣痛や分娩時間が長引くことも。また赤ちゃんが大きくなり過ぎたり、産道に脂肪がついて狭くなったりすると、難産のリスクも高まります。食欲が増す時期ですが、安産のためにも食べ過ぎには注意し、**体重管理を始めましょう**。

貧血予防に鉄を多めに

赤ちゃんの骨格ができ上がる時期。カルシウムやたんぱく質など体の基礎をつくる栄養素をとりましょう。また、妊娠中は循環血液量が増加し、血液が薄まるので貧血になりがちです。今から意識して鉄補給をしましょう。**鉄は、納豆、高野豆腐、ほうれん草、小松菜、海藻類などに多く含まれます**。献立に上手に取り入れていきましょう。鉄以外にはビタミンBも貧血予防に有用です。

読者の ▶リアル「妊娠中の食事」 中期

妊娠6か月 Y.Yさん（30歳）会社員

6か月ごろ高血糖だと言われ、7カ月の時には胎児の成長が遅いとの診断。何をどれくらい食べればいいのか悩みました。

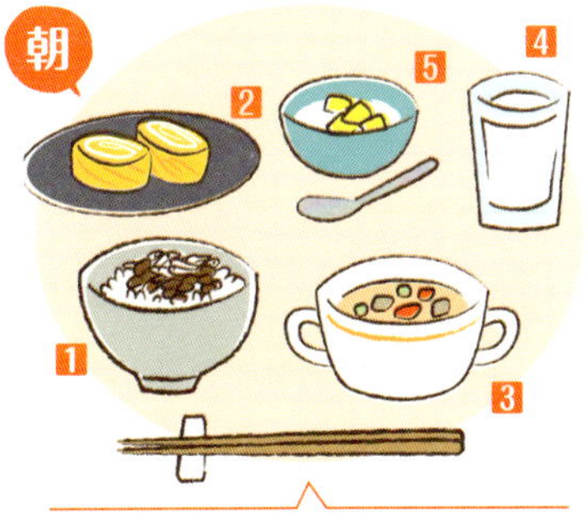

1 しらす納豆ご飯（1杯） 2 卵焼き 3 野菜スープ 4 牛乳 5 ヨーグルト（パイナップルのカットフルーツ入り）

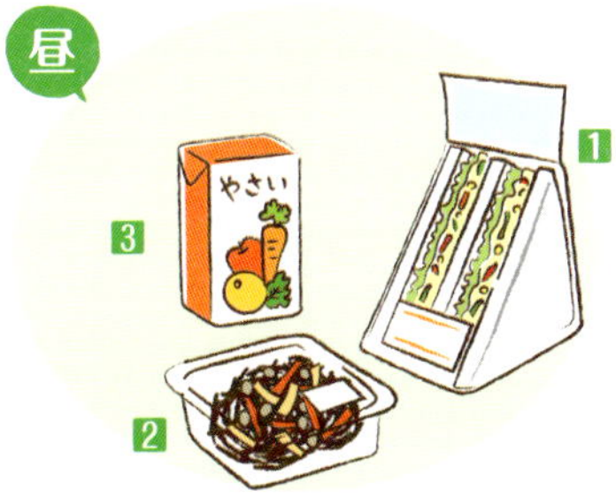

1 コンビニのサンドイッチ（ポテトサラダ） 2 コンビニの惣菜（ひじき） 3 野菜ジュース

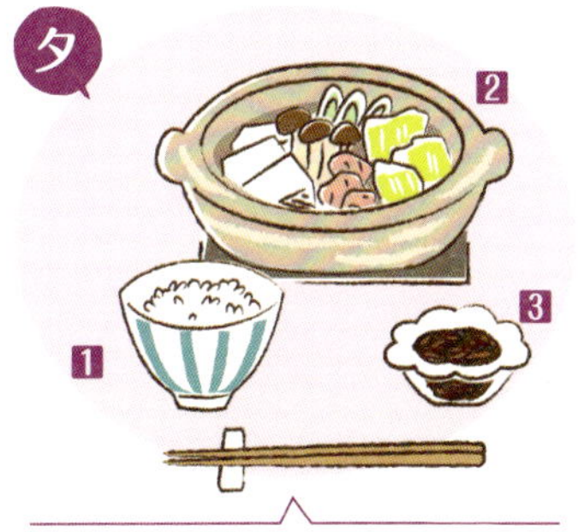

1 ごはん（1杯） 2 水炊き（鶏肉、白菜、豆苗、長ねぎ、しめじ、まいたけ、豆腐） 3 もずく酢

読者ひとことコメント

高たんぱく、低脂質、低糖質を心がけ、調味料は減塩のものを選びました。冬だったので、温かくて、簡単に作れる栄養たっぷりな鍋料理が多かったです。刺身、ナチュラルチーズ、生ハムなど生のものは避けました。

高橋先生より

高血糖といわれると心配ですね。でも、主食を極端に減らすことはおすすめしません。食事の組み合わせは良好です。目安量を参考に、朝食と昼食のたんぱく質は、もう少し増やしましょう。甘い間食の量は今後も注意です。

間食

- ビスケット

妊娠中期（5~7カ月）献立例

おかずに合わせて、ごはんの量を増減させると、摂取エネルギーをコントロールしやすいでしょう。

献立のポイント

- 貧血防止に**鉄**を含む食品は押さえておく。
- 魚に含まれる**DHA**や**EPA**を積極的に摂取！
- **食物繊維**や**カルシウム**も意識してとる。

主菜

ぶりの血合いは鉄が豊富

ぶりのホイコーロー風

材料（2人分）

ぶり … 2切れ（160g）
キャベツ … 1/8個（125g）
ピーマン … 1個（30g）
しょうが … 1/4かけ（4g）
酒 … 小さじ2
片栗粉 … 適量
サラダ油 … 大さじ1

A
- みそ … 大さじ1/2
- しょうゆ…大さじ1/4
- 酒…大さじ1/4
- 砂糖…大さじ1/4
- 豆板醤 … 小さじ1/4
- おろしにんにく … 少々

作り方

1. ぶりは2cm幅のそぎ切りにし、酒をふって10分おく。ペーパータオルで水けをふいて片栗粉を薄くまぶす。
2. キャベツはざく切り、ピーマンは乱切り、しょうがはせん切りにする。
3. Aは混ぜ合わせておく。
4. フライパンにサラダ油小さじ1を熱し、2を加えて炒める。全体に油がまわったらふたをして蒸し焼きにし、しんなりしたら取り出す。
5. フライパンに残りのサラダ油小さじ2を熱し、1の両面を焼く。4を戻し入れてさっと炒め合わせ、Aを加えてからめる。

調理のコツ　魚をそぎ切りにする

斜めに薄くそぎ切りにすると、表面積が広くなり、火の通りが早くなります。水けをしっかりふき取ることを忘れずに。

arrange

ぶり ➡ かじき、鮭、あじ

身がしっかりしていて味にクセの少ない魚と、合わせだれがよく合います。

主食

ビタミン、食物繊維が多く、消化もよい！

胚芽ごはん

材料（作りやすい分量）

胚芽米 … 1合

作り方

1. 胚芽米は洗わずに炊飯器に入れ、水を入れて30分浸水させて炊く。

栄養MEMO　胚芽米

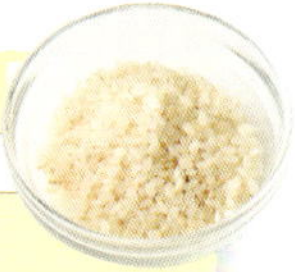

胚芽に含まれる栄養がとれる

胚芽米は、米の胚芽部分を残して精米した米です。胚芽米には、はカリウム、カルシウム、ビタミンB_1などが精白米より多く含まれています。

副菜

カルシウムが豊富な食材のコンビネーション！

チンゲン菜と桜えびの煮びたし

材料（2人分）

チンゲン菜 … 1株（100g）
桜えび（乾燥） … 大さじ1
水 … 1/2カップ
鶏ガラスープの素 … 小さじ1/4
しょうゆ … 少々

作り方

1. チンゲン菜は葉と茎に分け、葉はざく切り、茎は縦1cm幅に切る。
2. 鍋に水、鶏ガラスープの素を熱し、煮立ったら1、桜えびを加えてふたをする。チンゲン菜がしんなりしたら、しょうゆを加えて味をととのえる。

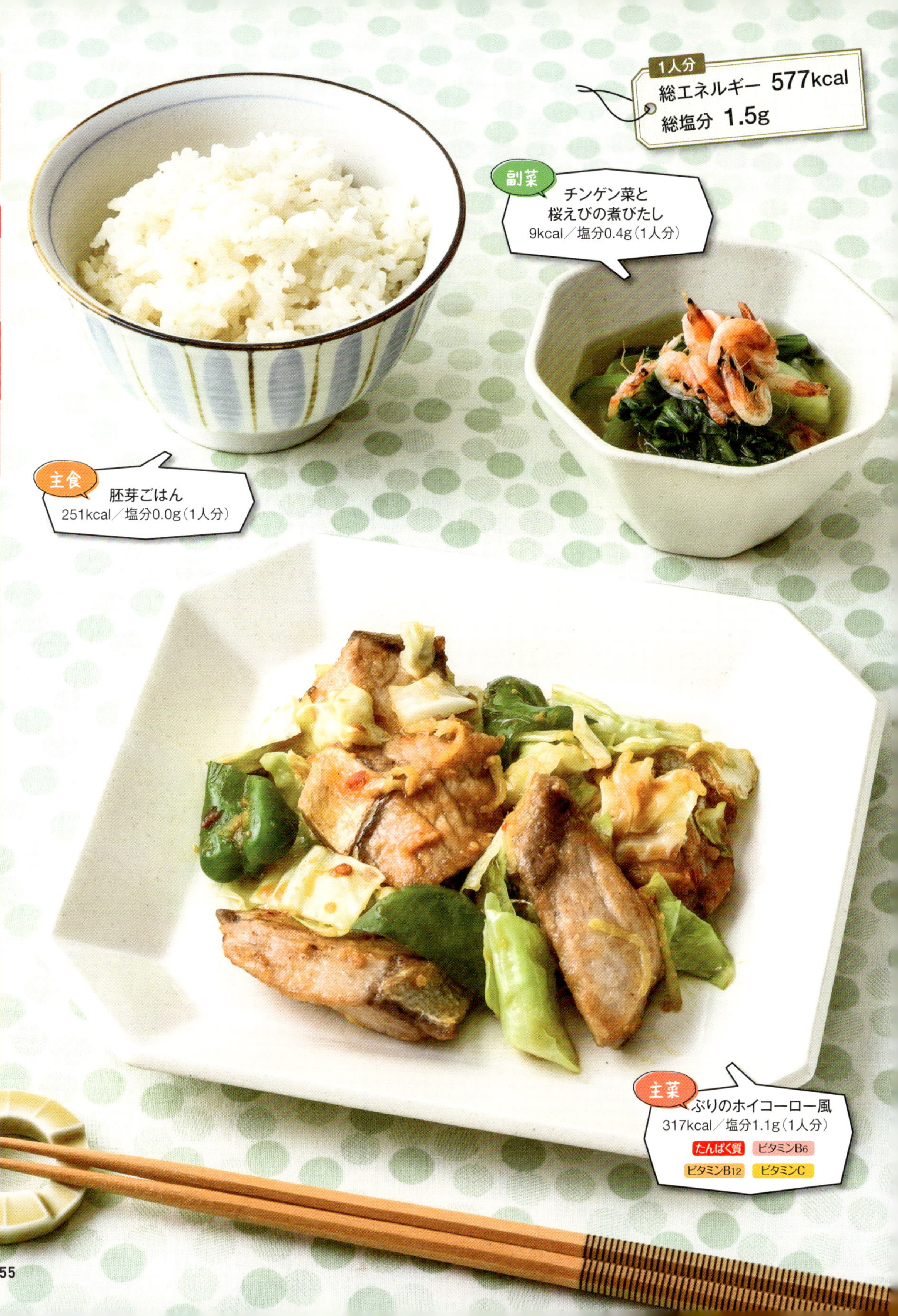
1人分
総エネルギー 577kcal
総塩分 1.5g
副菜
チンゲン菜と桜えびの煮びたし
9kcal／塩分0.4g（1人分）
主食
胚芽ごはん
251kcal／塩分0.0g（1人分）
主菜
ぶりのホイコーロー風
317kcal／塩分1.1g（1人分）
たんぱく質
ビタミンB6
ビタミンB12
ビタミンC

妊娠中期(5~7カ月) 主食

ボリュームのある食事ができるようになる頃です。肉や魚介、野菜もいろいろな種類をとり、食事を楽しみましょう。

甘めのひき肉と生野菜とごはんのバランスが絶妙

タコライス

材料(2人分)

- ごはん … 300g
- 合いびき肉 … 150g
- 玉ねぎ … 1/6個(35g)
- トマト … 小1個(130g)
- レタス … 2枚(40g)
- にんにく … 小1かけ(4g)
- しょうが … 小1かけ(10g)
- ピザ用チーズ … 20g
- A
  - トマトケチャップ … 大さじ1
  - ウスターソース … 大さじ1
  - しょうゆ … 小さじ1
- サラダ油 … 小さじ1

作り方

1 玉ねぎ、にんにく、しょうがはみじん切りにする。

2 トマトはさいの目に、レタスはざく切りにする。

3 フライパンにサラダ油、1を入れて弱火で炒め、香りが立ったらひき肉を加える。肉の色が変わってほぐれたら、混ぜ合わせたAを加えて炒める。

4 器にごはんを盛り、2、3をのせ、ピザ用チーズをのせる。

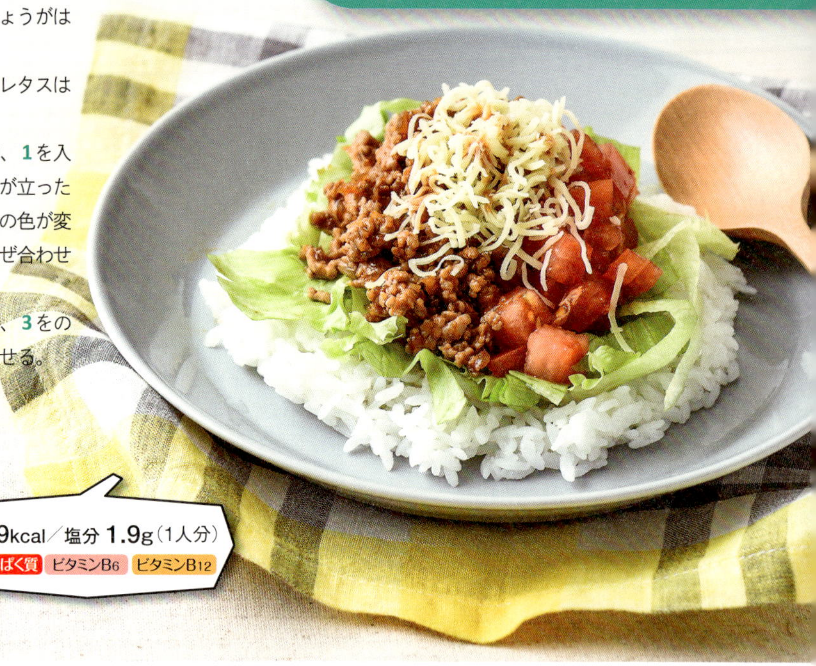

539kcal／塩分 1.9g(1人分)

たんぱく質　ビタミンB6　ビタミンB12

arrange

ごはん ➡ パン

パンにはさんでタコス風にしてもおいしくいただけます。味をつけたひき肉は冷凍で2週間保存可能です。

焼き肉とナムルを巻いた韓国風のり巻き

キンパ風手巻き寿司

386kcal／塩分 1.7g(1人分)

ビタミンB12

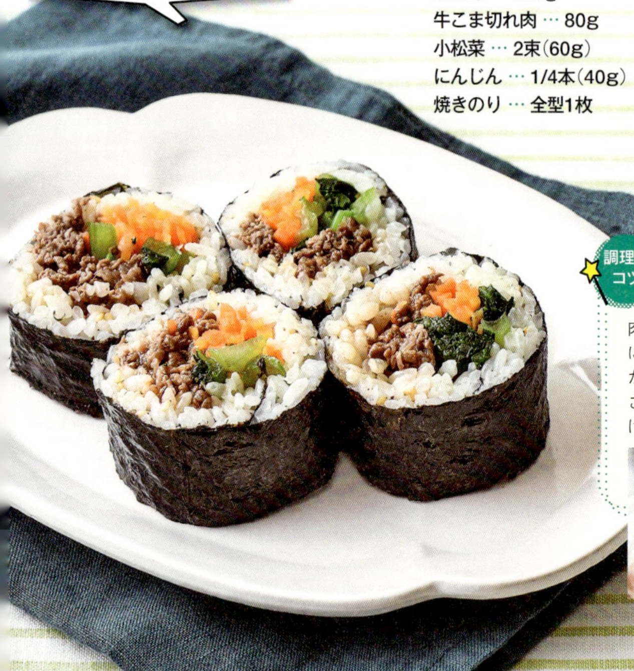

材料(2人分)

- ごはん … 200g
- 牛こま切れ肉 … 80g
- 小松菜 … 2束(60g)
- にんじん … 1/4本(40g)
- 焼きのり … 全型1枚
- A
  - ごま油 … 大さじ1/2
  - 白いりごま … 小さじ1
  - 塩 … 小さじ1/8
- 焼き肉のたれ（市販または p.157 Ⓗ）… 大さじ1
- ごま油 … 小さじ1
- 塩 … 少々
- サラダ油…小さじ1/2

作り方

1 ボウルにごはん、Aを加えて混ぜ合わせる。

2 フライパンにサラダ油を熱し、牛肉を炒め、肉の色が変わったら、焼き肉のたれを加えて混ぜる。

3 小松菜は塩少々（分量外）を加えた熱湯でさっとゆで、水けをしぼって3㎝長さに切る。にんじんはせん切りにしてラップで包み、電子レンジで1分加熱する。それぞれをボウルに入れ、ごま油と塩を半量ずつ加えてあえる。

4 ラップに焼きのりを敷いて1をのせ、2、3をのせて巻く。ラップを外して食べやすい大きさに切る。

調理のコツ　全体を押さえながら巻く

肉、小松菜、にんじんをきれいに並べ、のり巻きの手前の中央から左右の端に向かって少し押さえながら巻くと、きれいに巻けます。

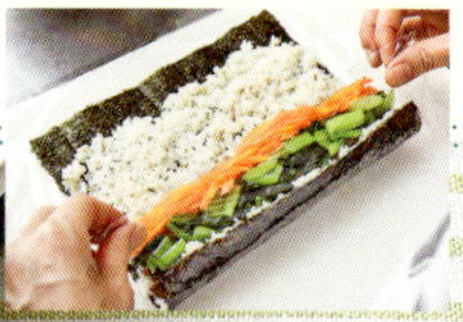

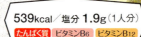

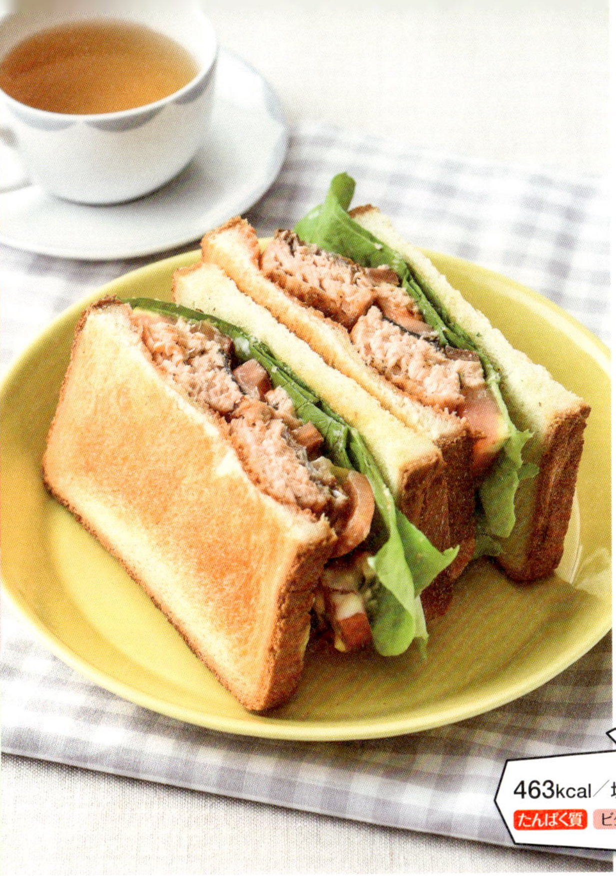

463kcal／塩分 2.0g（1人分）
たんぱく質　ビタミンB6　ビタミンB12

パンからはみ出るくらい鮭がたっぷり

鮭のムニエルサンド

材料（2人分）

食パン（8枚切り）… 4枚
生鮭 … 2切れ（160g）
トマト … 1/2個（75g）
サラダ菜 … 4枚（40g）
マヨネーズ … 小さじ2
トマトケチャップ … 小さじ2
塩 … 少々
こしょう … 少々
バター … 小さじ4
小麦粉 … 適量
オリーブ油 … 大さじ1

作り方

1 鮭は1切れを2等分して塩、こしょうをふり、小麦粉を薄くまぶす。フライパンにオリーブ油を熱し、両面を香ばしく焼く。
2 トマトは輪切りにしてペーパータオルで水けをふく。
3 食パンはオーブントースターで焼き、2枚にバター小さじ1ずつを塗る。
4 3の1枚にサラダ菜2枚、2の半量をのせてマヨネーズ半量をかけ、1の半量をのせる。ケチャップを半量かけ、もう1枚のパンではさみ、ラップで包みしばらくおいて、パンと具が離れないようになじませる。同様のものをもうひとつ作る。
5 食べやすい大きさに切って器に盛る。

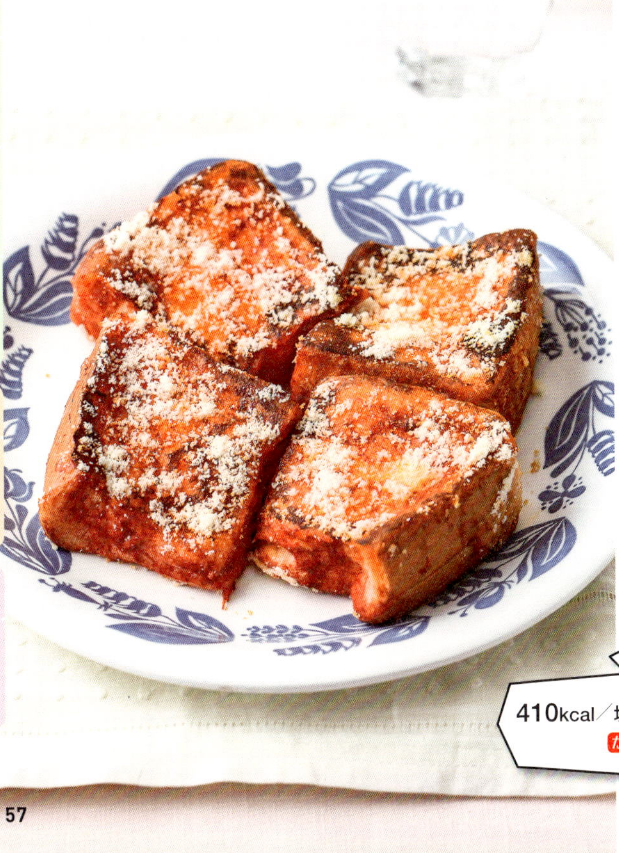

410kcal／塩分 1.8g（1人分）
たんぱく質

朝食にぴったりの、甘くないトースト

トマトフレンチトースト

材料（2人分）

食パン（4枚切り）… 2枚
卵 … 1個（50g）
トマトジュース（無塩）
　… 3/4カップ
塩 … 少々
こしょう … 少々
粉チーズ … 大さじ1
オリーブ油 … 大さじ2

作り方

1 食パンは4等分にする。
2 バットに卵を割りほぐし、トマトジュースを加えて混ぜ合わせる。塩、こしょうを加え混ぜ1を約15分ひたす。途中で一度、裏返す。
3 フライパンにオリーブ油を熱し2の両面を香ばしく焼いて粉チーズをふる。

調理のコツ　パンを平らにひたす

バットなどに食パンを並べてひたすと、液が均一にしみ込みます。夜にラップをしてひたしておけばあとは焼くだけなので、忙しい朝もラクチンです。

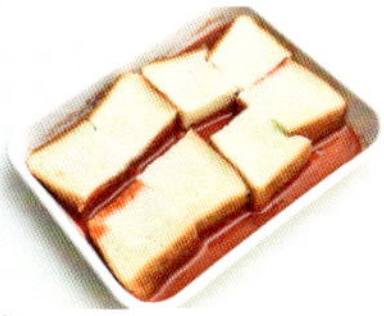

かきのうまみを閉じ込めたソースが絶品！

かきのパスタ

440kcal／塩分 2.6g（1人分）

たんぱく質　ビタミンB_{12}

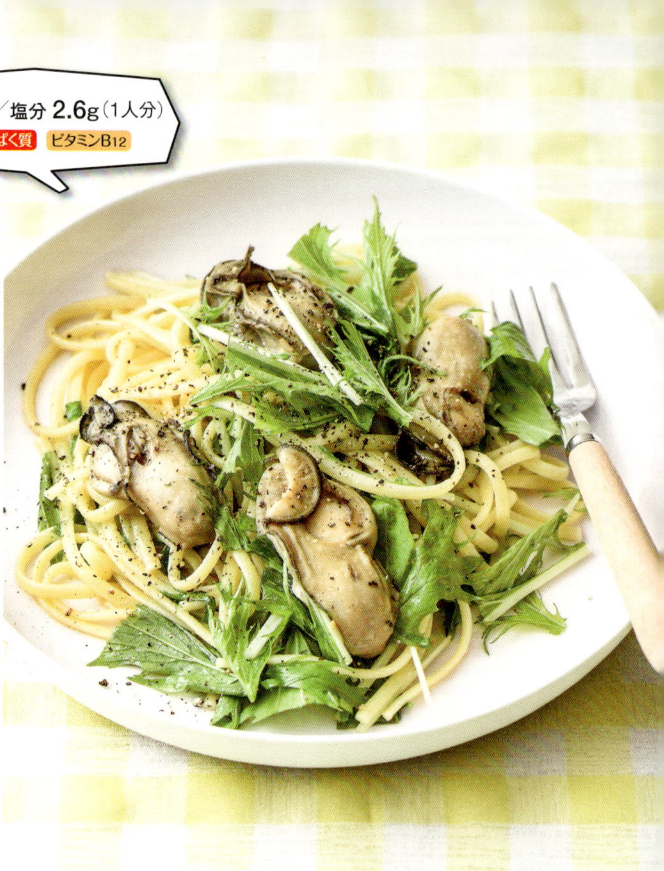

材料（2人分）

スパゲッティ … 140g
かき（加熱用）
… 8～10粒（160g）
水菜 … 1株（50g）
しょうゆ … 小さじ1
オリーブ油 … 大さじ2
粗びき黒こしょう … 適量

作り方

1 かきは３％の塩水（分量外）の中で汚れを取り除き、真水で洗ってペーパータオルで水けをよくふく。

2 水菜はざく切りにする。

3 フライパンに**1**を入れて、両面を返しながら乾煎りする。汁けがなくなったら、しょうゆをまわしかけ、オリーブ油をふる。

4 鍋にたっぷりの湯をわかし、スパゲッティを表示時間通りにゆで、湯切りして熱いうちに**3**に加える。**2**を加えてあえる。

5 器に盛り、黒こしょうをふる。

理のコツ　**かきを乾煎りする**

フライパンにかきを並べて、ときどきフライパンを揺すりながら乾煎りし、かきがぷっくりするまで火を通します。

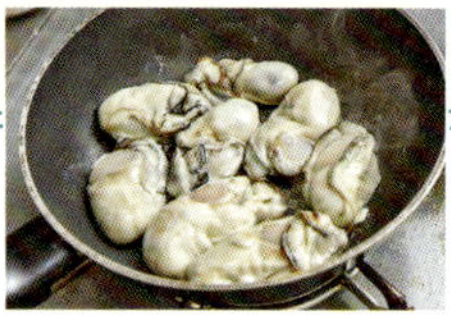

お鍋ひとつですぐ完成！

あさりのスープパスタ

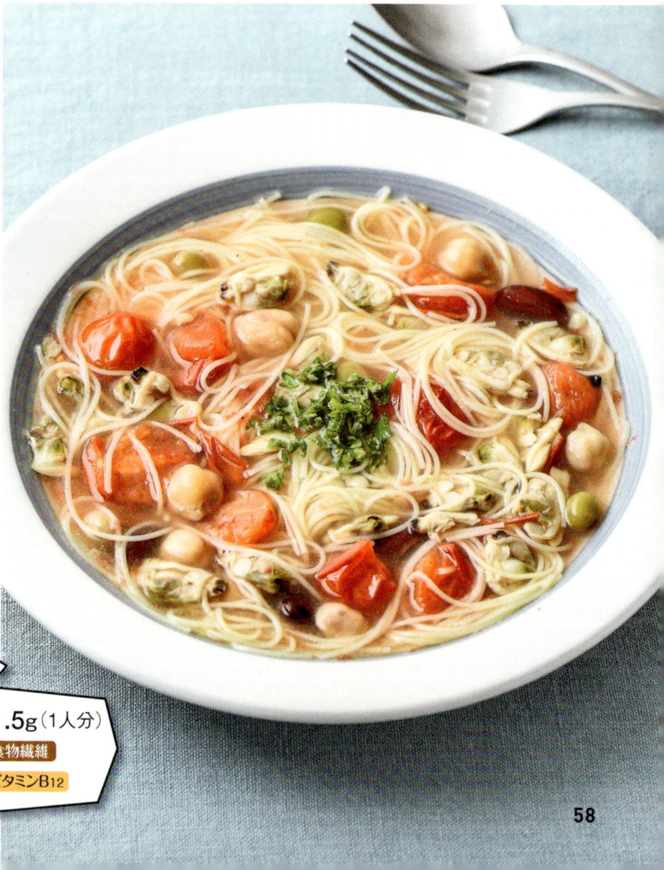

材料（2人分）

カッペリーニ … 100g
あさり水煮缶 … 1缶（130g）
ミックスビーンズ（ドライパック）
… 1パック（50g）
ミニトマト … 10個（100g）
水 … 1と1/2カップ
顆粒コンソメ … 小さじ1
塩 … 少々
こしょう … 少々
パセリ（みじん切り）… 少々

作り方

1 鍋に水、コンソメを入れ、煮立ったらあさり缶を汁ごと入れる。さらに、ミックスビーンズ、ミニトマトを加える。

2 再び煮立ったら、半分に折ったカッペリーニを加えて2分煮て、塩、こしょうで味をととのえる。

3 器に盛り、パセリをふる。

栄養MEMO

あさり

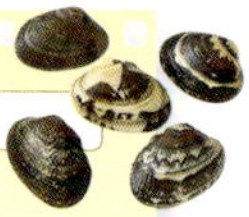

手軽に鉄補給ができる

あさりは鉄のほか、造血に必要なビタミンB_{12}も豊富です。また、亜鉛やマグネシウムなども含まれています。貧血予防にぜひ取り入れたい食材です。

320kcal／塩分 1.5g（1人分）

たんぱく質　食物繊維　鉄　ビタミンB_{12}

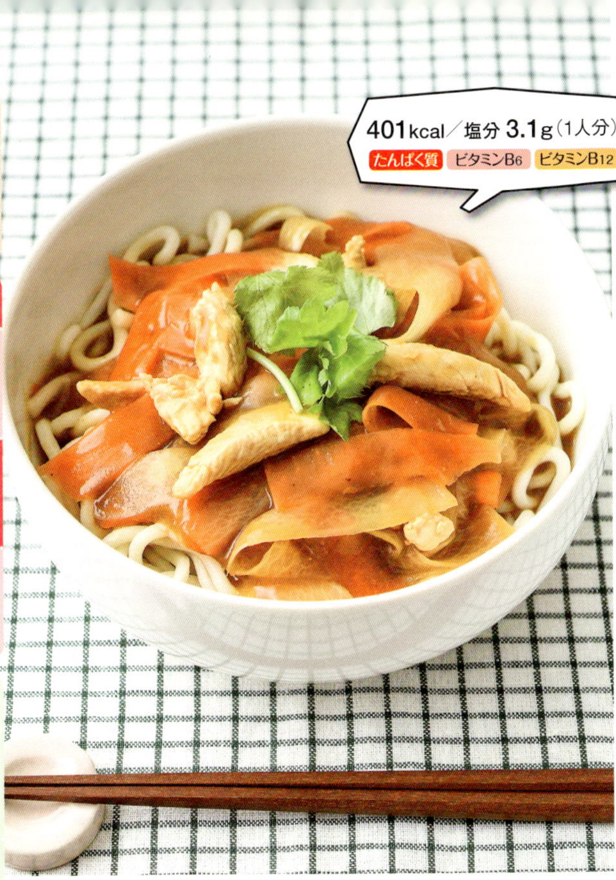

401kcal／塩分 3.1g（1人分）
たんぱく質　ビタミンB6　ビタミンB12

お肉と野菜たっぷりのあっさり味

カレーうどん

材料（2人分）

うどん（ゆで）… 2玉（460g）
鶏むね肉 … 100g
大根 … 1/9本（100g）
にんじん … 1/4本強（50g）
カレールウ … 1かけ（20g）
しょうゆ … 小さじ2
だし汁 … 3カップ
片栗粉 … 大さじ1/2
水 … 大さじ1/2
三つ葉（好みで）… 適量

作り方

1 鶏肉は小さめのそぎ切りにする。
2 大根、にんじんはピーラーでリボン状にむく。
3 うどんは袋に穴をあけ、袋ごと電子レンジで1分加熱する。
4 鍋にだし汁を温めて1を加え、鶏肉が白っぽくなったら2を加える。煮立ったら火を止めてカレールウを加えて溶かす。再び火をつけてとろみがついてきたら、しょうゆで味をととのえる。片栗粉を水で溶いて加え、さらにとろみをつける。
5 器に3を盛り、4をかけ、好みで三つ葉をのせる。

調理のコツ 野菜をリボン状にする

ピーラーを使うと簡単に厚さをそろえられ、薄く切れるので火の通りが早く、短時間で調理ができます。

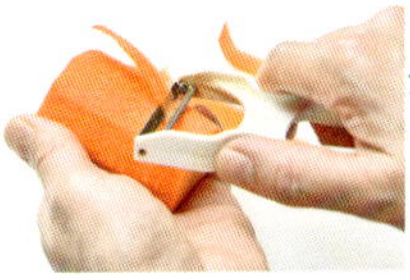

ビタミンたっぷり

小松菜豚そば

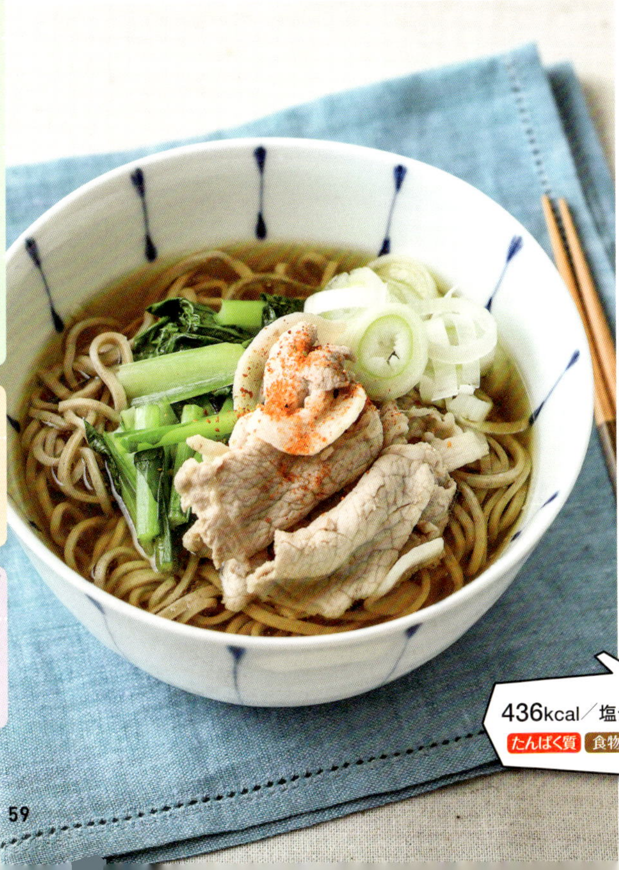

436kcal／塩分 2.4g（1人分）
たんぱく質　食物繊維　ビタミンB6

材料（2人分）

そば（ゆで）… 2玉（400g）
豚しゃぶしゃぶ用肉 … 100g
小松菜 … 2株（60g）
長ねぎ … 1/4本（25g）
めんつゆ … 1/3カップ
水 … 2カップ
七味唐辛子 … 少々

作り方

1 小松菜はざく切りにする。長ねぎは小口切りにする。
2 そばは袋に穴をあけ、袋ごと電子レンジで1分加熱する。
3 鍋にめんつゆと水を入れて温め、豚肉を加える。豚肉に火が通ったら1の小松菜を加えてさっと煮る。
4 器に2を盛り、3をかけ、1の長ねぎをのせて七味唐辛子をふる。

調理のコツ 豚肉は少しずつ入れる

豚肉を一度に鍋に入れると、つゆの温度が下がってしまいます。なるべく一定の温度で豚肉に火を通すようにしましょう。

妊娠中期（5〜7カ月） 主菜

体調が落ち着いてくると食欲が増してしまいがち。たんぱく質は毎食とりたいですが、エネルギーのとり過ぎには十分に気をつけましょう。

大豆と肉で食べ応え十分。常備菜にも◎

ポークビーンズ

材料（2人分）

豚こま切れ肉 … 120g
玉ねぎ … 1/4個（50g）
ピーマン … 1個（30g）
大豆（水煮） … 80g
にんにく … 小1/2かけ（2g）
塩 … 少々
こしょう … 少々
小麦粉 … 適量
水 … 1/2カップ
顆粒コンソメ … 小さじ1/3
トマトケチャップ … 大さじ3
オリーブ油 … 大さじ1

作り方

1 豚肉は塩、こしょう各少々をふり、小麦粉をまぶす。
2 玉ねぎ、にんにくはみじん切りにする。
3 ピーマンは粗みじん切りにする。
4 フライパンにオリーブ油、2を入れて弱火で炒め、香りが立ったら1を加えて炒める。豚肉の色が変わったら大豆、3を加えてさっと炒める。
5 4に水、コンソメ、ケチャップを加えてとろっとするまで煮る。塩、こしょう各少々で味をととのえる。

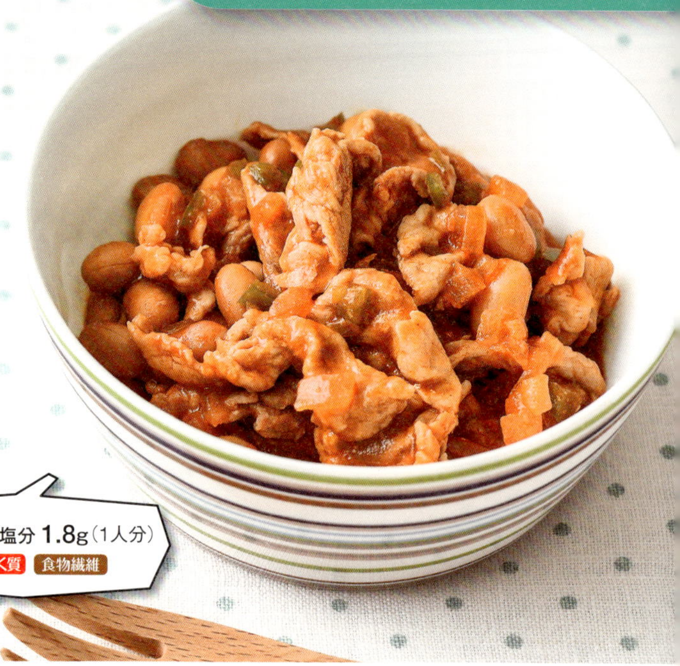

316kcal／塩分 1.8g（1人分）
たんぱく質　食物繊維

おすすめ献立例
＋かぼちゃとベーコンのガーリック炒め（p.71）
＋ごはん（150g）
【総706kcal／総塩分 2.0g（1人分）】

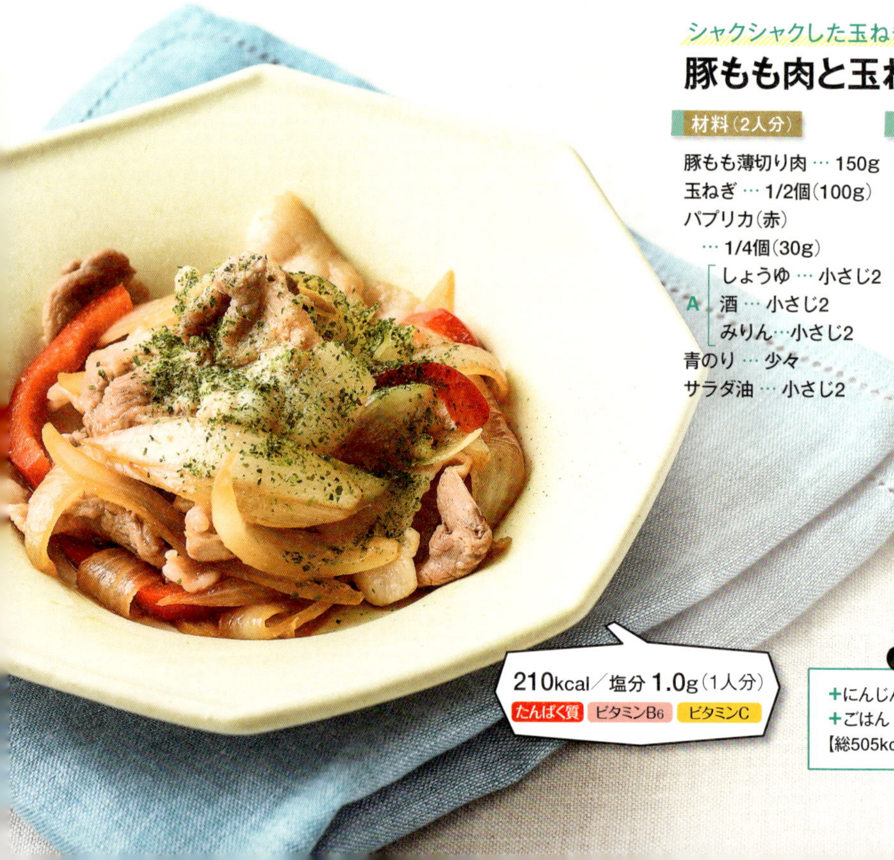

シャクシャクした玉ねぎの食感が美味

豚もも肉と玉ねぎの甘辛炒め

材料（2人分）

豚もも薄切り肉 … 150g
玉ねぎ … 1/2個（100g）
パプリカ（赤） … 1/4個（30g）
A しょうゆ … 小さじ2
A 酒 … 小さじ2
A みりん … 小さじ2
青のり … 少々
サラダ油 … 小さじ2

作り方

1 豚肉はひと口大に切る。玉ねぎは1.5㎝幅のくし形切り、パプリカは斜め細切りにする。
2 フライパンにサラダ油を熱し、1の玉ねぎを炒める。玉ねぎがしんなりしたら、1の豚肉を加えて肉の色が変わるまで炒め、さらにパプリカを加えて、さっと炒める。
3 2に混ぜ合わせたAを加えてからめる。
4 器に盛り、青のりをふる。

210kcal／塩分 1.0g（1人分）
たんぱく質　ビタミンB6　ビタミンC

おすすめ献立例
＋にんじんとかいわれ大根の和風サラダ（p.70）
＋ごはん（150g）
【総505kcal／総塩分 1.7g（1人分）】

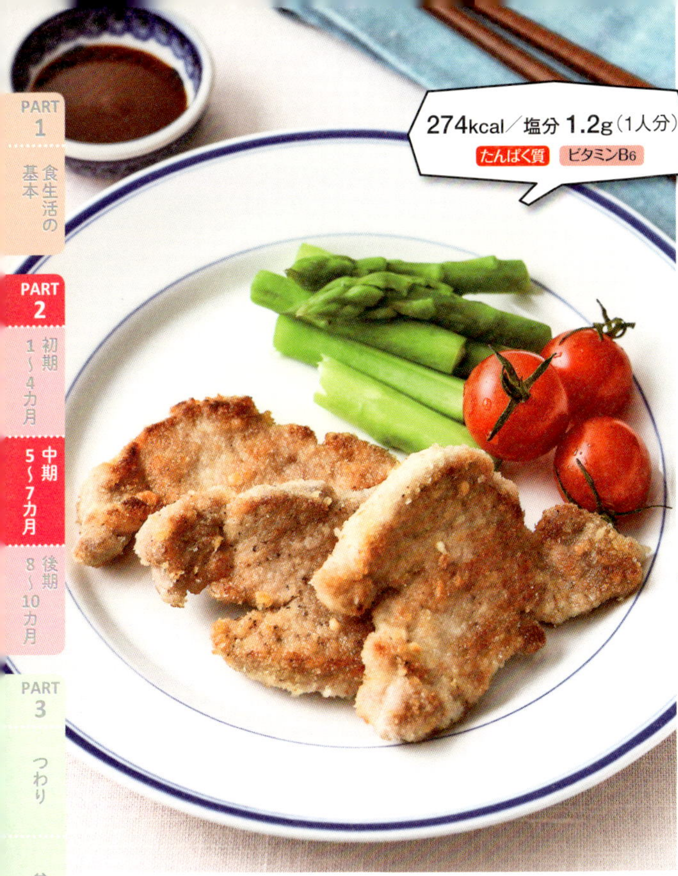

274kcal／塩分 1.2g（1人分）
たんぱく質　ビタミンB6

カロリー控えめで大満足

豚ヒレパン粉焼き

材料（2人分）

豚ヒレかたまり肉 … 150g
アスパラガス … 細め4本（60g）
ミニトマト … 6個（60g）
塩 … 少々
こしょう…少々
A ウスターソース … 大さじ1/2
　トマトケチャップ… 大さじ1/2
小麦粉 … 小さじ2
水 … 小さじ2
パン粉（細かめ） … 適量
オリーブ油 … 大さじ2

調理のコツ　パン粉を薄くつける

パン粉は粗く、多いほど油を吸います。目の細かいパン粉、水溶き片栗粉を使うとカロリーを抑えられます。

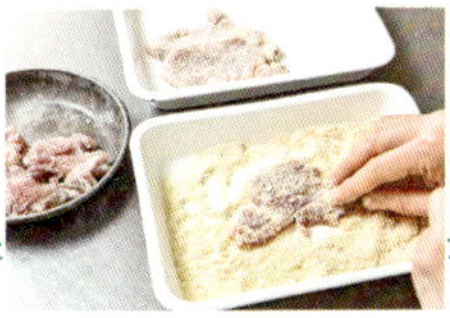

作り方

1 豚肉は1㎝厚さに切ってラップをのせ、めん棒などでたたいてのばす。塩、こしょうをふって水で溶いた小麦粉にくぐらせパン粉をつける。
2 アスパラガスは塩少々（分量外）を加えた熱湯でゆで、食べやすい長さに切る。
3 フライパンにオリーブ油を熱し1の両面をこんがり焼く。
4 器に2、3、ミニトマトを盛り食べるときに混ぜ合わせたAをかける。

おすすめ献立例

＋ほうれん草とコンビーフのソテー（p.69）
＋ごはん（150g）
【総610kcal／総塩分 1.7g（1人分）】

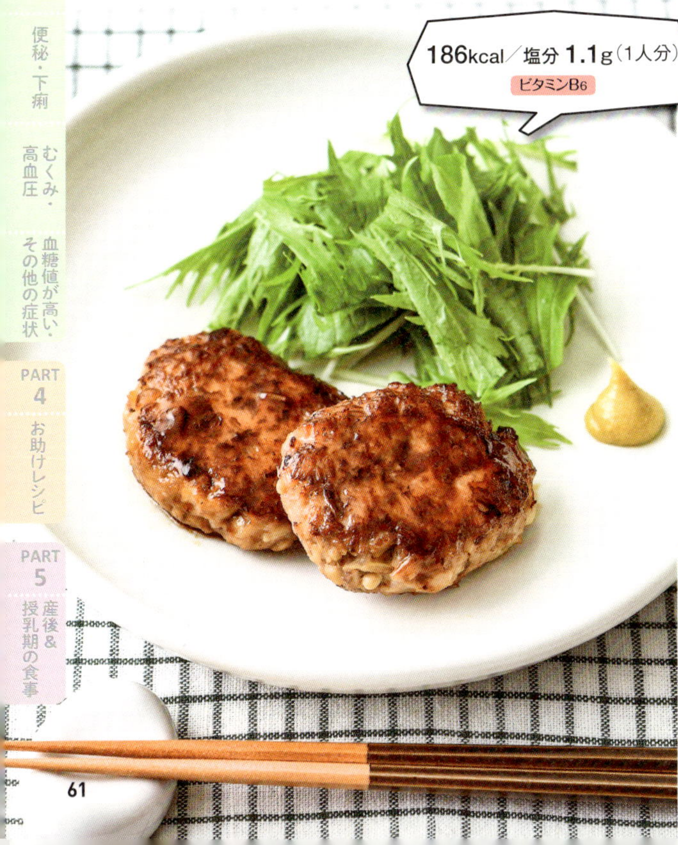

186kcal／塩分 1.1g（1人分）
ビタミンB6

えのきでボリュームアップ&カロリーダウン

豚えのきつくね

材料（2人分）

豚ひき肉 … 100g
えのきだけ … 小1パック（80g）
長ねぎ … 1/4本（25g）
水菜 … 1株（50g）
しょうが汁 … 小さじ1
塩 … 少々
A しょうゆ … 大さじ1/2
　みりん … 大さじ1/2
ねりからし … 少々
サラダ油 … 小さじ2

調理のコツ　蒸し焼きにする

つくねの片面が焼けたら、裏返してふたをし、蒸し焼きにするとふっくら仕上がります。

作り方

1 えのきだけは根元を切り落としみじん切りにする。長ねぎもみじん切りにする。
2 水菜はざく切りにする。
3 ボウルに豚肉、1、しょうが汁塩を合わせてよく混ぜ、粘りが出たら小判型に成形する。
4 フライパンにサラダ油を熱して3を焼き、こんがり焼き色がついたら裏返してふたをして焼く。混ぜ合わせたAをまわしかけて煮からめる。
5 器に2、4を盛り、ねりからしを添える。

おすすめ献立例

＋小松菜としらすの煮もの（p.68）
＋ごはん（150g）
【総462kcal／総塩分 1.7g（1人分）】

サクッとジューシー。お弁当のおかずにも

鶏むね肉の塩から揚げ

201kcal／塩分 0.5g（1人分）

たんぱく質　ビタミンB6

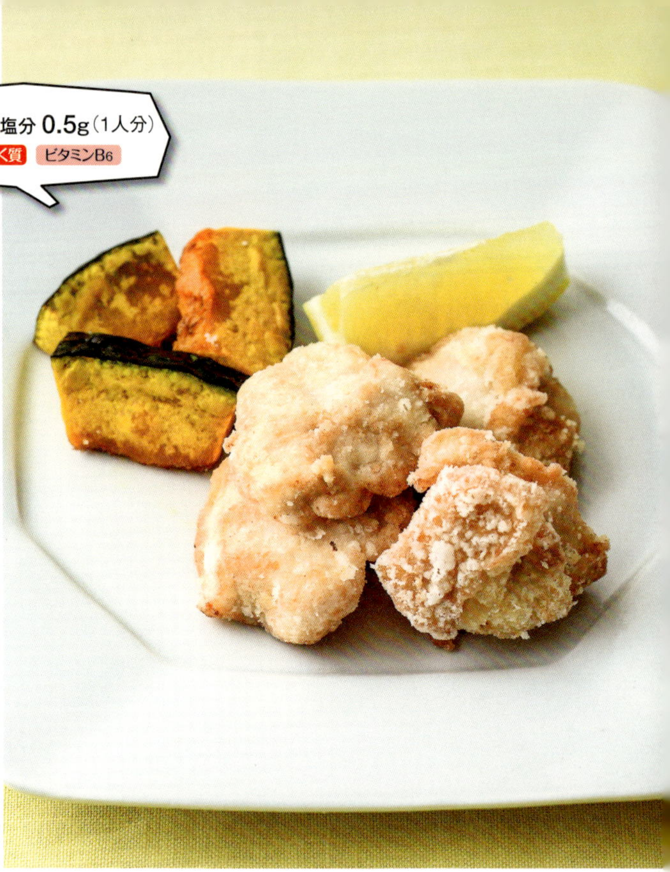

材料（2人分）

鶏むね肉 … 150g
かぼちゃ … 1/20個（80g）
A　酒 … 大さじ1
　　塩 … 小さじ1/5
　　おろしにんにく … 少々
塩 … 少々
レモン（くし形）… 2切れ
片栗粉 … 適量
揚げ油 … 適量

作り方

1 鶏肉はめん棒などでたたいて、ひと口大に切る。混ぜ合わせたAに漬け10分ほどおく。
2 かぼちゃは7㎜幅のいちょう切りにし、150度の揚げ油で素揚げして、塩をふる。
3 1の汁けをペーパータオルでふいて片栗粉をまぶし、2で使った揚げ油を170度に上げて2～3分揚げる。
4 器に2、3を盛り、レモンを添える。

調理のコツ　鶏肉の揚げ過ぎに注意!

むね肉は火を通し過ぎると固くなるので注意しましょう。竹串でさしたとき、すっと通ればOK。あとは余熱で火が入ります。

おすすめ献立例

+水菜とえのきの煮びたし（p.69）
+ごはん（150g）
【総480kcal／総塩分 1.0g（1人分）】

やさしい味にほっこり。心も体も温まります

鶏団子とブロッコリーのクリーム煮

307kcal／塩分 1.1g（1人分）

たんぱく質　葉酸　ビタミンB6　ビタミンC

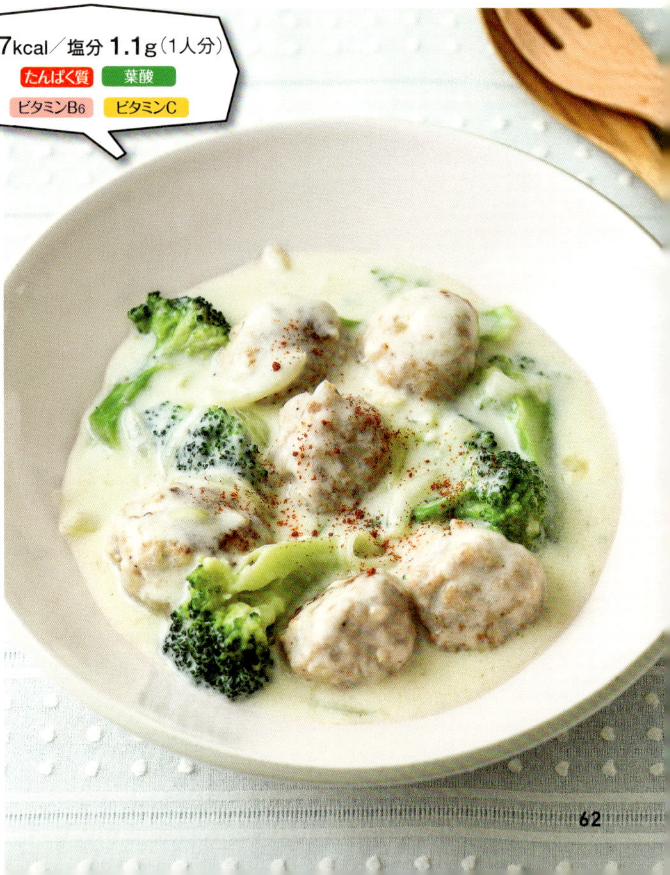

材料（2人分）

鶏ひき肉 … 150g
玉ねぎ … 1/4個（50g）
ブロッコリー … 1/3株（80g）
A　塩 … 少々
　　こしょう … 少々
　　パン粉 … 大さじ2
バター … 大さじ1/2
小麦粉 … 小さじ2
牛乳 … 1カップ
顆粒コンソメ … 小さじ1/2
塩 … 少々
こしょう…少々
パプリカパウダー … 少々
サラダ油 … 大さじ1/2

作り方

1 玉ねぎの半分はみじん切り、半分は薄切りにする。ブロッコリーは小房に分け、塩少々（分量外）を加えた熱湯でゆでる。
2 1の玉ねぎみじん切りをラップに包んで電子レンジで20秒加熱する。冷めたらボウルに入れ、ひき肉、Aを加えてよく混ぜ、ひと口大に丸める。フライパンにサラダ油を熱して両面を焼き色がつくまで焼き、取り出す。
3 2のフライパンにバターを熱し、1の玉ねぎ薄切りを加えて炒め、しんなりしたら小麦粉をふり入れてなじませる。牛乳を少しずつ入れ、コンソメ、1のブロッコリー、2を加えて、とろりとするまで煮る。塩、こしょうで味をととのえ、パプリカパウダーをふる。

おすすめ献立例

+エリンギとベーコンのアヒージョ風（p.75）
+ごはん（150g）
【総669kcal／総塩分 1.5g（1人分）】

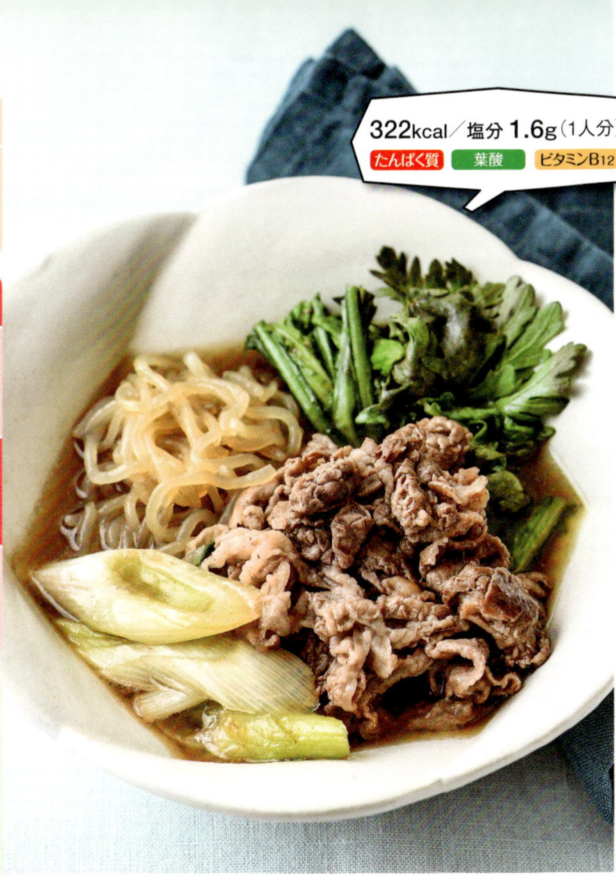

322kcal／塩分 1.6g（1人分）
たんぱく質　葉酸　ビタミンB12

鉄分豊富な牛肉と青菜を組み合わせて

しらたきと春菊の牛すき煮

材料（2人分）

牛こま切れ肉 … 150g
しらたき … 1/2玉（100g）
春菊 … 小1/2束（80g）
長ねぎ … 1/2本（50g）
A ┌ 砂糖 … 大さじ1
　 │ しょうゆ … 大さじ1
　 └ 酒 … 大さじ1
だし汁 … 1カップ
サラダ油 … 小さじ2
七味唐辛子（好みで） … 適量

作り方

1 牛肉、しらたきは食べやすい
きさに切る。春菊はざく切り、
長ねぎは1cm幅の斜め切りに
る。
2 フライパンにサラダ油を熱し、
1の牛肉、長ねぎを炒め、牛
の赤みが少し残っているうち
牛肉を取り出す。
3 同じフライパンにだし汁、A
入れて温め、1のしらたきを
える。しらたきに味が含まれ
ら、2の牛肉を戻し入れ、1
春菊を加えてさっと煮る。好
で七味唐辛子をふる。

おすすめ献立例

＋トマトとわかめの酢のもの（p.71）
＋ごはん（150g）
【総595kcal／総塩分 1.9g（1人分）】

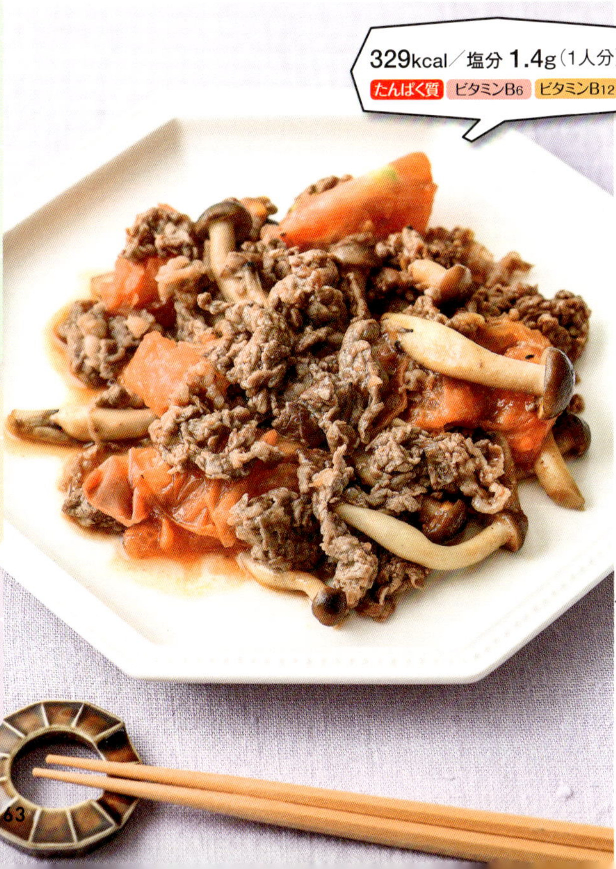

329kcal／塩分 1.4g（1人分）
たんぱく質　ビタミンB6　ビタミンB12

しょうゆと素材の、おいしさのかけ算！

牛肉、しめじ、トマトのしょうゆ炒め

材料（2人分）

牛こま切れ肉 … 150g
しめじ … 小1パック（90g）
トマト … 大1個（200g）
しょうが … 小1かけ（10g）
しょうゆ … 大さじ1
サラダ油 … 大さじ1

作り方

1 しめじは石づきを切り落とし
小房に分ける。トマトはくし
に切る。しょうがはせん切り
する。
2 フライパンにサラダ油を熱し、
1のしめじ、しょうがを入れ
炒める。しめじがしんなりし
ら牛肉を加えて色が変わるま
炒める。1のトマトを加え
皮がめくれてきたらしょうゆ
加えて混ぜ合わせる。

調理のコツ　トマトにしっかり火を通す

トマトの甘み、旨み、酸味が調味料がわりに。トマトがくずれるまでしっかり火を通すと、全体がなじんでおいしくなります。

おすすめ献立例

＋里いもの和風ポテトサラダ（p.74）
＋ごはん（150g）
【総652kcal／総塩分 2.6g（1人分）】

香りもごちそう。ハーブはお好みで

あじのハーブ焼き

150kcal／塩分 0.6g（1人分）
たんぱく質　ビタミンB12

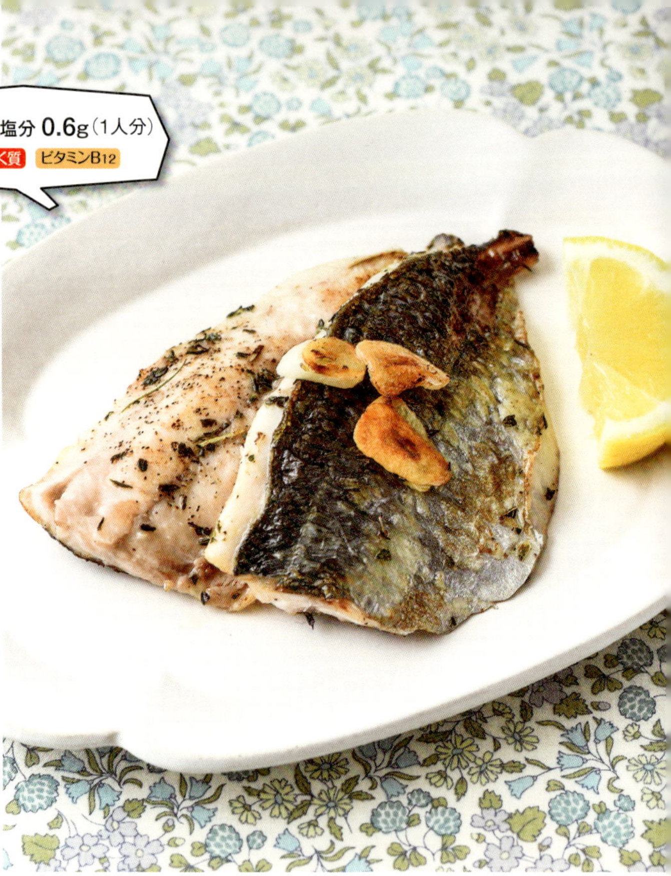

材料（2人分）

あじ（3枚おろし）… 2尾（140g）
塩 … 少々
こしょう … 少々
ドライハーブ（ローズマリー、タイム、オレガノなど）… 合わせて小さじ1/2
にんにく … 1かけ（5g）
レモン（くし形）… 2切れ
オリーブ油 … 大さじ1

作り方

1 あじに塩、こしょう、ドライハーブ、オリーブ油小さじ１をまぶして10分ほどおく。
2 にんにくは薄切りにする。
3 フライパンに残りのオリーブ油を熱して、2 を炒め、香りが立ったら 1 を入れて両面をこんがり焼く。器に盛ってレモンを添える。

arrange

あじ ➡ いわし、ぶり、さわら

味が淡白な魚や、身がしっかりした魚をこんがり焼くと、ハーブとよく合います。

おすすめ献立例

＋春菊と油揚げのポン酢サラダ（p.68）
＋ごはん（150g）
【総494kcal／総塩分 1.4g（1人分）】

良質な魚の脂を香ばしくいただく

いわしのかば焼き

235kcal／塩分 1.5g（1人分）
たんぱく質　ビタミンB6　ビタミンB12

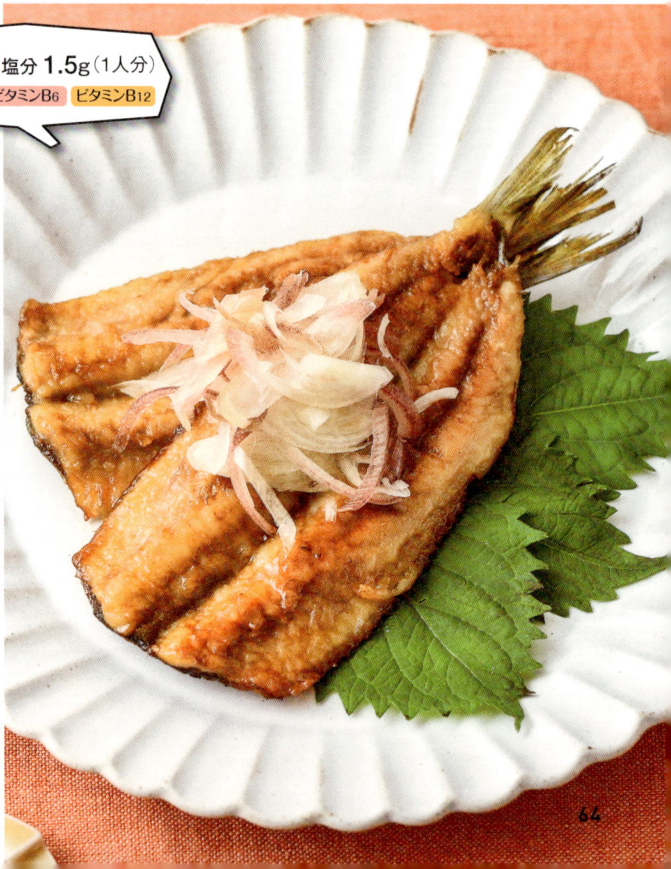

材料（2人分）

いわし（開いたもの）… 小4尾（180g）
みょうが … 1個（10g）
しそ … 6枚（6g）
酒 … 小さじ2
小麦粉 … 適量
A しょうゆ … 大さじ1
A 酒 … 大さじ1
A みりん … 大さじ1
サラダ油 … 小さじ2

作り方

1 いわしに酒をふって５分ほどおく。ペーパータオルで水けをふいて小麦粉をまぶす。
2 みょうがは縦半分に切って斜め薄切りにする。
3 フライパンにサラダ油を熱し、1 の両面を香ばしく焼く。混ぜ合わせた A をまわしかけて煮からめる。
4 器にしそを敷いて 3 を盛り、2 をのせる。

おすすめ献立例

＋パプリカの塩昆布あえ（p.70）
＋ごはん（150g）
【総527kcal／総塩分 2.1g（1人分）】

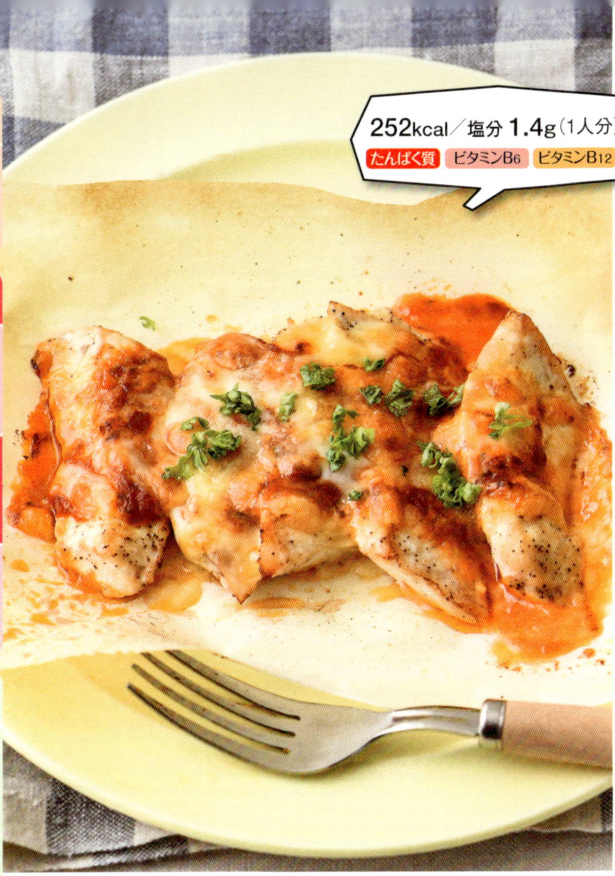

252kcal／塩分 1.4g（1人分）
たんぱく質　ビタミンB6　ビタミンB12

意外な組み合わせながら相性バッチリ！

かじきのピザ風

材料（2人分）

めかじき … 2切れ（200g）
塩 … 少々
こしょう … 少々
ピザ用ソース … 大さじ2
ピザ用チーズ … 30g
パセリ（みじん切り） … 少々
オリーブ油 … 小さじ2

作り方

1 めかじきは1㎝幅のそぎ切にして塩、こしょうをふる。ライパンにオリーブ油を熱し、両面を焼く。
2 アルミホイルに1をのせ、ピ用ソースを塗ってチーズをのる。オーブントースターでチズが溶けて焦げ目がつくまで7〜8分焼く。器にのせ、パリをふる。

調理のコツ　めかじきをそぎ切りに

そぎ切りにすると火の通りが早くなるため、時短になります。かじきのように味が淡白な魚は、一度焼くと香ばしくなり、うまみが増します。

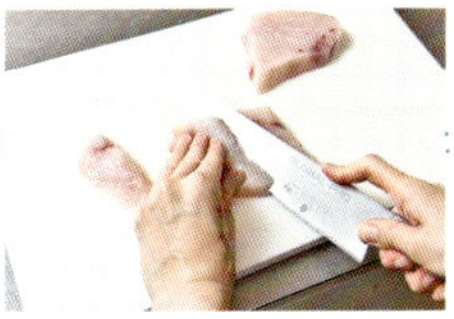

おすすめ献立例

＋枝豆のバターしょうゆ炒め（p.74）
＋ごはん（150g）
【総615kcal／総塩分 1.8g（1人分）】

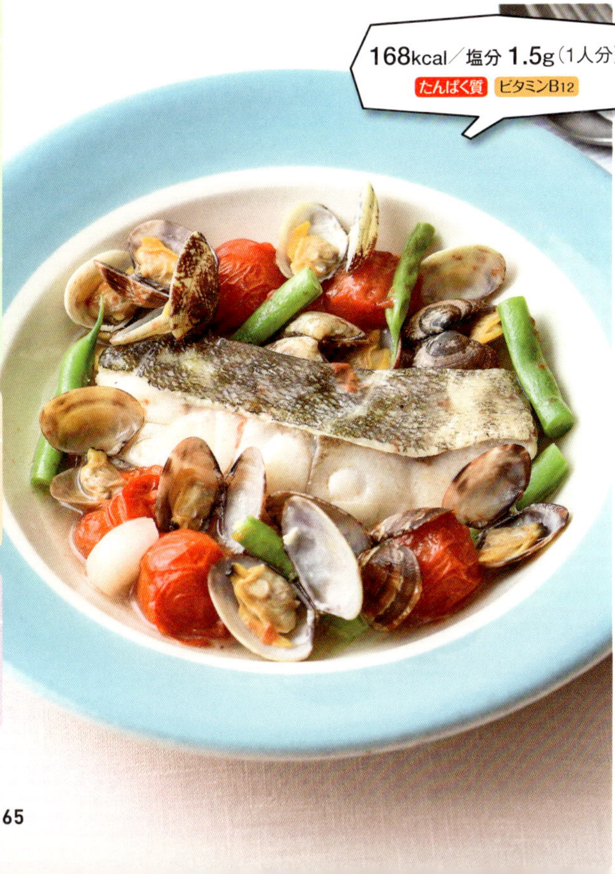

168kcal／塩分 1.5g（1人分）
たんぱく質　ビタミンB12

切り身を使って彩りも美しいひと皿に

たらとあさりの白ワイン蒸し

材料（2人分）

たら … 2切れ（200g）
あさり（殻つき） … 200g
ミニトマト … 10個（100g）
さやいんげん … 5本（35g）
にんにく … 1かけ（5g）
塩 … 少々
白ワイン … 1/4カップ
水 … 1/4カップ
オリーブ油 … 大さじ1

作り方

1 あさりは砂抜きする。さやいげんは長さを3等分にする。
2 にんにくはつぶす。
3 たらは塩をふってしばらくおペーパータオルで水けをふく。
4 フライパンに2、オリーブ油入れて弱火にかけ、にんにくきつね色になったら取り出す。
5 フライパンに3を入れて両面焼き、1、ミニトマトを加え白ワインをふり、強火にしてルコール分をとばす。水を加ふたをしてあさりの口が開くで蒸し煮にする。

おすすめ献立例

＋ブロッコリーとマッシュルームのチーズ炒め（p.70）
＋ごはん（150g）
【総467kcal／総塩分 1.8g（1人分）】

ばら肉で卵を巻いて焼くだけ！

スコッチエッグ

292kcal／塩分 1.1g（1人分）
たんぱく質　ビタミンB12

材料（2人分）

卵 … 2個（100g）
豚バラ薄切り肉 … 4枚（100g）
A
- しょうゆ … 小さじ2
- 酒 … 小さじ2
- みりん … 小さじ2

小麦粉 … 少々
モコヴェール（またはサラダ菜）
… 1枚（20g）

作り方

1 鍋に卵と、卵がかぶるくらいの水を入れてゆでて、好みの固さのゆで卵を作る。
2 豚肉2枚を縦に並べて広げ、表面に小麦粉をふり、手前に1の1個をおいて巻く。同様にもう1個作る。
3 フライパンを熱し、2を転がしながらこんがり焼き、混ぜ合わせたAをまわしかけてからめる。
4 器に盛り、モコヴェール（またはサラダ菜）を添える。

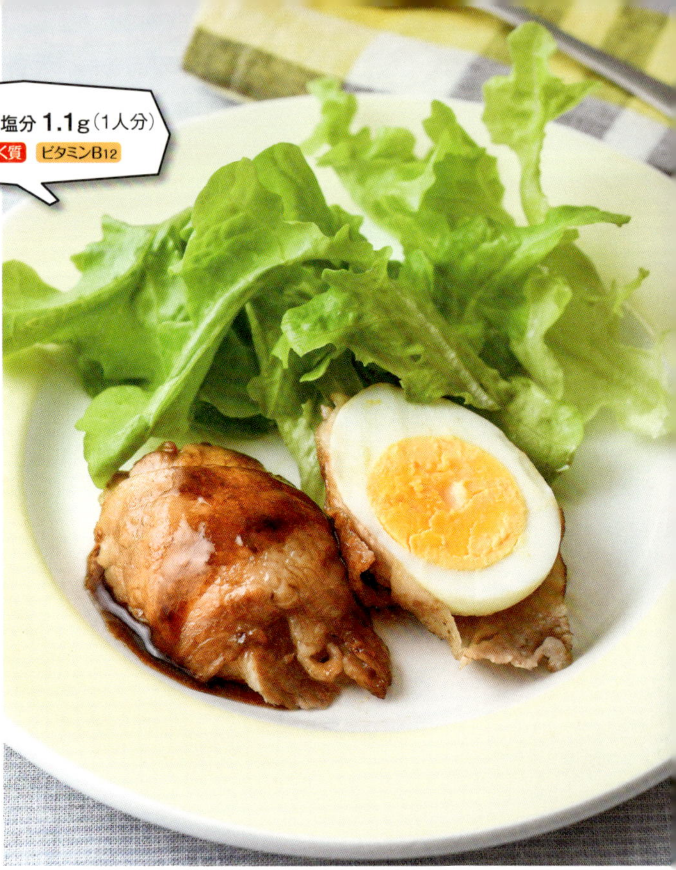

理の
コツ
巻き終わりから焼く
肉の巻き終わりを下にしてフライパンに入れると、焼いている途中ではがれることはありません。肉の油で焼くので、サラダ油なしでOK！

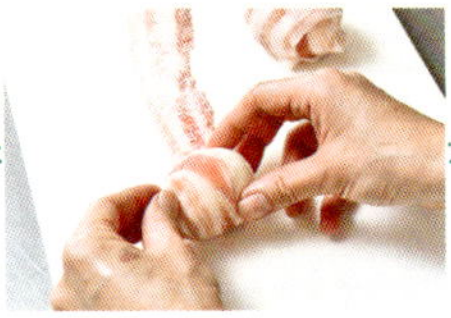

おすすめ献立例
+ねぎとパプリカのマリネ（p.73）
+ごはん（150g）
【総602kcal／総塩分 1.7g（1人分）】

豆の歯ごたえと卵のやさしい食感

皮なしキッシュ

155kcal／塩分 0.8g（1人分）
ビタミンB12

材料（4人分）

ベーコン … 2枚（40g）
ほうれん草 … 1/2束（100g）
玉ねぎ … 1/4個（50g）
ミックスビーンズ（ドライパック）
… 1パック（50g）
卵 … 2個（100g）
牛乳 … 1/4カップ
ピザ用チーズ … 30g
塩 … 小さじ1/5（1.2g）
こしょう … 少々
オリーブ油 … 大さじ1/2

作り方

1 ベーコンは1㎝幅に切る。
2 ほうれん草は塩少々（分量外）を加えた熱湯でさっとゆで、食べやすい大きさに切る。
3 玉ねぎは薄切りにする。
4 フライパンにオリーブ油と1を入れて熱し、ベーコンから脂が出てきたら3を加えて炒める。玉ねぎがしんなりしたら、2、ミックスビーンズを加えてさっと炒めて取り出し、冷ます。
5 ボウルに卵、牛乳、チーズを合わせてよく混ぜ、4、塩、こしょうを加え混ぜ、耐熱皿に流し入れる。180度のオーブンで20～30分焼く。

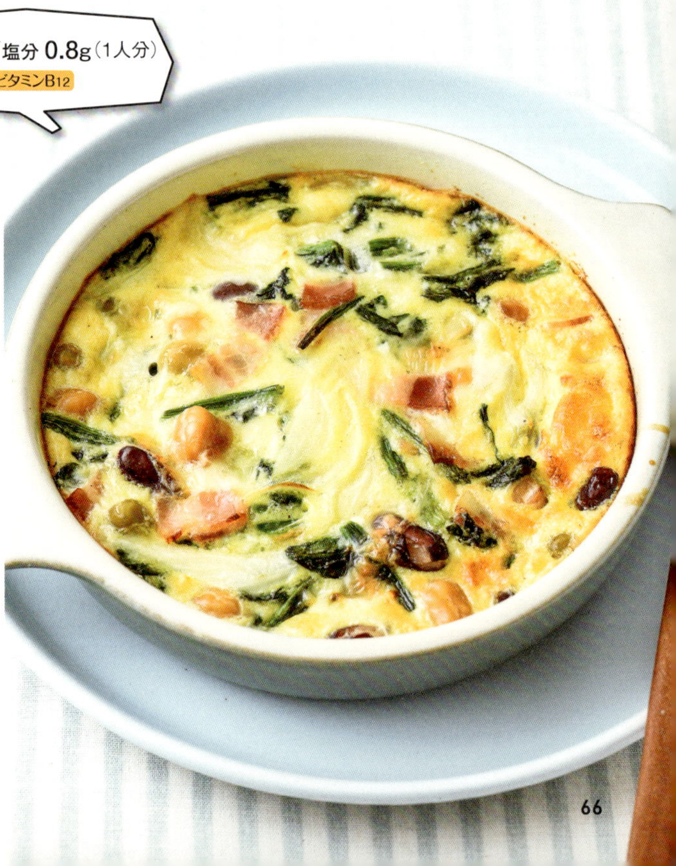

おすすめ献立例
+しめじとツナのバター炒め（p.74）
+ごはん（150g）
【総524kcal／総塩分 1.2g（1人分）】

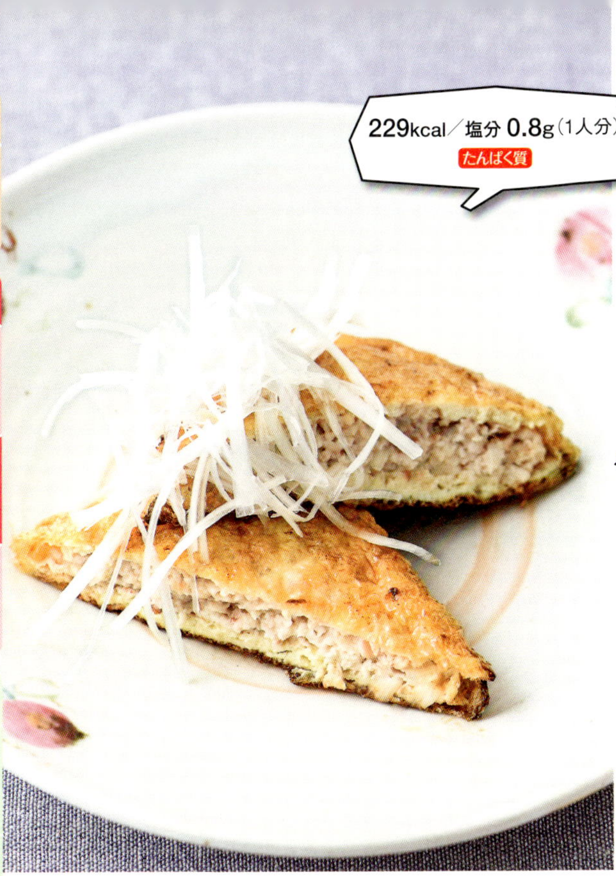

229kcal／塩分 0.8g（1人分）
たんぱく質

鶏肉の旨みを油揚げが香ばしく包み込む！

油揚げのひき肉詰め焼き

材料（2人分）

油揚げ … 2枚（60g）
鶏ひき肉 … 80g
長ねぎ … 細め1/3本（30g）
かつお節 … 小1/2パック（1.5g）
しょうが汁 … 小さじ1
ポン酢しょうゆ … 大さじ1
サラダ油 … 小さじ1

調理のコツ 具を平らに詰める

油揚げの切れ目を広げてひき肉を入れます。具がはみ出ない程度に均一にならしましょう。

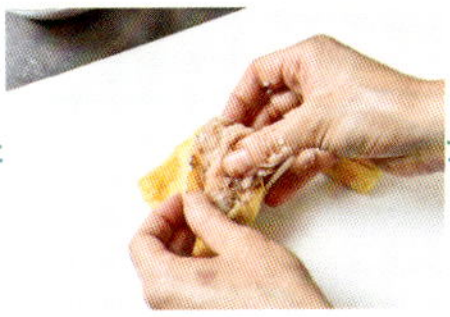

作り方

1 油揚げは1枚を横半分に切っ
袋状に開く。

2 長ねぎは10cm分を使って5
長さの白髪ねぎをつくり、残
を大さじ1杯分のみじん切
にする。

3 ボウルにひき肉、2のみじん
り、かつお節、しょうが汁を
ぜ合わせ、1の片方に1/4
を詰める。平らにし、同様に
と3つ作る。

4 フライパンにサラダ油を熱し
3を入れ、焼き色がついたら
返し、ふたをして3分ほど蒸
焼きにする。ふたを取って、
ン酢しょうゆをまわしかけて
らめる。

5 器に盛り、2の白髪ねぎをの
る。

おすすめ献立例

＋焼きしいたけの納豆あえ（p.75）
＋ごはん（150g）
【総545kcal／総塩分 1.4g（1人分）】

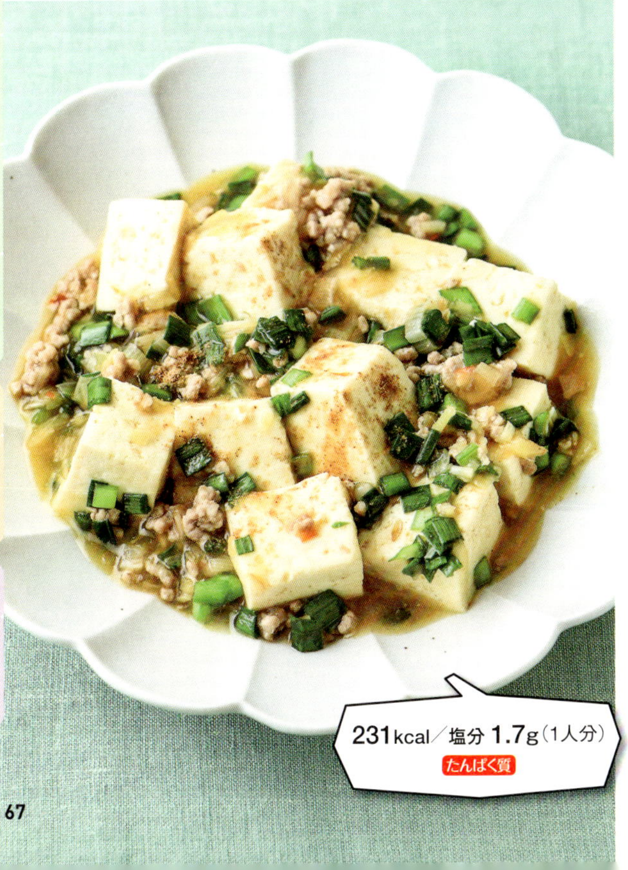

231kcal／塩分 1.7g（1人分）
たんぱく質

あっさり味のマーボーが手軽に作れます

マーボー豆腐

材料（2人分）

木綿豆腐 … 1丁（300g）
豚ひき肉 … 50g
にら … 4本（40g）
長ねぎ … 1/3本（35g）
しょうが … 小1かけ（10g）
豆板醤 … 小さじ1/2
A しょうゆ … 小さじ2
　鶏ガラスープの素 … 小さじ1/2
水 … 1カップ
B 片栗粉 … 大さじ1/2
　水 … 大さじ1/2
粉山椒 … 少々
サラダ油 … 小さじ2

作り方

1 長ねぎ、しょうがはみじん切
にする。

2 豆腐は2cm角に切り、沸騰し
湯でさっとゆで、ざるにあげ
にらは粗みじん切りにする。

3 フライパンにサラダ油を熱し、
1を炒めて、香りが立ったら
き肉を加える。肉の色が変わ
てほぐれたら豆板醤を加え、
体がなじむように炒め合わせ

4 3に水、混ぜ合わせたAを加
煮立ったら2の豆腐を加えて
5分煮る。混ぜ合わせたBを
え、とろみがついたら2のに
を加えてさっと煮る。

5 器に盛り、粉山椒をふる。

おすすめ献立例

＋大根とほたてのサラダ（p.73）
＋ごはん（150g）
【総558kcal／総塩分 2.1g（1人分）】

妊娠中期（5〜7カ月）副菜

青菜や緑黄色野菜は、各種ミネラルやビタミンが豊富です。根菜や淡色野菜、きのこ、海藻類は食物繊維が多く含まれています。

ほろ苦さと香りがクセになる

春菊と油揚げのポン酢サラダ

材料（2人分）

春菊（葉）… 1/2束分（60g）
油揚げ … 1枚（30g）
A ポン酢しょうゆ … 大さじ1
　ごま油 … 小さじ1

作り方

1 油揚げは短冊切りにする。フライパンを熱して油揚げを乾煎りする。
2 ボウルにAを入れて混ぜ合わせ、春菊、1を加えて、あえる。

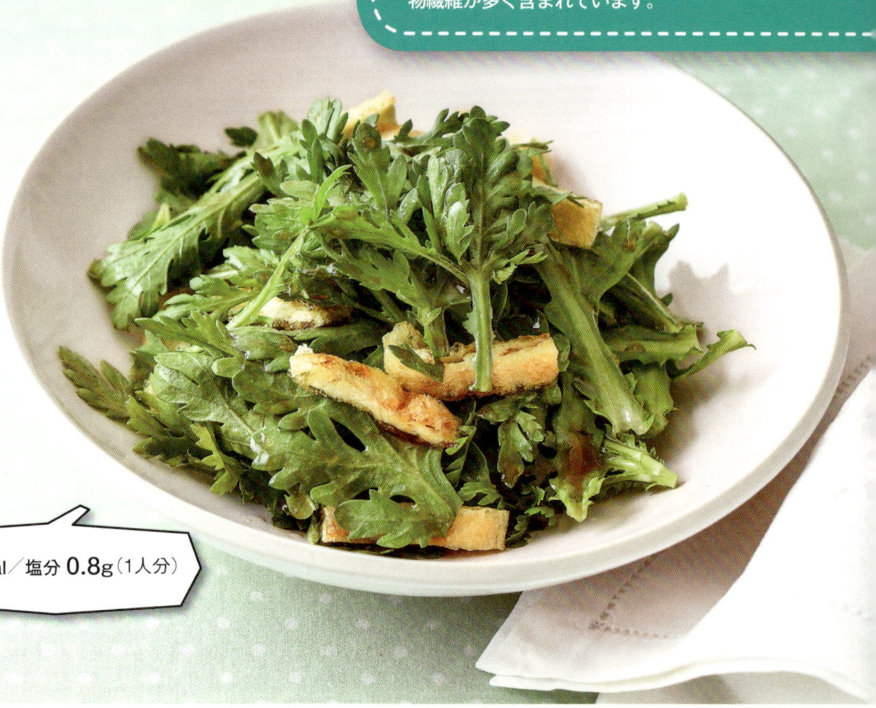

92kcal／塩分 0.8g（1人分）

カルシウムがすぐにとれます

小松菜としらすの煮もの

材料（2人分）

小松菜 … 1/2束（150g）
しらす干し … 20g
だし汁 … 1/2カップ
しょうゆ … 少々

作り方

1 小松菜は塩少々（分量外）を加えた熱湯でさっとゆで、水けをしぼってざく切りにする。
2 鍋に1、しらす干し、だし汁、しょうゆを入れる。小松菜がしんなりするまで煮る。

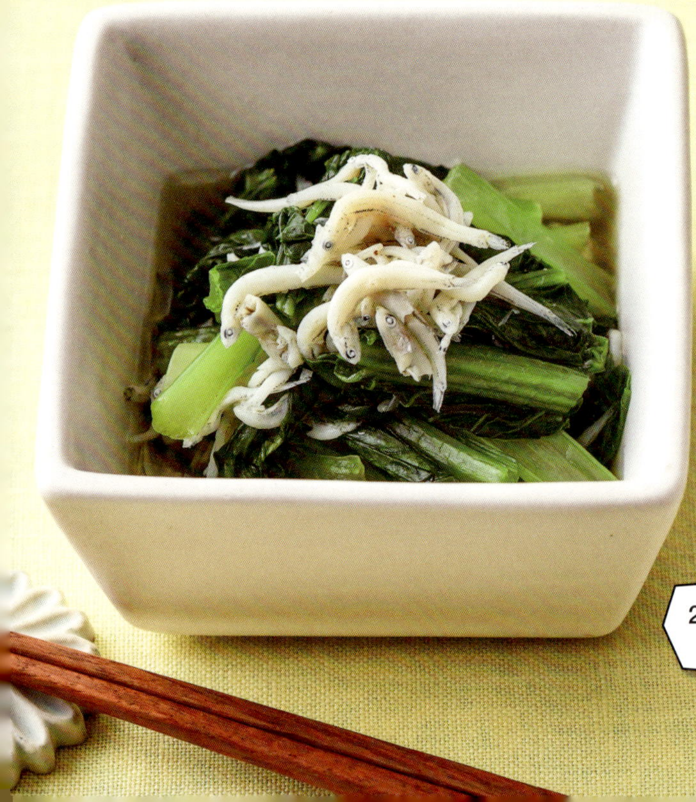

24kcal／塩分 0.6g（1人分）
ビタミンB12　ビタミンC

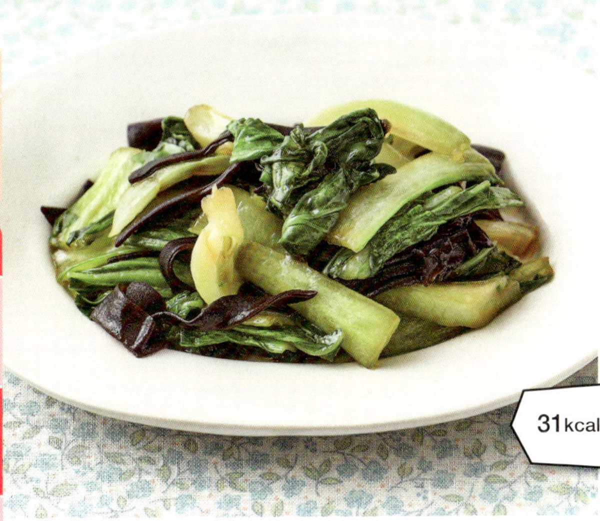

31kcal/塩分 0.8g（1人分）

カルシウムと鉄分を同時に摂取！

チンゲン菜ときくらげの中華炒め

材料（2人分）

- チンゲン菜 … 1株（100g）
- きくらげ（乾燥） … 3枚（3g）
- A
  - オイスターソース … 小さじ1
  - しょうゆ … 小さじ1
  - 酒 … 小さじ1
- ごま油 … 小さじ1

作り方

1 チンゲン菜は葉と軸に分け、葉はざく切り、軸は縦1cm幅に切る。きくらげは水で戻して固い部分があったら取り除き、5mm幅に切る。

2 フライパンにごま油を熱し、1を炒める。チンゲン菜がしんなりしたら、混ぜ合わせたAをまわしかけて、からめる。

鉄の吸収率が上がる組み合わせ

ほうれん草とコンビーフのソテー

材料（2人分）

- ほうれん草 … 1/2束（150g）
- コンビーフ … 小1/2缶（50g）
- 粗びき黒こしょう … 少々
- オリーブ油 … 小さじ1

作り方

1 ほうれん草は塩少々（分量外）を加えた熱湯でさっとゆで、水けをしぼってざく切りにする。コンビーフはほぐす。

2 フライパンにオリーブ油を熱し、1を炒め、黒こしょうをふる。

調理のコツ 野菜に含まれる鉄は肉や魚と一緒に

ほうれん草に含まれる鉄は、体内に吸収されにくいのですが、動物性たんぱく質を一緒にとると、吸収率が上がります。

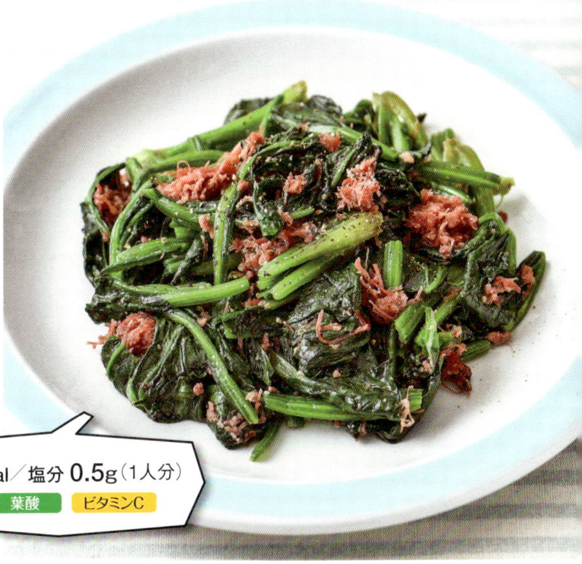

84kcal/塩分 0.5g（1人分）
葉酸 ビタミンC

27kcal/塩分 0.5g（1人分）
葉酸 ビタミンC

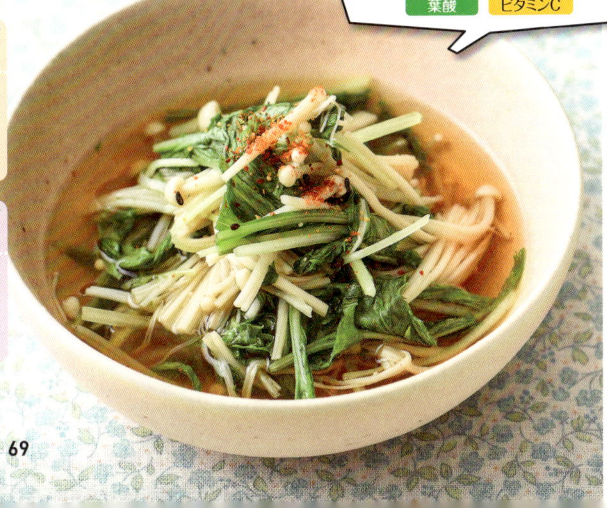

野菜ときのこで食物繊維がたっぷりとれます

水菜とえのきの煮びたし

材料（2人分）

- 水菜 … 2株（100g）
- えのきだけ … 小1パック（80g）
- だし汁 … 1/2カップ
- しょうゆ … 小さじ1
- みりん … 小さじ1
- 七味唐辛子（好みで）…適量

作り方

1 水菜はざく切り、えのきだけは根元を切り落とし、3等分する。

2 鍋に1、だし汁、しょうゆ、みりんを入れて火にかけ、水菜がしんなりするまで煮る。好みで七味唐辛子をふる。

マヨネーズのコクがパプリカを引き立てます

パプリカの塩昆布あえ

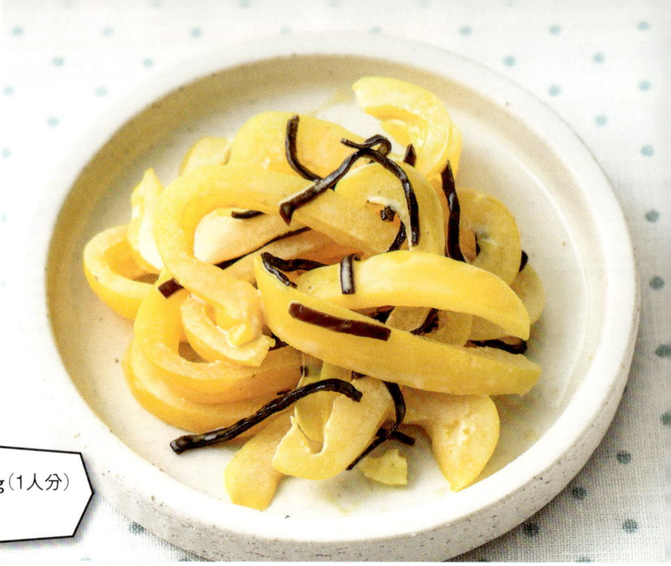

材料（2人分）

パプリカ（黄）… 1個（120g）
塩昆布 … 6g
マヨネーズ … 大さじ1/2

作り方

1 パプリカは縦半分に切って横細切りにし、熱湯でさっとゆで水けをよくきる。
2 ボウルに塩昆布とマヨネーズを合わせ、1を加えてあえる。

40kcal／塩分 0.6g（1人分）
ビタミンC

スプラウトにはビタミンCが豊富！

にんじんとかいわれ大根の和風サラダ

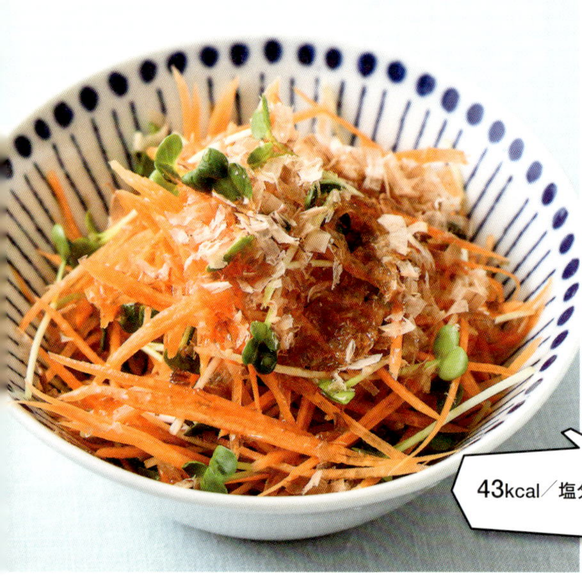

材料（2人分）

にんじん … 1/2本弱（80g）
かいわれ大根 … 30g
［和風ドレッシング］
しょうゆ … 大さじ1/2
酢 … 大さじ1/2
ごま油 … 小さじ1
かつお節 … 小1/2パック（1.5g）

作り方

1 にんじんは4㎝長さのせん切り、かいわれ大根はざく切りにする。
2 1を合わせて器に盛る。和風ドレッシングの材料を混ぜ合わせてかけ、かつお節をのせる。

43kcal／塩分 0.7g（1人分）

arrange

かいわれ大根 ➡ 豆苗、三つ葉など

豆苗や三つ葉、ブロッコリースプラウトなど、さわやかな苦みが味のアクセントに。

マッシュルームにはむくみ解消効果も

ブロッコリーとマッシュルームのチーズ炒め

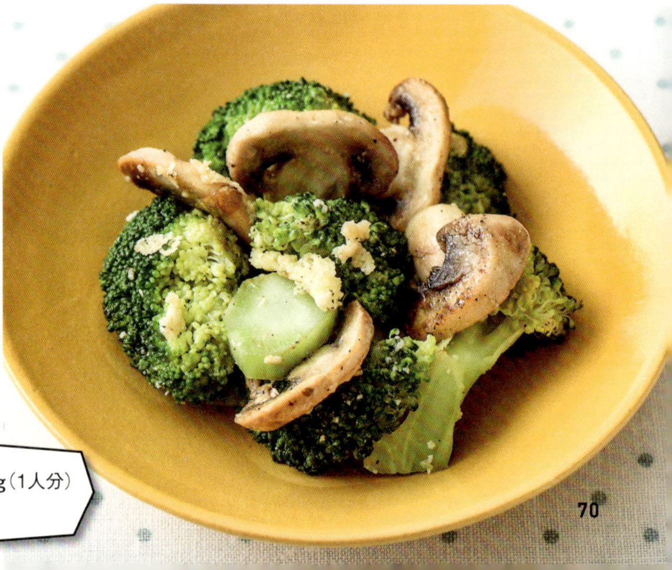

材料（2人分）

ブロッコリー … 1/3株（80g）
マッシュルーム … 2個（30g）
粉チーズ … 小さじ1
塩 … 少々
こしょう … 少々
オリーブ油 … 大さじ1/2

作り方

1 ブロッコリーは小房に分けて塩少々（分量外）を加えた熱湯でさっとゆでる。マッシュルームは薄切りにする。
2 フライパンにオリーブ油を熱し、1を炒めてマッシュルームが色づいたら粉チーズをふり、塩、こしょうで味をととのえる。

47kcal／塩分 0.3g（1人分）
ビタミンC

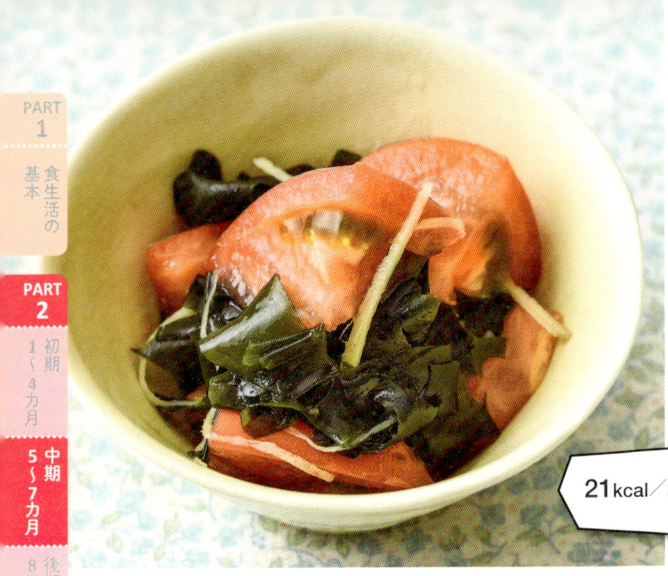

しょうがを少し加えてさっぱりと

トマトとわかめの酢のもの

材料（2人分）

トマト … 小1個（130g）
わかめ（乾燥・カット） … 3g
しょうが … 小1かけ（10g）
すし酢 … 大さじ1/2

作り方

1 トマトはひと口大に切り、しょうがはせん切りにする。わかめは水で戻す。
2 ボウルに1、すし酢を入れて、あえる。

21kcal／塩分 0.3g（1人分）

ちくわでうまみをプラス

さやいんげんとちくわのごまあえ

材料（2人分）

さやいんげん … 8本（55g）
ちくわ … 1本（30g）
黒すりごま … 大さじ1/2
砂糖 … 小さじ1
しょうゆ … 小さじ1

作り方

1 さやいんげんは熱湯でさっとゆで、食べやすい長さに切る。ちくわはさやいんげんと同じほどの厚さ、長さに切る。
2 ボウルに1、黒ごま、砂糖、しょうゆを入れて混ぜ合わせる。

arrange

さやいんげん ➡ オクラ

オクラは少量の塩でもんで産毛をとり、熱湯でさっとゆでてあえます。ごまの風味とよく合います。

41kcal／塩分 0.8g（1人分）

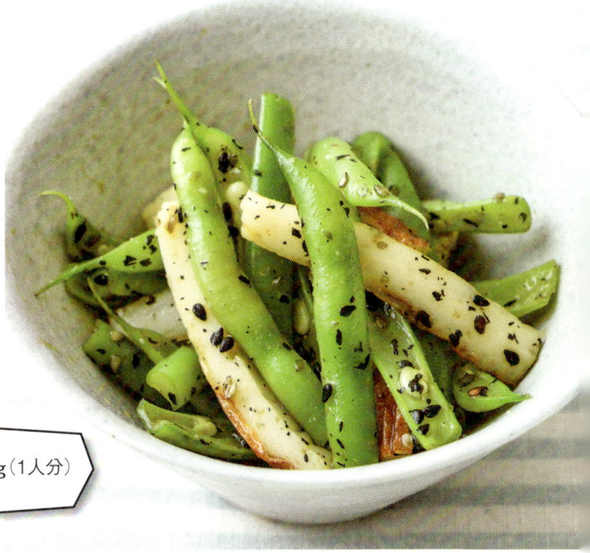

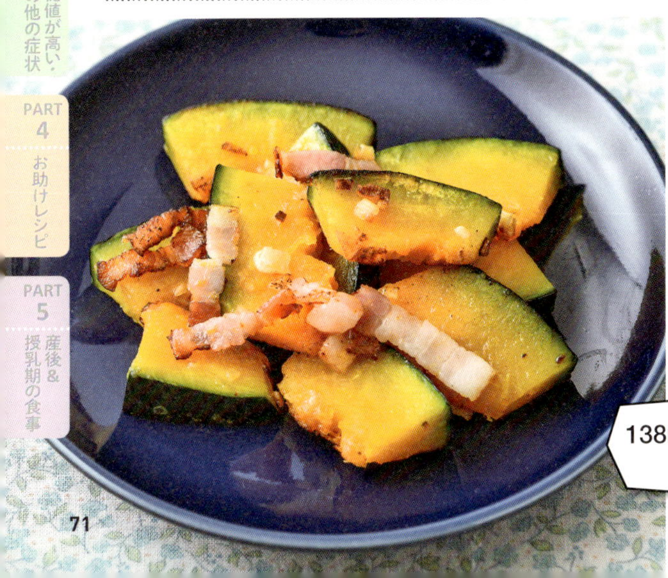

油はビタミンAの吸収率をアップさせる！

かぼちゃとベーコンのガーリック炒め

材料（2人分）

かぼちゃ … 1/11個（150g）
ベーコン … 1枚（20g）
にんにく … 1/2かけ（2.5g）
オリーブ油 … 大さじ1/2

作り方

1 かぼちゃは7㎜厚さのいちょう切りにし、ラップで包み電子レンジで1分加熱する。
2 ベーコンは1㎝幅に切る。
3 にんにくはみじん切りにする。
4 フライパンにオリーブ油、3を入れて熱し、香りが立ったら2を加える。ベーコンの脂が出てきたら1を加えてさっと炒める。

138kcal／塩分 0.2g（1人分）
ビタミンC

桜えびのうまみがしみています

かぶと桜えびの中華風煮

21kcal／塩分 0.6g（1人分）

ビタミンC

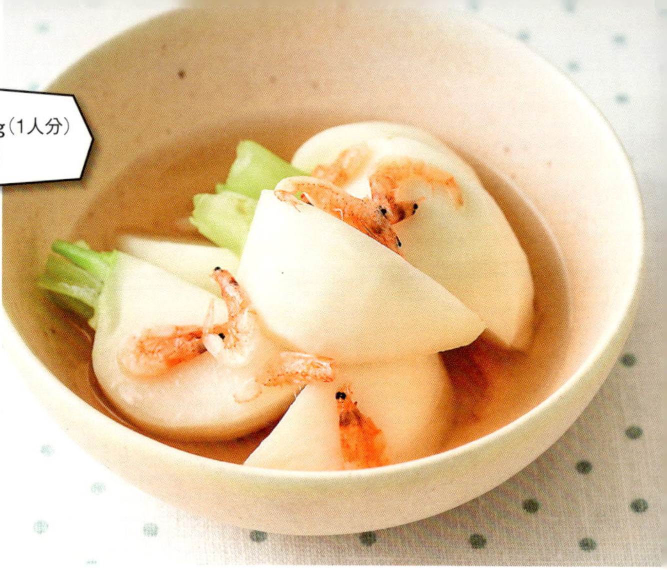

材料（2人分）

かぶ … 2個（140g）
桜えび … 大さじ1
鶏ガラスープの素 … 小さじ1/2
オイスターソース … 小さじ1/2
水 … 1カップ

作り方

1 かぶは茎を少し残して葉から切り分ける。皮をむき、8等分のくし形に切る。

2 鍋に鶏ガラスープの素、水を入れて煮立てる。沸騰したら1、桜えびを加えてかぶに火が通るまで煮て、オイスターソースを加え混ぜる。

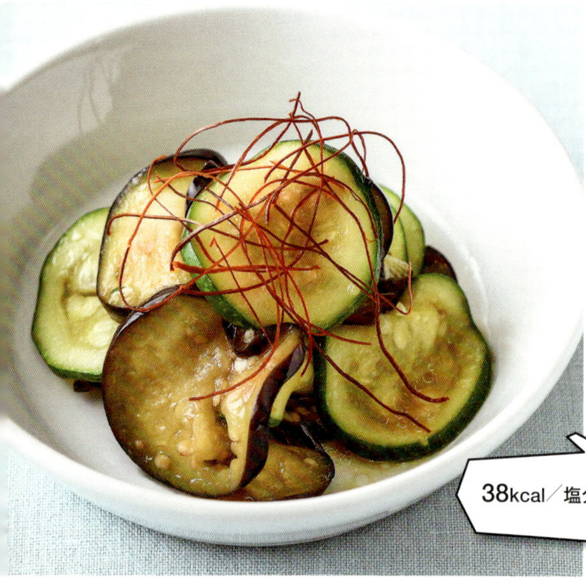

38kcal／塩分 1.0g（1人分）

ごま油のコクがきいた一品

ズッキーニとなすのナムル

材料（2人分）

ズッキーニ … 1/2本（80g）
なす … 1本（80g）
塩 … 小さじ1/5
A［おろしにんにく … 少々
　しょうゆ … 小さじ1
　酢 … 小さじ1
糸唐辛子 … 少々
ごま油 … 小さじ1

作り方

1 ズッキーニ、なすは薄い輪切りにし、塩をふってしんなりしたら水けをしぼる。

2 フライパンにごま油を熱して1を炒め、混ぜ合わせたAを加えて全体になじませる。

3 器に盛り、糸唐辛子をのせる。

ほどよい辛さがあとを引きます

もやしとめかぶのあえもの

材料（2人分）

もやし … 100g
めかぶ（味付け）
　… 1パック（40g）
かいわれ大根 … 少々
ねりからし … 小さじ1/2

作り方

1 もやしはひげ根を取る。鍋にたっぷりの水ともやしを入れて火にかけ、沸騰したらざるにあげる。

2 ボウルに1、めかぶ、練りからしを入れてあえ、かいわれ大根をのせる。

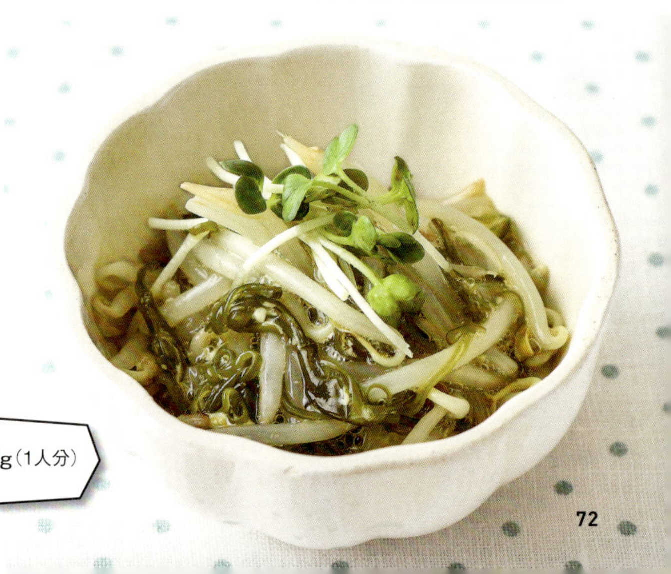

16kcal／塩分 0.8g（1人分）

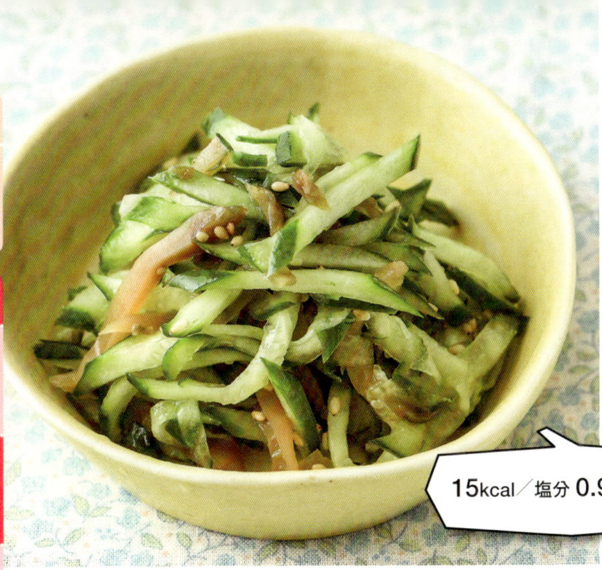

カリカリの食感がおいしい!

きゅうりのザーサイあえ

材料(2人分)

きゅうり … 1本(100g)
ザーサイ(味付け) … 20g
白いりごま … 小さじ1/2
塩 … 小さじ1/5

作り方

1 きゅうりは斜め薄切りにして太めのせん切りにし、塩をふってしんなりしたら水けをしぼる。ザーサイはせん切りにする。
2 ボウルに1、白ごまを入れてあえる。

15kcal/塩分 0.9g(1人分)

ほたてには疲労回復効果あり

大根とほたてのサラダ

材料(2人分)

大根 … 1/9本(100g)
ほたて水煮缶 … 小1缶(45g)
A マヨネーズ … 大さじ1
A ねりわさび … 小さじ1/2
ねりわさび … 少々

作り方

1 大根は縦にせん切り、ほたては水けをきる。
2 ボウルに1と合わせたAをあえる。
3 器に盛り、ねりわさびをのせる。

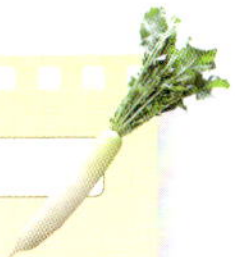

栄養MEMO

大根

根は淡色野菜、葉は緑黄色野菜

根は消化酵素を含み、消化、吸収を助けます。葉には鉄や葉酸が含まれるため、ゆでて細かく刻み、汁ものや炒めものなどに加えるとおいしいです。

75kcal/塩分 0.4g(1人分)
ビタミンB12

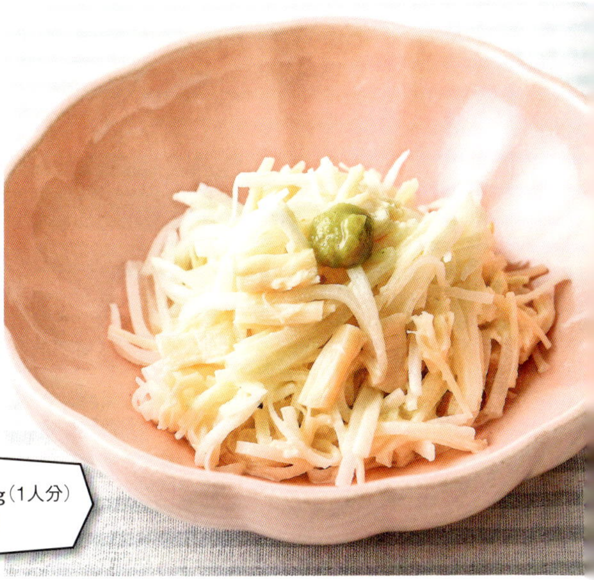

58kcal/塩分 0.6g(1人分)
ビタミンC

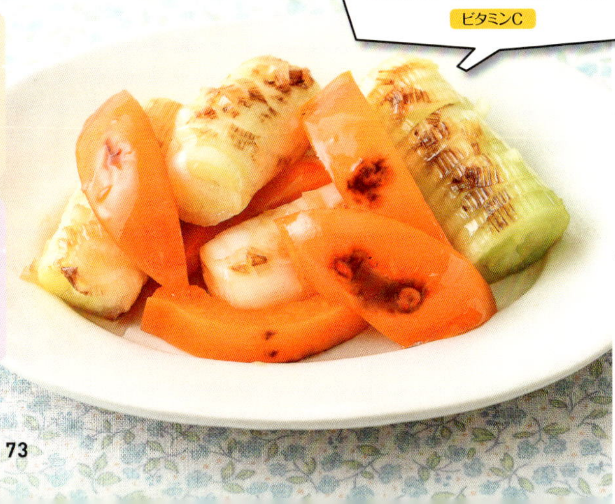

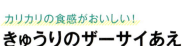

こんがり焼いたねぎがやわらかくて甘い!

ねぎとパプリカのマリネ

材料(2人分)

長ねぎ … 1本(100g)
パプリカ(オレンジ) … 1/2個(60g)
すし酢 … 大さじ1
オリーブ油 … 小さじ1

作り方

1 長ねぎは横に切れ目を入れながら4cm長さに切る。パプリカは縦半分に切って、横1cm幅に切る。
2 フライパンにオリーブ油を熱して1を焼きつける。火を止めてすし酢を加え、10分以上なじませる。

調理のコツ **長ねぎに切れ目を入れる**

長ねぎに横に細かく切れ目を入れると、火の通りや酢のなじみが早くなります。転がしながら焼くと、全体に焼き色がつきます。

梅干しが隠し味！ ねっとり感がたまらない

里いもの和風ポテトサラダ

71kcal／塩分 1.2g（1人分）

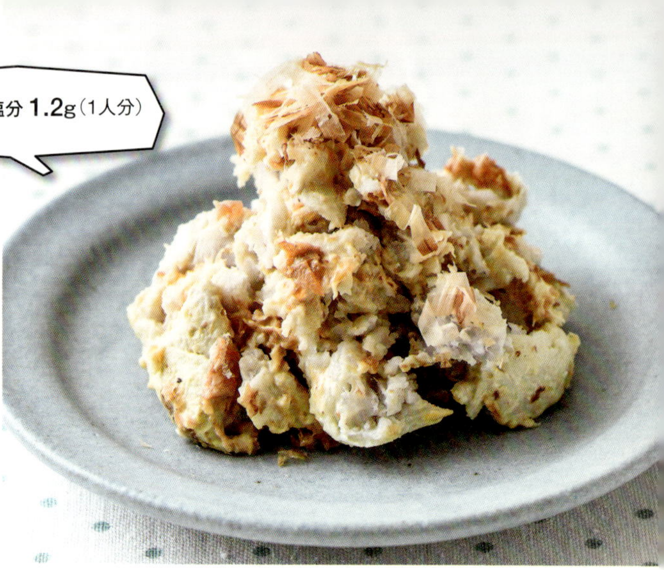

材料（2人分）

里いも … 小2個（80g）
梅干し … 大1個（15g）
かつお節 … 小1/2パック（1.5g）
マヨネーズ … 大さじ1
しょうゆ … 小さじ1/2

作り方

1 里いもは洗ってラップで包み、電子レンジで5分加熱する。粗熱をとって皮をむく。
2 梅干しは果肉をたたいて（p.107参照）、かつお節の半量、マヨネーズ、しょうゆと合わせる。
3 ボウルに1と2を入れてあえ、器に盛る。残りのかつお節をかける。

枝豆で葉酸がたっぷりとれる！

枝豆のバターしょうゆ炒め

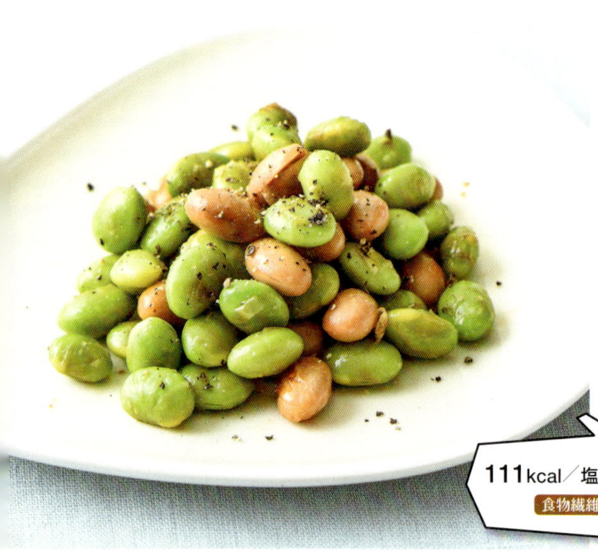

111kcal／塩分 0.4g（1人分）
食物繊維 葉酸

材料（2人分）

枝豆 … 110g
（さや付きで200g）
大豆（水煮） … 30g
しょうゆ … 小さじ1/2
バター … 小さじ1
粗びき黒こしょう … 少々

作り方

1 枝豆は塩適量（分量外）でもみ、熱湯で4～5分ゆで、さやから取り出す。
2 フライパンにバターを入れ、1、大豆を炒める。しょうゆをまわしかけ、黒こしょうをふる。

栄養MEMO

枝豆

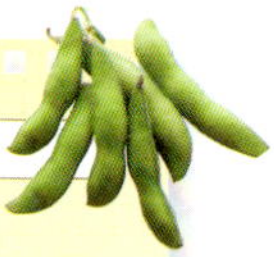

栄養豊富な夏の定番おつまみ

枝豆は大豆が成熟する前の状態で収穫され、たんぱく質が豊富。カルシウムやカリウムのほか、大豆にはあまりないビタミンEも含まれています。

さっと炒めるだけ。簡単ごはんの友

しめじとツナのバター炒め

材料（2人分）

しめじ … 小1パック（90g）
ツナ油漬缶 … 小1缶（70g）
粗びき黒こしょう … 少々
バター … 小さじ1

作り方

1 しめじは石づきを切り落とし、小房にほぐす。
2 ツナは油をきる。
3 フライパンにバターを熱し、1を炒める。しんなりしたら、2を加えて炒め合わせ、黒こしょうをふる。

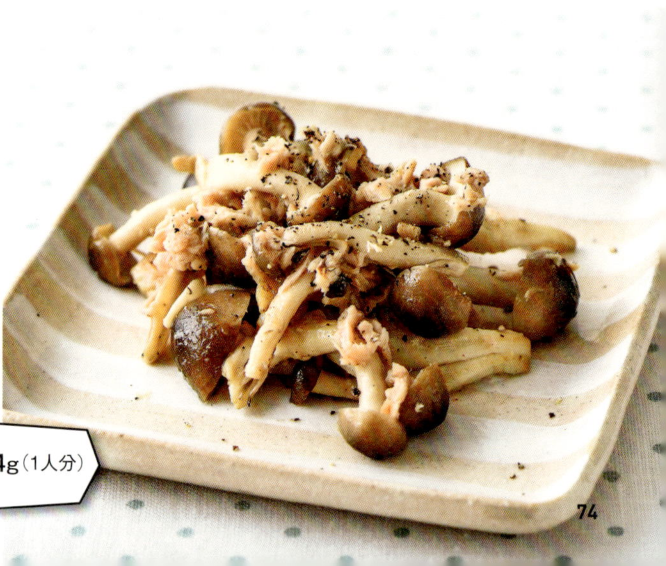

117kcal／塩分 0.4g（1人分）

郵便はがき

ここに
ハガキ用の切手を
しっかり
貼ってください

1 4 1 - 8 4 1 5

東京都品川区西五反田 2-11-8　18

学研プラス
ライフケア実用事業室

最新版
赤ちゃんが元気に育つ
時期別　妊娠中のおいしい食事280品 係

ご住所（〒　　　　　　　）　お買い上げになった日

電話　Eメール
お買い上げの書店名

お名前（ふりがな）　年齢

※ご記入いただいた個人情報は、商品・サービスのご案内や企画開発のためなどに使用させていただくことがあります。※個人情報に関するご依頼、お問い合わせは、学研プラス ライフケア実用事業室（TEL:03-6431-1483 受付時間:10:00 ～ 17:00）までお願いいたします。くわしくは弊社グループの個人情報保護に関する基本方針（https://gakken-plus.co.jp/privacypolicy/）をご確認ください。

このたびはご購読いただき、ありがとうございました。
今後の企画開発の参考のため、ご意見をお聞かせください。

---

*この本を何でお知りになりましたか?

[ ] インターネットの検索サイト [ ] 書店で見て
[ ] 友人・知人のすすめ [ ] その他 [ ]

*本書をお選びくださった理由はなんですか?
あてはまるものをすべてお選びください。

[ ] 判型がちょうどよいから
[ ] 時期別でわかりやすいから
[ ] 家族にプレゼントしたいから
[ ] 作りたい料理があったから
[ ] 料理写真がおいしそうだったから
[ ] レシピがたくさん紹介されているから
[ ] 監修・栄養指導が総合母子保健センター 愛育病院だから
[ ] その他 [ ]

*本書の価格についてはどのように感じましたか。

[ ]高い [ ]やや高い [ ]ちょうどよい [ ]安い

*妊娠や育児の本の中で、本書を選ばれた理由をお書きください。

*本書のほかに妊娠や育児の本をお持ちでしたら、
書名と出版社名を教えてください。

書名 [ ] 出版社名 [ ]
書名 [ ] 出版社名 [ ]
書名 [ ] 出版社名 [ ]

*ご感想、ご要望をご自由にお書きください。

*妊娠・育児について知りたいことがあればお書きください。

*今後、当編集部からのアンケートや取材にご協力いただけますか?

[ ] YES [ ] NO

ご協力ありがとうございました。

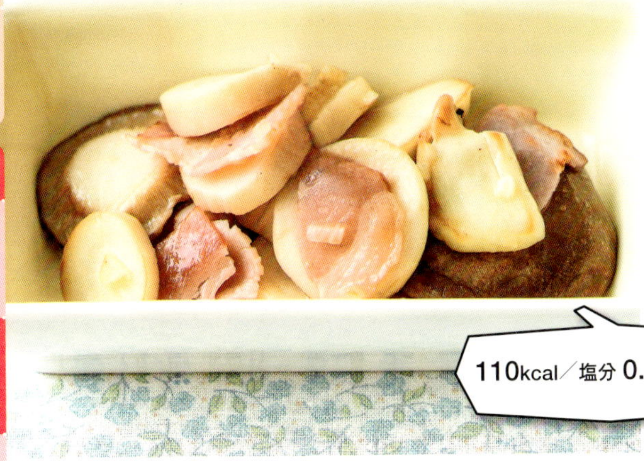

油少なめでカロリーも控えめ

エリンギとベーコンのアヒージョ風

110kcal／塩分 0.4g（1人分）

材料（2人分）

エリンギ … 1パック（100g）
ベーコン … 1枚（20g）
にんにく … 小1かけ（4g）
赤唐辛子 … 1本（1g）
塩 … 少々
オリーブ油 … 大さじ1

作り方

1 エリンギは7㎜厚さの輪切りに、ベーコンは2㎝幅に切る。
2 にんにくはみじん切り、赤唐辛子は種を取って半分に切る。
3 フライパンに1のベーコン、2、オリーブ油を入れて熱し、にんにくが色づいたら赤唐辛子を取り出す。1のエリンギを加えて炒め、塩をふる。

食物繊維が多いあえもの

焼きしいたけの納豆あえ

材料（2人分）

しいたけ … 6枚（90g）
万能ねぎ … 1本（5g）
納豆（たれ付き）
… 1パック（50g）
しょうゆ … 小さじ1/2

作り方

1 しいたけは石づきを切り落とす。
2 万能ねぎは小口切りにする。納豆は添付のたれを混ぜる。
3 しいたけは魚焼きグリルで8～9分焼いて、かさが小さくなってきたら、食べやすい大きさに裂く。ボウルに入れてしょうゆをまぶし、2を加えてあえる。

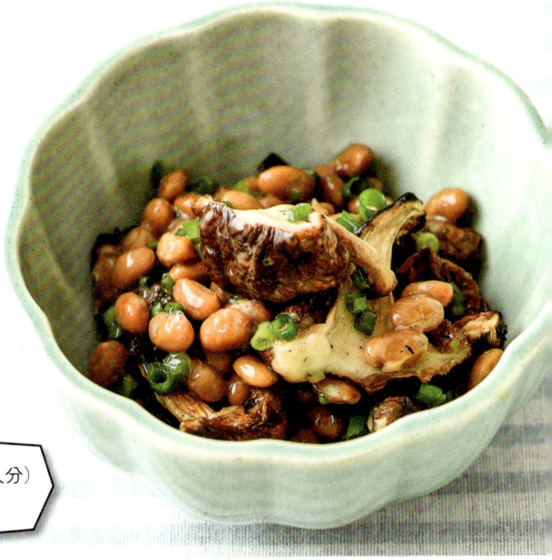

64kcal／塩分 0.6g（1人分）
食物繊維

166kcal／塩分 1.9g（1人分）

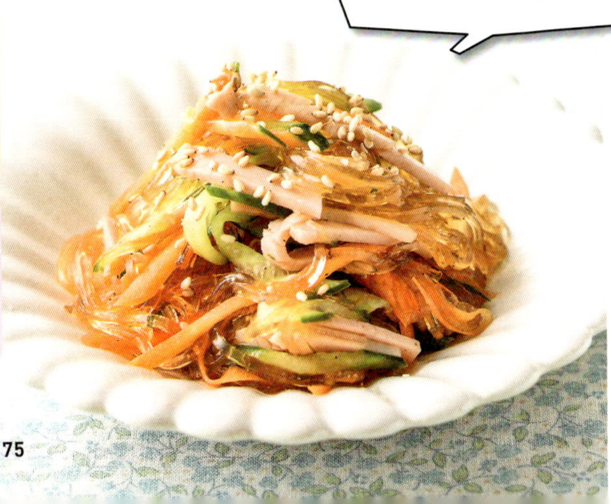

塩分控えめ中華ドレッシングのさっぱり味

春雨サラダ

材料（2人分）

春雨 … 50g
にんじん … 小1/5本（30g）
きゅうり … 1/2本（50g）
塩 … 小さじ1/5（1.2g）
ハム … 2枚（40g）
A
しょうゆ … 小さじ2
砂糖 … 大さじ1/2
酢 … 大さじ1/2
塩 … 少々
こしょう … 少々
ごま油 … 小さじ1弱
白いりごま … 少々

作り方

1 春雨は熱湯で戻して食べやすい長さに切る。
2 にんじん、きゅうりはせん切りにし、塩をふってしんなりしたら水けをしぼる。ハムは細切りにする。
3 ボウルにAを入れて混ぜ、1、2を加えてあえ、白ごまをふる

妊娠後期

28〜40週
（8〜10カ月）

妊娠後期に必要な栄養（1日）

必要エネルギー

18〜29歳 ▶ **2,400** kcal

30〜49歳 ▶ **2,450** kcal

たんぱく質

75 g

鉄

18〜29歳 ▶ **21.0** mg

30〜49歳 ▶ **21.5** mg

葉酸

480 μg

ママの様子

子宮に圧迫されて不快な症状が出る

おなかが前にせり出してきます。子宮がみぞおちの間くらいまで上がるため、胃や心臓、肺、膀胱《ぼうこう》が圧迫されて、胃がムカムカして食欲が落ちたり、動悸《どうき》や息ぎれ、頻尿《ひんにょう》や尿もれなどが出てきます。10カ月になると、子宮が下がってきてこれらの症状は軽くなることが多いです。

赤ちゃんの様子

内臓や脳、神経が完成。生まれる準備完了

8〜9カ月ごろには心臓や肺、腎臓などの内臓器官や脳などの中枢神経が完成に近づきます。皮下脂肪が増えて体がふっくらし、目鼻立ちもはっきりしてきます。10カ月には頭を下に骨盤の中に下りてきて両ひざを抱えた体勢になり、生まれる準備をします。

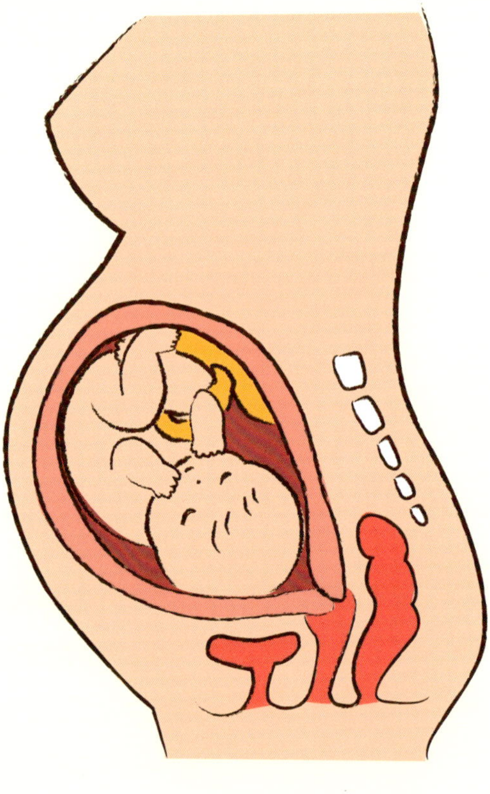

赤ちゃんの身長 ▶ 約50cm（39週）

赤ちゃんの体重 ▶ 約3,000g（39週）

※必要エネルギーは、厚生労働省「日本人の食事摂取基準」（2015年版）をもとに「身体活動レベルⅡ（ふつう）」の女性の摂取量として算定しています。生活の大部分が座位で、静的な活動が中心の「身体活動レベルⅠ（低い）」の場合は、18〜29歳は300kcal、30〜49歳は250kcalを引いて考えてください。

食事のポイント 後期

栄養バランスよく食べる

炭水化物、たんぱく質、葉酸、鉄、ビタミン、カルシウムなどをバランスよく食べましょう。献立は主食＋主菜＋副菜が理想ですが、食材をたくさん入れて、栄養バランスがとれていれば、ワンディッシュ料理でも問題ありません。また、とくに赤ちゃんが大きくなる時期であり、出産を間近に控えていることから、今まで以上に鉄を意識して多めにとるようにしましょう。

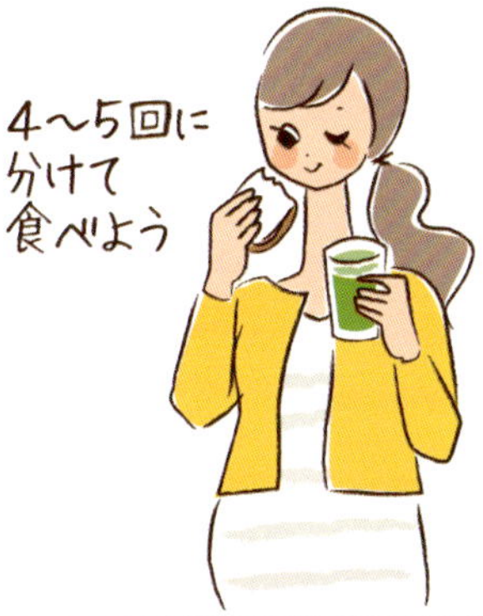

食事は何回かに分けて

赤ちゃんが大きくなり、子宮が押し上がってくると、胃もたれや胸やけなどの症状が出やすくなり、食欲が落ちたり、一度にたくさん食べられなくなります。その場合は無理をせずに、混ぜごはんのおにぎりや具だくさんの汁ものなどを、１日数回に分けて食べるようにしましょう。間食には果物やさつまいも、サンドイッチ、ヨーグルト、スティック野菜などを用意して、栄養を補ってもよいでしょう。

カロリーと塩分は控えめに

このころは里帰りなどで安心して、体重が急に増えてしまうことがあります。妊娠高血圧症候群、妊娠糖尿病、腰痛、疲れやすくなるなどのリスクを避けるためにも適度に体を動かすとともに甘いものや油っこいものを控え、体重が増え過ぎないようにしましょう。むくみや高血圧などの症状も出やすくなる時期です。食事はなるべく手作りをして、塩分を控えた薄味の献立を続けましょう。

読者の ▶リアル「妊娠中の食事」後期

妊娠9か月　M.Aさん（36歳）会社員

会社勤めで、朝はなかなか栄養バランスのとれたものを用意できませんでした。妊娠中は、これまで経験がなかった便秘に悩みました。

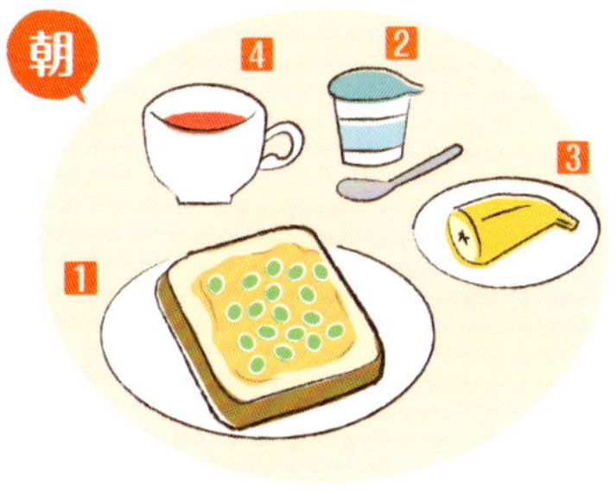

1枝豆チーズトースト(1枚)　2ヨーグルト(無糖)　3バナナ　4カフェインレスの紅茶

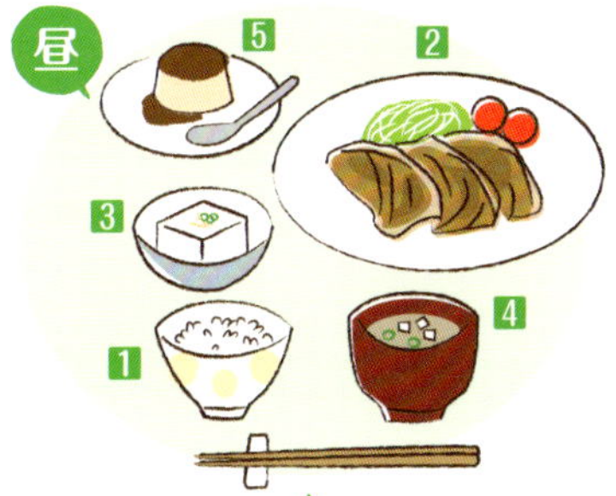

1ごはん（1杯）　2豚肉のしょうが焼き　3冷奴　4みそ汁　5プリン

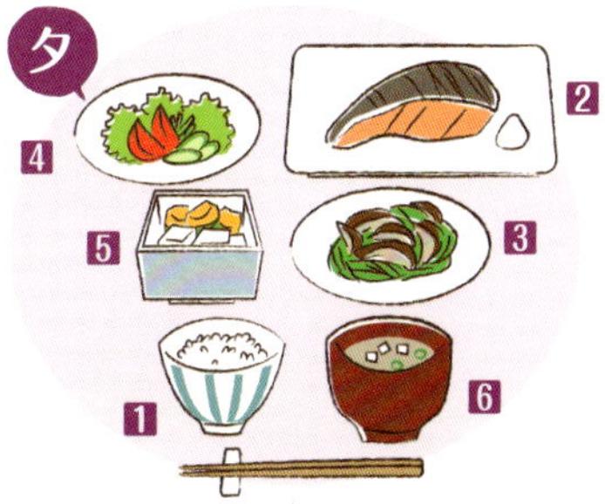

1ごはん（1杯）　2焼き鮭　3ほうれん草とズッキーニとしいたけの炒めもの　4サラダ　5豆腐とかぼちゃの炊き合わせ　6わかめのみそ汁

読者ひとことコメント

甘いものを控えるために、間食に小魚やナッツ類を食べたり、麦茶やルイボスティーを飲んだりしました。不足しがちな葉酸とビタミンはサプリメントでプラス。便秘に悩み、毎朝バナナとヨーグルトを食べていました。

高橋先生より

便秘に悩まれているとのこと。朝食や昼食も食事内容も工夫されていますが、朝食に具だくさんの野菜スープなど、簡単にとれる野菜料理を増やすのもよいのでは。忙しいなか、無理のないように整えていきましょう。

間食

- おにぎり
- 小魚とアーモンド

妊娠後期(8~10カ月)献立例

食事量は増えますが塩分量は増やさないため、より薄味の傾向に。旨味、辛味、酸味をフル活用しましょう。

献立のポイント

- 貧血対策に**牛肉**や**色の濃い野菜**を。
- **カリウム**でむくみ対策！
- **辛み**などを利用して、塩分を控える。

主菜

ジューシーな味わいで、食べ応え十分！

なすの牛肉巻き —ゆずこしょう仕立て—

材料(2人分)

牛しゃぶしゃぶ用肉 … 150g
なす … 2本(160g)
トマト … 大1/2個(100g)
A
- 酒 … 大さじ1
- しょうゆ … 小さじ1
- みりん … 小さじ1
- ゆずこしょう … 小さじ1/3
- 水 … 大さじ2

片栗粉 … 少々
サラダ油 … 大さじ1

作り方

1 なすは縦に2等分して、3㎜幅で斜めに切れ目を入れる。
2 トマトはくし形に切る。
3 牛肉は広げて片栗粉をふり、1を1つずつ巻く。
4 フライパンにサラダ油を熱して3を焼き、全体に焼き色がついたら、混ぜ合わせたAを加えてからめる。ふたをして蒸し焼きにする。
5 4を食べやすい大きさに切って器に盛る。2を添え、4で残ったたれをかける。

栄養MEMO

牛肉

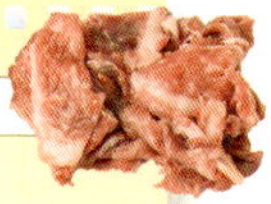

造血にかかわるミネラルがとれる

牛肉は、たんぱく質のほか、ビタミンB_{12}、鉄、亜鉛なども豊富です。貧血対策には、脂身の少ない赤身の肉を選ぶとよいでしょう。

主食

かめばかむほどおいしい！

雑穀ごはん

材料(作りやすい分量)

米 … 1合
雑穀ミックス … 45g

作り方

1 米は洗ってざるにあげる。
2 炊飯器に1を入れて目盛りまで水を加え、雑穀ミックスを加え混ぜ合わせ、表示に従って炊く。

栄養MEMO

雑穀ミックス

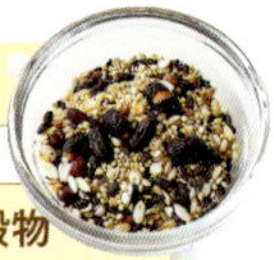

食物繊維が豊富な、米、麦以外の穀物

そば、きび、あわなどが代表的で、ここに豆が含まれることも。食物繊維、ビタミンやミネラルなどを手軽に補うことができます。

副菜

さわやかな辛さが箸休めにぴったり

ブロッコリーのからしあえ

材料(2人分)

ブロッコリー … 大1/2株(150g)
A
- だし汁 … 大さじ1
- しょうゆ … 小さじ1
- みりん … 小さじ1
- ねりからし … 小さじ1/3

作り方

1 ブロッコリーは小房に分け、塩少々(分量外)を加えた熱湯でさっとゆでる。
2 ボウルにAを入れて混ぜ、1を加えてあえる。

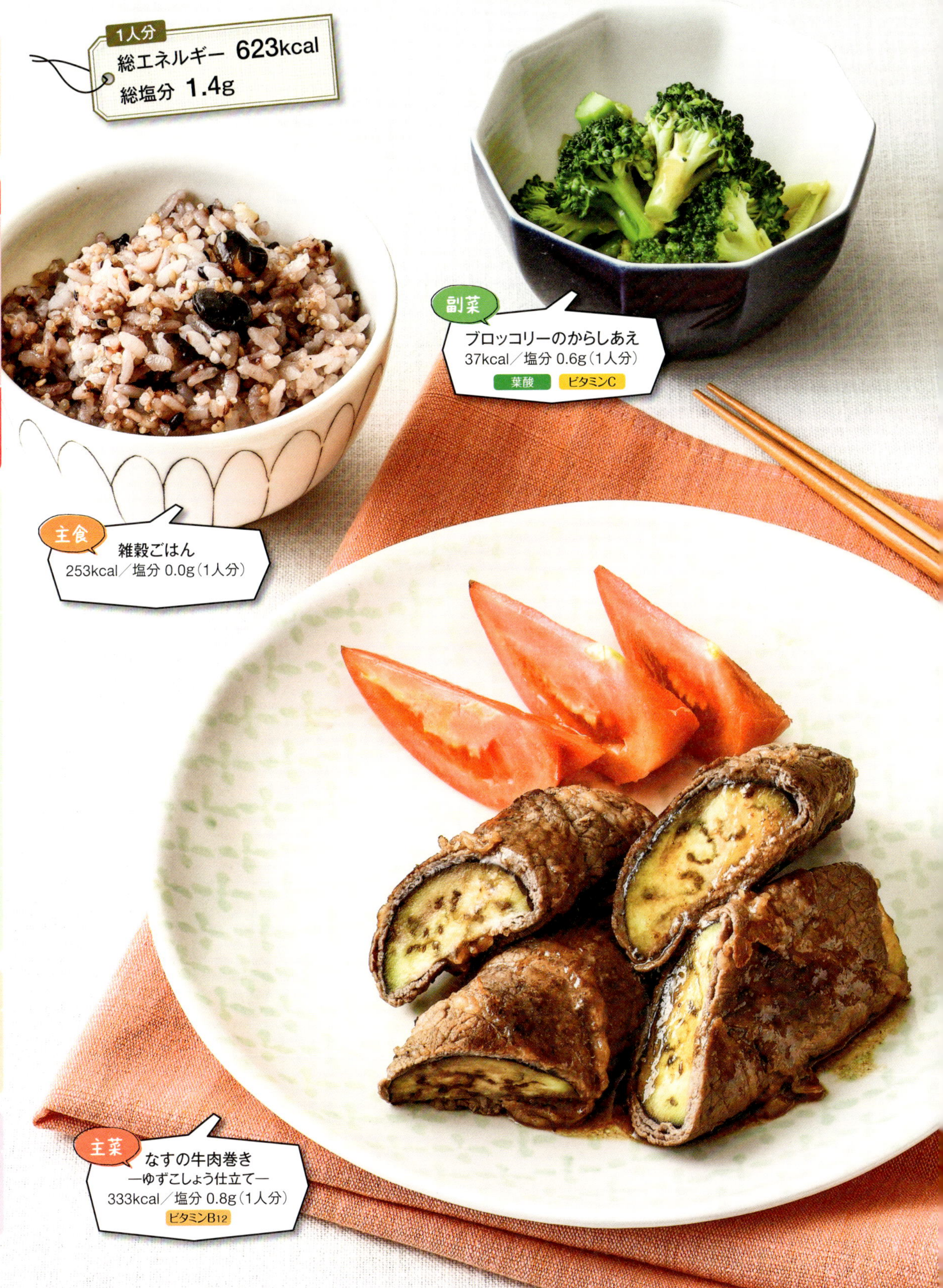
1人分
総エネルギー 623kcal
総塩分 1.4g
副菜
ブロッコリーのからしあえ
37kcal／塩分 0.6g（1人分）
葉酸 ビタミンC
主食
雑穀ごはん
253kcal／塩分 0.0g（1人分）
主菜
なすの牛肉巻き
―ゆずこしょう仕立て―
333kcal／塩分 0.8g（1人分）
ビタミンB12

妊娠後期(8~10カ月) 主食

ボリュームのある主食を取り入れて、必要なエネルギーや栄養素を確保していきましょう。たんぱく質をプラスすることを意識して。

沖縄の"ジューシーごはん"を薄味に仕上げました

豚肉と刻み昆布の炊き込みごはん

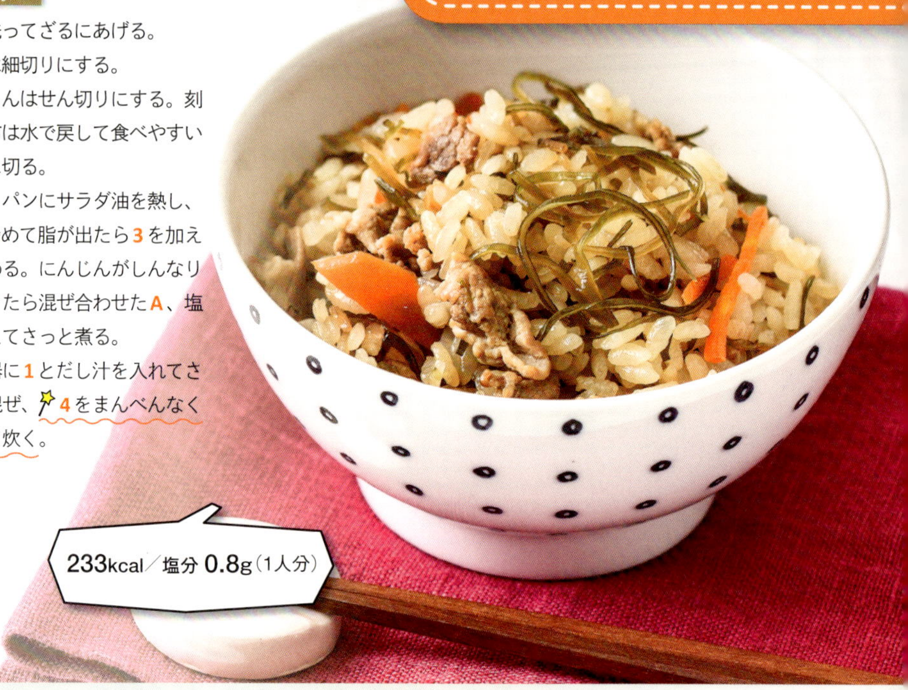

233kcal／塩分 0.8g（1人分）

材料（作りやすい分量）

米 … 2合
豚こま切れ肉 … 100g
にんじん … 1/3本（50g）
刻み昆布（乾燥） … 10g
A しょうゆ … 大さじ1
A 酒 … 大さじ1
A みりん … 大さじ1
塩 … 少々
だし汁 … 360mℓ
サラダ油 …

作り方

1 米は洗ってざるにあげる。
2 豚肉は細切りにする。
3 にんじんはせん切りにする。刻み昆布は水で戻して食べやすい長さに切る。
4 フライパンにサラダ油を熱し、2を炒めて脂が出たら3を加えて炒める。にんじんがしんなりしてきたら混ぜ合わせたA、塩を加えてさっと煮る。
5 炊飯器に1とだし汁を入れてさっと混ぜ、4をまんべんなくのせて炊く。

調理のコツ 具材は米の上にのせる

炊飯する際に具材を混ぜてしまうと、対流が妨げられ、お米がおいしく炊けません。炊きあがってから混ぜましょう。

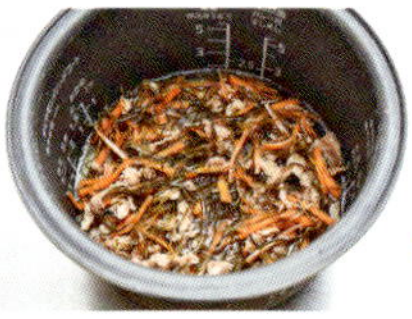

あっさり味で簡単鉄補給！

ねぎたっぷり牛丼

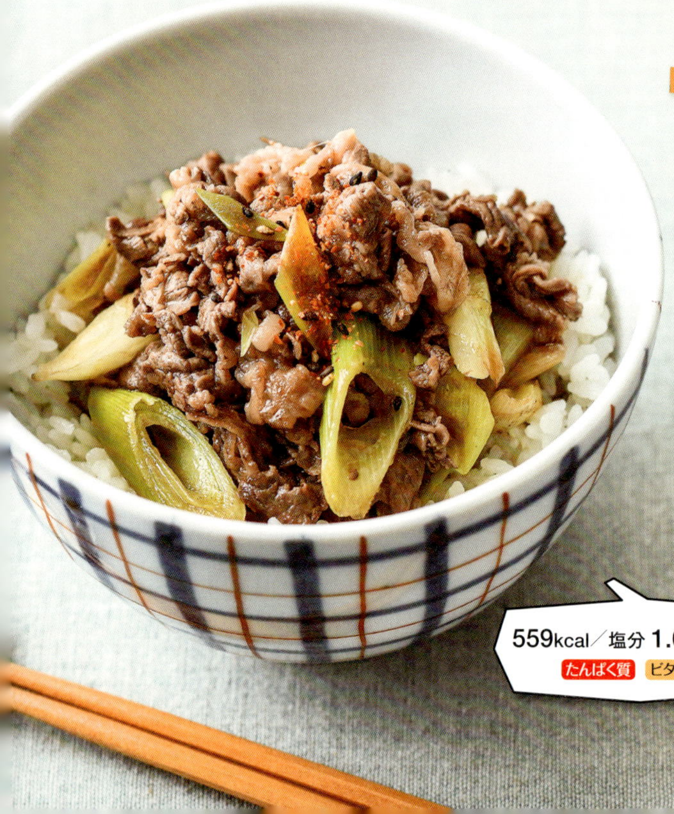

559kcal／塩分 1.0g（1人分）
たんぱく質　ビタミンB12

材料（2人分）

ごはん … 300g
牛こま切れ肉 … 150g
長ねぎ … 1本（100g）
A だし汁 … 1カップ
A しょうゆ … 小さじ2
A 酒 … 小さじ2
A みりん … 小さじ2
七味唐辛子 … 少々
サラダ油 … 小さじ2

作り方

1 長ねぎは斜め薄切りにする。
2 フライパンにサラダ油を熱し、1を炒めてしんなりしたら、牛肉を加えて炒める。肉の色が変わったらAを加えてひと煮する。
3 器にごはんを盛り、2をのせ、七味唐辛子をふる。

調理のコツ 七味唐辛子で味を引き締める

辛みを添えると、塩分を抑えられます。

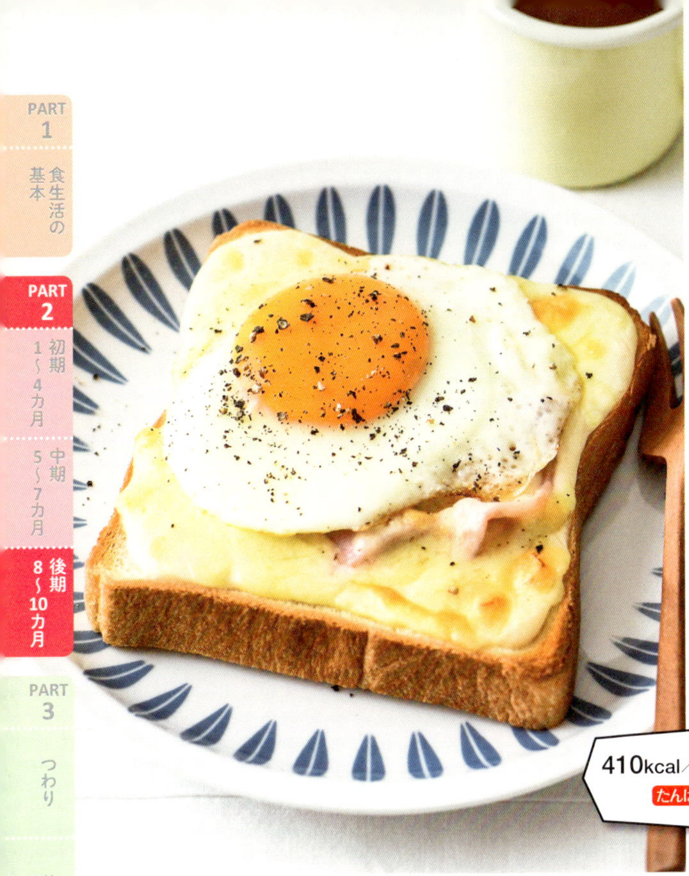

目玉焼きに心がなごむ、ほっとするひと皿

クロックマダム

材料（2人分）

- 食パン（6枚切り）… 2枚
- ハム … 2枚（40g）
- 卵 … 2個（100g）
- ピザ用チーズ … 40g
- ホワイトソース（市販）… 70g
- 粗びき黒こしょう … 少々
- サラダ油 … 小さじ2

作り方

1 食パン1枚にホワイトソース半量を塗り、ハム1枚、チーズ半量の順にのせる。もう1枚も同様に作り、オーブントースターで3〜5分焼く。

2 フライパンにサラダ油を熱し、卵を割り入れて目玉焼きを作る。1に1個ずつのせ、黒こしょうをふる。

410kcal／塩分 2.3g（1人分）
たんぱく質　ビタミンB12

栄養MEMO
卵
さまざまな栄養素を含む完全栄養食品
卵は、食物繊維とビタミンC以外のすべての栄養素を含む完全栄養食品といわれています。1日2個程度を目安にとるとよいでしょう。

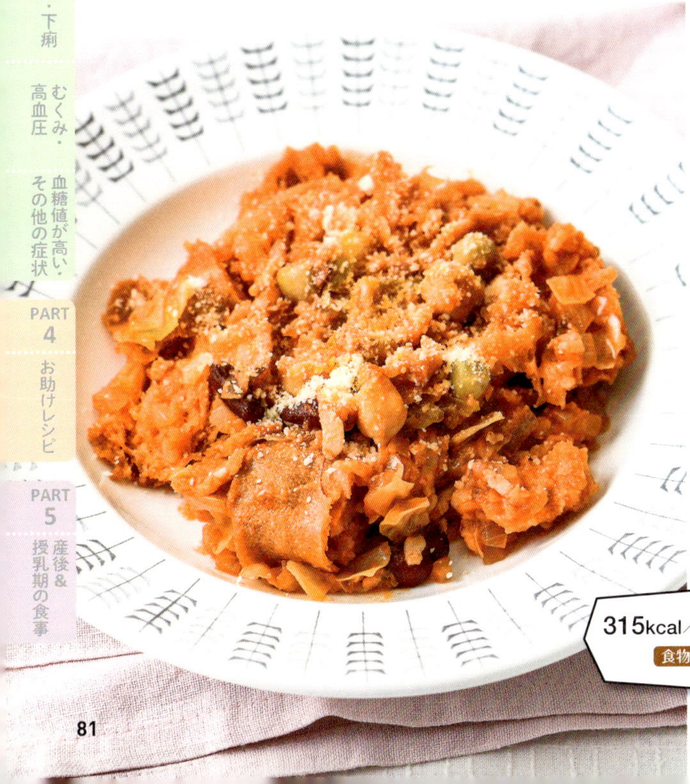

冷蔵庫にある野菜とパンを煮込むイタリアの家庭料理

野菜とパンのトマト煮込み

材料（2人分）

- フランスパン … 1/3本（80g）
- ベーコン … 2枚（40g）
- 玉ねぎ … 1/4個（50g）
- キャベツ … 1枚（50g）
- ミックスビーンズ（ドライパック）… 50g
- にんにく … 小1かけ（4g）
- A
  - トマトジュース（無塩）… 1カップ
  - 顆粒コンソメ … 小さじ1/2
  - 水 … 1/2カップ
- 塩 … 少々
- こしょう … 少々
- 粉チーズ … 小さじ2
- オリーブ油 … 小さじ2

作り方

1 フランスパンはひと口大にちぎる。

2 ベーコンは細切り、玉ねぎは粗みじん切りにし、キャベツは1cm角に切る。

3 にんにくはつぶす。

4 鍋にオリーブ油、3を入れて弱火で炒め、香りが立ったら2を加えて炒める。玉ねぎがしんなりしたらミックスビーンズを加えてさっと炒める。

5 4に混ぜ合わせたAを加え、煮立ったら1を加える。パンが水分を吸ったら塩、こしょうで味をととのえる。

6 器に盛り、粉チーズをふる。

315kcal／塩分 1.9g（1人分）
食物繊維　ビタミンC

ソースは冷蔵で3日間保存可能！

ツナのトマトソースパスタ

477kcal／塩分 2.4g（1人分）

たんぱく質　食物繊維　ビタミンB6

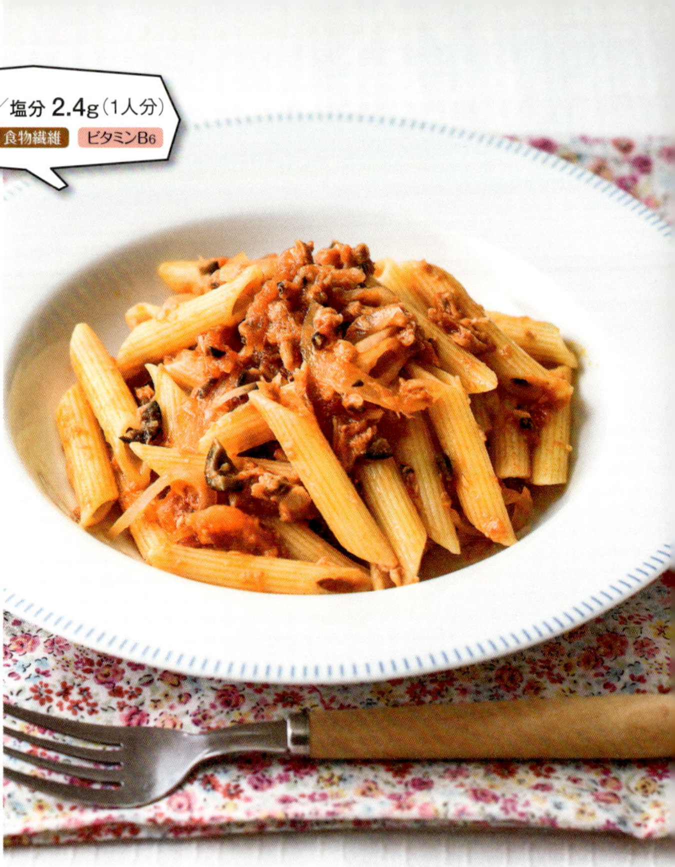

材料（2人分）

ペンネ … 150g
玉ねぎ … 1/4個（50g）
にんにく … 1かけ（5g）
黒オリーブ … 20g
ツナ油漬缶 … 1缶
トマト水煮缶 … 1/2缶（200g）
オリーブ油 … 大さじ1

作り方

1 玉ねぎは薄切り、にんにくはみじん切りにする。黒オリーブは刻む。ツナは軽く油をきる。

2 鍋にたっぷり湯をわかし、塩（分量外）を加えてペンネを表示時間通りにゆでる。ゆで汁はとっておく。

3 フライパンにオリーブ油、1のにんにくを入れて弱火で炒める。香りが立ったら、1の玉ねぎを加えて炒め、しんなりしたら1のツナ、トマト水煮缶、1の黒オリーブを加えて約3～5分煮る。

4 3にパスタのゆで汁をお玉1杯分（50mℓほど）加えて煮詰め、2を加えてあえる。

彩りが美しく、野菜もたっぷり！

冷やし中華

材料（2人分）

中華蒸しめん（たれ付き） … 2玉
焼き豚 … 100g
なす … 1本（80g）
トマト … 1個（150g）
きゅうり … 1/2本（50g）
白いりごま … 小さじ1

作り方

1 中華蒸しめんは表示時間通りにゆでてざるにあげ、水にとって冷まし、水けをしっかりきる。

2 なすは縦に切れ目を入れ（P.49参照）、ラップに包んで電子レンジで3分加熱する。約5分蒸らし、食べやすい大きさに裂く。焼き豚は細切り、トマトは薄切り、きゅうりは斜め薄切りにしてからせん切りにする。

3 器に1を盛り、2をのせ、白ごまをふって、添付のたれをかける。

調理のコツ

カリウムが多い野菜を組み合わせる

冷やし中華のたれは塩分量が心配です。体外に塩分を排出するカリウムを含む、なす、トマト、きゅうりが具材としておすすめ。

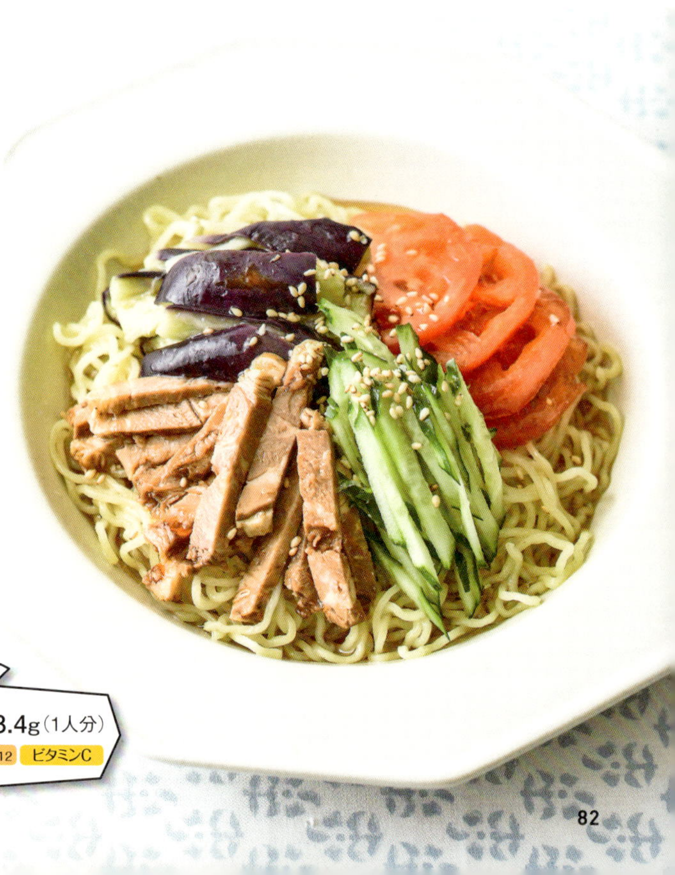

336kcal／塩分 3.4g（1人分）

たんぱく質　ビタミンB12　ビタミンC

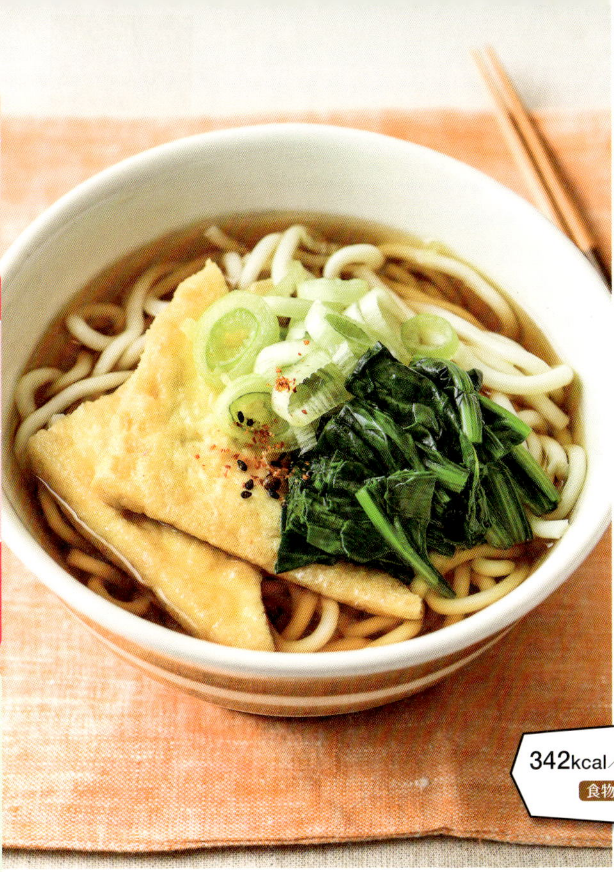

味がしみた油揚げがおいしい！

きつねうどん

材料（2人分）

- うどん（ゆで）… 2玉（460g）
- 油揚げ … 1枚（30g）
- ほうれん草 … 100g
- 長ねぎ … 1/4本
- A ［めんつゆ … 1/3カップ、水 … 2カップ］
- 七味唐辛子 … 少々

作り方

1 うどんは表示時間通りに湯通
する。
2 油揚げは半分に切って、斜めに
2つに切る。
3 ほうれん草は塩少々（分量外）を
加えた熱湯でさっとゆでて食べ
やすい長さに切る。長ねぎは小
口切りにする。
4 鍋にAを煮立て、2を加えて
さっと煮る。
5 器に1を盛り、3をのせて、4
のつゆをかける。4の油揚げを
のせて七味唐辛子をふる。

342kcal／塩分 3.1g（1人分）
食物繊維 葉酸

調理のコツ かけつゆを薄めに作る
かけつゆは薄めに作り、薬味などで風味を添えて、塩分摂取を控えるようにしましょう。

大根おろしの辛みがきいています

なめこおろしそば

413kcal／塩分 3.3g（1人分）
たんぱく質 食物繊維 葉酸 ビタミンB12

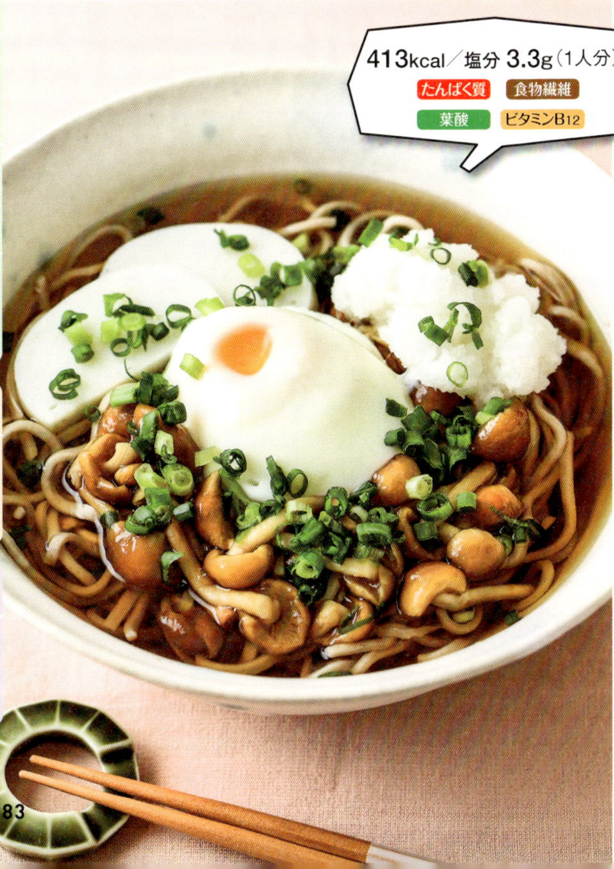

材料（2人分）

- そばゆで … 2玉（400g）
- 大根 … 1/6本（150g）
- 万能ねぎ … 2本（10g）
- なめこ … 1袋（100g）
- 卵 … 2個（100g）
- かまぼこ … 4切れ
- A ［めんつゆ … 1/3カップ、水 … 2カップ］

作り方

1 そばは表示時間通りにゆでる。
大根はすりおろして軽く水けを
きる。万能ねぎは小口切りにし、
なめこは水洗いして水けをきる。
2 耐熱容器に卵と、卵がかぶるく
らいの水を入れ、卵黄にようじ
で穴をあける。電子レンジで
50秒加熱し、温泉卵を作る。
3 鍋にAを煮立て、なめこを加え
てさっと煮る。
4 器に1のそばを盛り、3をかけ、
1の大根おろし、2、かまぼこ
をのせ、1の万能ねぎを散らす。

調理のコツ 卵黄にようじを刺す
加熱する際は、卵黄に穴をあけると飛び散りが防げます。ラップはかけなくてOK。加熱後は穴杓子を使って不要な水けをきりましょう。

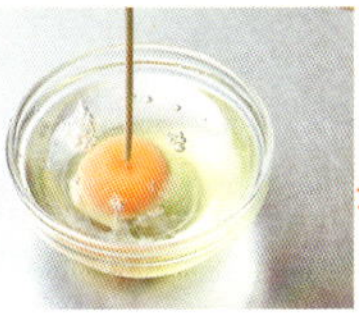

妊娠後期(8~10カ月) 主菜

たんぱく質は毎食しっかりとりたいので、作りおきしておくとよいでしょう。味付けのバリエーションを増やし、飽きない工夫をしましょう。

ごぼうを入れて食物繊維と風味をUP!

ハッシュドポーク

材料(2人分)

- 豚こま切れ肉 … 150g
- ごぼう … 1/4本(50g)
- 玉ねぎ … 1/2個(100g)
- A
  - デミグラスソース … 1/2缶(145g)
  - トマトケチャップ … 大さじ1
  - 水 … 1/4カップ
- 小麦粉 … 大さじ1
- 塩 … 適量
- こしょう … 適量
- パセリ(みじん切り) … 少々
- サラダ油 … 大さじ1

作り方

1. 豚肉は塩、こしょう各少々をふる。ごぼうはささがき、玉ねぎは薄切りにする。
2. フライパンにサラダ油を熱し、1のごぼう、玉ねぎを炒める。しんなりしたら1の豚肉をほぐしながら加えて炒める。
3. 肉の色が変わったら、小麦粉をふり入れ、粉っぽさがなくなるまで炒める。混ぜ合わせたAを加えて全体を混ぜ、煮立ったら弱火にしてふたをし、5分ほど煮る。塩、こしょう各少々で味をととのえ、パセリをふる。

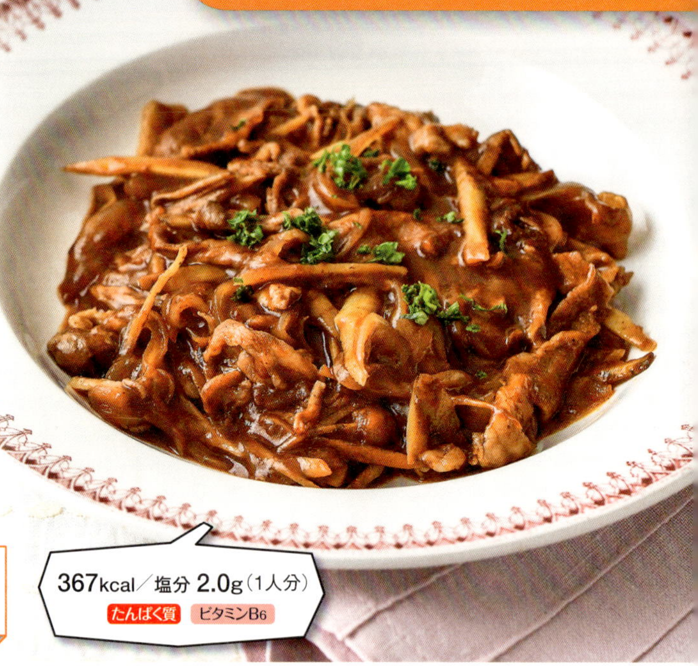

367kcal/塩分 2.0g(1人分)

たんぱく質　ビタミンB6

arrange

豚肉➡牛肉

牛こま切れ肉を使えば、ハッシュドビーフに。ごはんにかけて食べてもおいしいです。

おすすめ献立例

+ブロッコリーのミモザサラダ(p.96)
+ごはん(180g)
【総769kcal/総塩分 2.3g(1人分)】

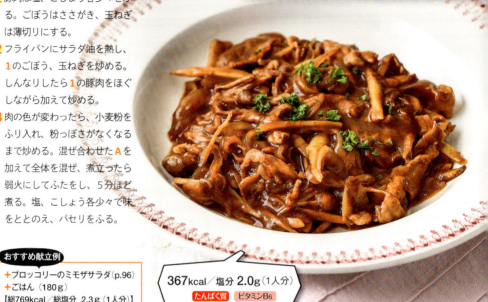

オクラはβ-カロテン、葉酸、カリウムが豊富!

豚肉とオクラの炒めポン酢味

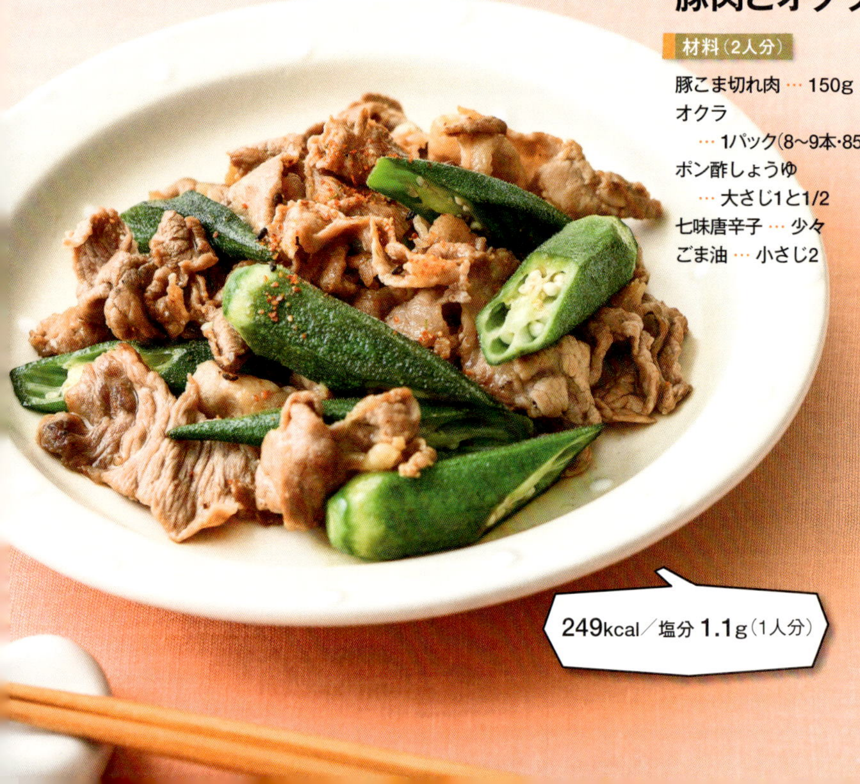

249kcal/塩分 1.1g(1人分)

材料(2人分)

- 豚こま切れ肉 … 150g
- オクラ … 1パック(8~9本・85g)
- ポン酢しょうゆ … 大さじ1と1/2
- 七味唐辛子 … 少々
- ごま油 … 小さじ2

作り方

1. オクラはガクを取り除き、斜め半分に切る。
2. フライパンにごま油を熱し、豚肉を炒める。肉の色が変わったら1を加え、炒め合わせる。ポン酢しょうゆをまわしかけ、全体になじませる。
3. 器に盛り、七味唐辛子をふる。

おすすめ献立例

+れんこんの洋風きんぴら(p.98)
+ごはん(180g)
【総633kcal/総塩分 1.7g(1人分)】

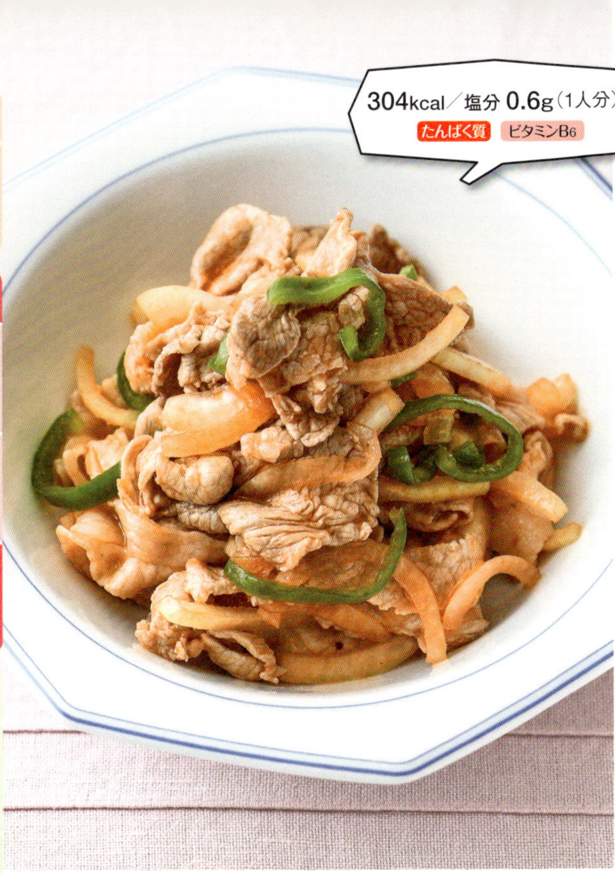

304kcal／塩分 0.6g（1人分）
たんぱく質　ビタミンB6

冷やすとさっぱりしてより美味に

豚肉と玉ねぎのケチャップマリネ

材料（2人分）

- 豚しゃぶしゃぶ用肉 … 150g
- 玉ねぎ … 1/2個（100g）
- ピーマン … 1個（30g）
- A
  - トマトケチャップ … 大さじ2
  - 酢 … 大さじ1
  - 砂糖 … 小さじ1
  - オリーブ油 … 大さじ1
  - タバスコ … 少々

作り方

1. ★玉ねぎは横薄切りにして5〜10分ほど水にさらす。
2. ピーマンは縦半分に切ってから横薄切りにする。
3. Aを混ぜ合わせ、1を加えてあえる。
4. 鍋に湯を沸かし、2をさっとゆで、3に加えてあえる。同じ湯で豚肉にしっかり火が通るまでゆで、ざるにあげて水けをきり3に加えてあえる。

調理のコツ　玉ねぎの繊維を断つように切る

玉ねぎは繊維を断ち切るように横向きに切ると、やわらかい食感になります。

おすすめ献立例

＋水菜とちりめんじゃこのサラダ （p.94）
＋ごはん（180g）
【総665kcal／総塩分 2.0g（1人分）】

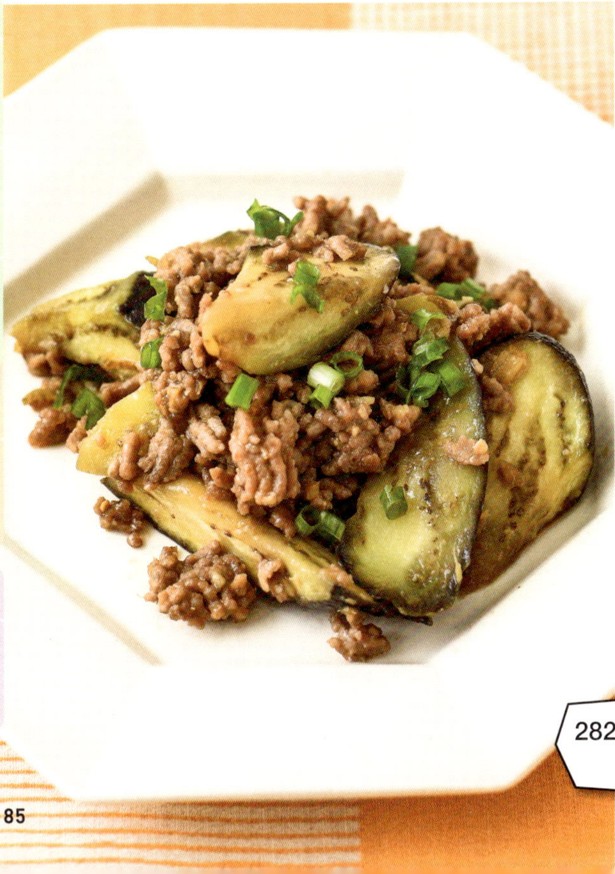

282kcal／塩分 1.4g（1人分）
たんぱく質　ビタミンB6

ジューシーななすがごはんによく合う一品

豚ひき肉となすのみそ炒め

材料（2人分）

- 豚ひき肉 … 150g
- なす … 2本（160g）
- しょうが … 小1かけ（10g）
- 万能ねぎ … 1本（5g）
- A
  - みそ … 大さじ1
  - 酒 … 大さじ1
  - みりん … 大さじ1
  - しょうゆ … 小さじ1/2
- サラダ油 … 大さじ1

作り方

1. なすは長めの乱切りにする。
2. しょうがはみじん切りにする。
3. 万能ねぎは小口切りにする。
4. フライパンにサラダ油を熱し、ひき肉、2を炒めて、全体がほぐれたら1を加えて炒める。なすに油がまわったら混ぜ合わせたAを加えてさっと混ぜ、ふたをして3〜4分、蒸し煮にする。
5. ふたを取って汁けを飛ばし、3を加えてさっと混ぜ合わせる。

おすすめ献立例

＋スナップえんどうの酢みそあえ （p.97）
＋ごはん（180g）
【総626kcal／総塩分 2.0g（1人分）】

鍋を使わない楽チンおかず

バンバンジー

250kcal／塩分 1.9g（1人分）
たんぱく質　ビタミンB6　ビタミンC

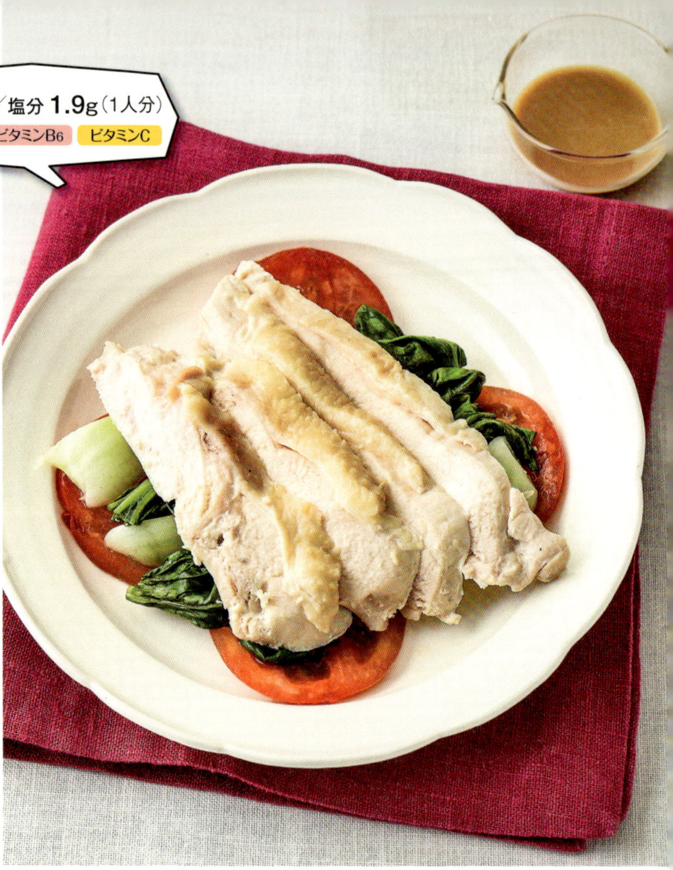

材料（2人分）

鶏むね肉 … 小1枚（230g）
チンゲン菜 … 1株（100g）
トマト … 1個（150g）
しょうが（薄切り）… 3～4枚
塩 … 小さじ1/3
酒 … 大さじ1
A［白ねりごま … 大さじ1
　ポン酢しょうゆ … 大さじ1
　蒸し汁 … 大さじ1

作り方

1 鶏肉は観音開き（p.87参照）にして塩、酒をふる。チンゲン菜は葉と軸に切り分け、軸は縦に8つ割りにする。
2 トマトは縦に薄切りにする。
3 耐熱皿に1、しょうがをのせ、水をふってラップをふんわりかけ、電子レンジで4分加熱する。鶏肉は粗熱がとれたら食べやすい大きさに切る。蒸し汁はとっておき、Aに使用する。しょうがははずす。
4 器に2、3を盛り、混ぜ合わせたAをかける。

調理のコツ　同時に加熱

鶏肉とチンゲン菜を同時に電子レンジで加熱するため、鍋は不要。片付けの手間が省けます。

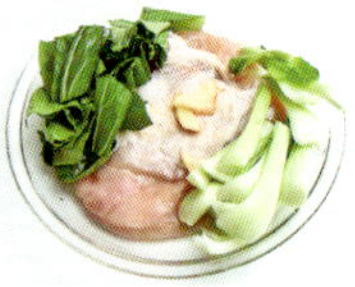

おすすめ献立例
＋セロリとりんごのサラダ（p.98）
＋ごはん（180g）
【総649kcal／総塩分 2.4g（1人分）】

ねぎたっぷりのソースでいただきます

鶏むね肉のユーリンチー

355kcal／塩分 2.5g（1人分）
たんぱく質　ビタミンB6

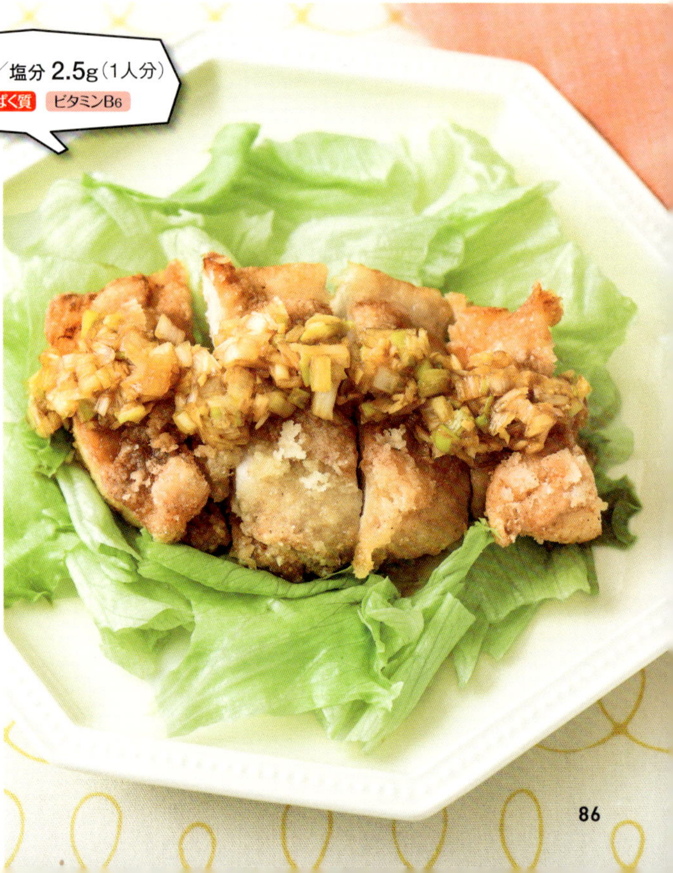

材料（2人分）

鶏むね肉
　… 大1枚（280g）
レタス … 2枚（40g）
A［塩 … 少々
　こしょう … 少々
　酒 … 少々
［ねぎソース］
長ねぎ（みじん切り）
　… 1/2本分（50g）
しょうゆ・酢 … 各大さじ1
砂糖 … 小さじ2
塩 … 少々
ごま油 … 小さじ1
片栗粉 … 適量
揚げ油 … 適量

作り方

1 鶏肉は観音開き（p.87参照）にして2等分し、フォークで数ヵ所刺す。Aをふり、10分ほどおく。ペーパータオルで水けをふいて片栗粉をまぶし、170度の揚げ油でからりと揚げ、食べやすい大きさに切る。
2 ねぎソースの材料を混ぜる。
3 器にレタスをちぎって敷き、1を盛り、2をかける。

調理のコツ　鶏肉に穴を開ける

フォークなどで穴を開けると火の通りが早くなります。鶏肉が厚めの場合は、めん棒などで軽くたたいて薄くしておくとよいでしょう。

おすすめ献立例
＋ほうれん草ともやしのナムル（p.95）
＋ごはん（180g）
【総722kcal／総塩分 2.9g（1人分）】

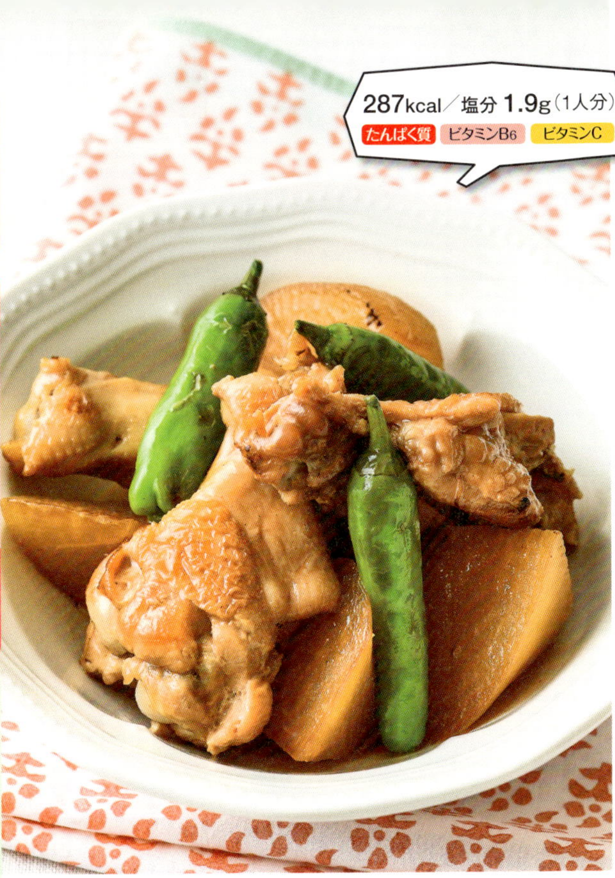

287kcal／塩分 1.9g（1人分）
たんぱく質　ビタミンB6　ビタミンC

ほろっとやわらかな骨付き肉はゆっくり味わって

手羽元の黒酢煮

材料（2人分）

手羽元 … 6本（360g）
大根 … 2/9本（200g）
しし唐辛子 … 6本（36g）
A 黒酢 … 大さじ2
A 砂糖 … 小さじ2
B しょうゆ … 大さじ1
B 鶏ガラスープの素 … 小さじ1/2
水 … 1カップ

作り方

1 手羽元は骨に沿ってキッチンば
さみで切れ目を入れる（p.43参
照）。
2 大根は乱切り、しし唐辛子は縦
にすっと切れ目を入れる。
3 フライパンを熱し、1を入れて
焼きつけ、脂が出てきたらペー
パータオルでふき取る。
4 3に2を加えてさっと炒め、し
し唐辛子を取り出す。水を加
え、煮立ったらアクを取る。A
を加え、砂糖が溶けたらBを加
え、落としぶたをして30分ほど
煮る。
5 4のしし唐辛子を加え、さっと
煮る。

おすすめ献立例
+きくらげのごま炒め（p.101）
+ごはん（180g）
【総643kcal／総塩分 2.8g（1人分）】

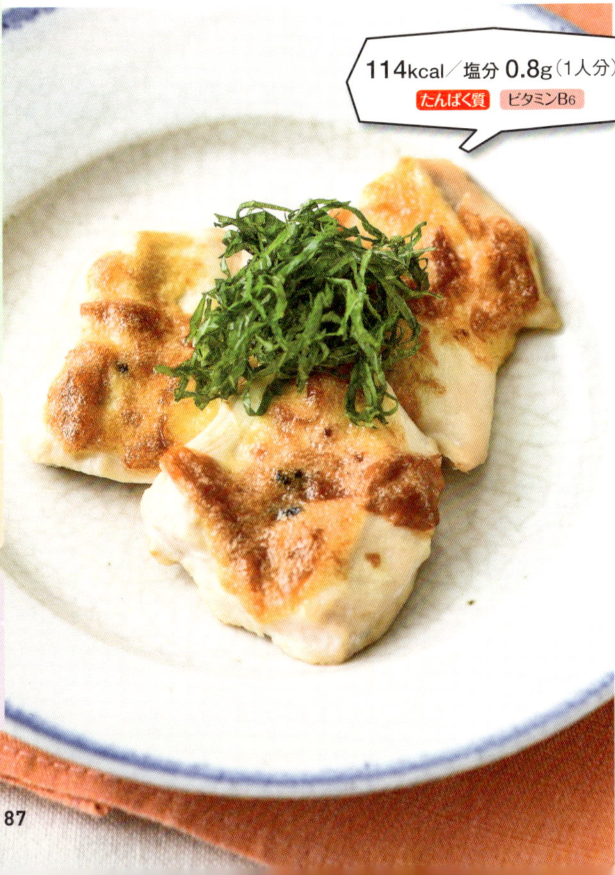

114kcal／塩分 0.8g（1人分）
たんぱく質　ビタミンB6

ローカロリーがうれしい！

ささみの梅マヨ焼き

材料（2人分）

鶏ささみ … 3本（135g）
しそ … 4枚（4g）
梅干し … 大1個（10g）
マヨネーズ … 大さじ1

作り方

1 鶏ささみは3本とも観音開き
にして、長さを2等分する。
2 しそはせん切りにする。
3 梅干しは種を取り出して果肉を
たたき（p.107参照）、マヨネー
ズと混ぜ合わせる。
4 1に3を塗り、オーブントース
ターで10分焼く。
5 器に盛り2をのせる。

調理のコツ　ささみを観音開きにする

ささみの中央に半分の深さまで
切れ目を入れ、左側を開きます。
上下をひっくり返し、もう一方
も同様に開きます。火の通りが
早くなります。

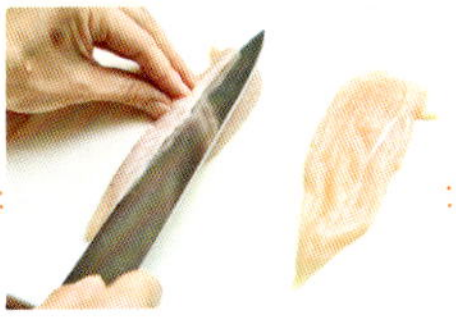

おすすめ献立例
+いんげんのピカタ（p.96）
+ごはん（180g）
【総538kcal／総塩分 1.3g（1人分）】

きのこたっぷりのトマトソースでボリュームUP!

煮込みハンバーグ

360kcal／塩分 1.9g（1人分）
たんぱく質　食物繊維　葉酸
ビタミンB6　ビタミンB12　ビタミンC

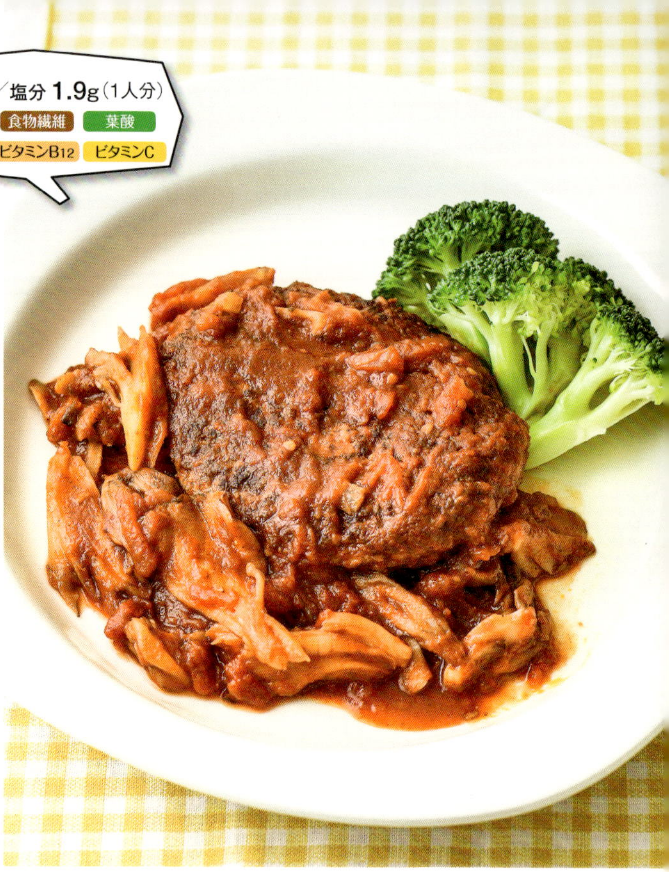

材料（2人分）

A
- 合いびき肉 … 150g
- 溶き卵 … 1個分（50g）
- パン粉 … 大さじ4
- 塩 … 少々
- こしょう … 少々

- 玉ねぎ … 1/4個（50g）
- まいたけ … 1パック（90g）
- ブロッコリー … 6房（120g）

B
- トマト水煮缶（つぶす） … 1/2缶（200g）
- トマトケチャップ … 大さじ1
- ウスターソース … 大さじ1
- 水 … 1/4カップ

- 塩 … 少々
- こしょう … 少々
- サラダ油 … 小さじ2

作り方

1 玉ねぎはみじん切りにし、ラップに包んで電子レンジで30秒加熱して冷ます。
2 まいたけは小房にほぐす。
3 ブロッコリーは塩少々（分量外）を加えた熱湯でさっとゆでる。
4 ボウルに1、Aを入れてよく混ぜ、2等分する。成形し、フライパンにサラダ油小さじ1を熱して焼く。両面に焼き色がついたら取り出す。
5 4に残りのサラダ油小さじ1を熱し、2をさっと炒め、混ぜ合わせたBを加える。煮立ったら4を戻し入れ、煮汁をかけながら5分ほど煮て、塩、こしょうで味をととのえる。
6 器に盛り、3を添える。

おすすめ献立例
+マッシュルームのごまあえ（p.100）
+ごはん（180g）
【総687kcal／総塩分 2.4g（1人分）】

肉と野菜がバランスよく食べられます

小松菜とにんじんのプルコギ

277kcal／塩分 1.4g（1人分）
たんぱく質　ビタミンB6
ビタミンB12　ビタミンC

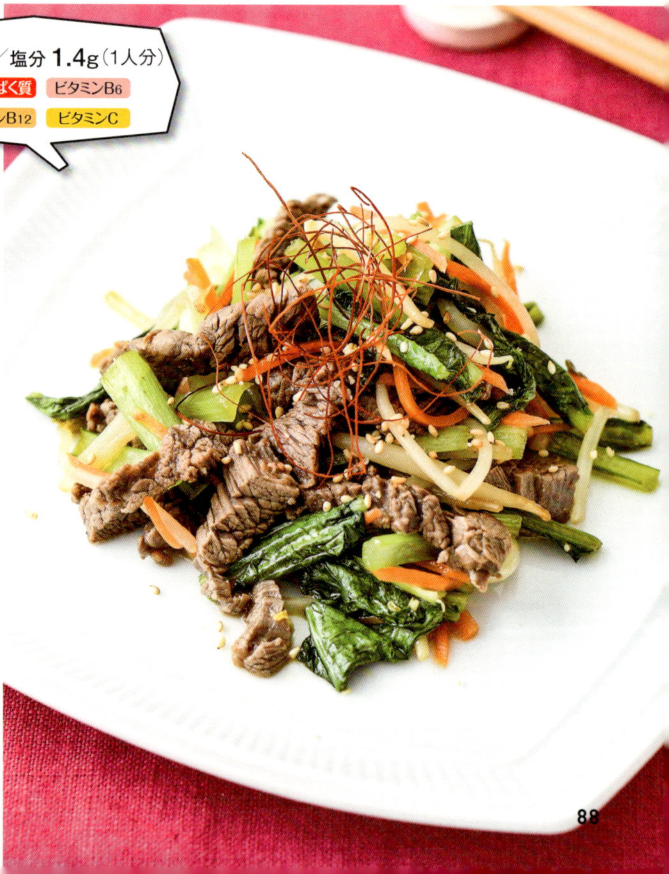

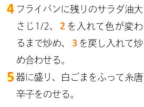

材料（2人分）

- 牛もも焼き肉用肉 … 150g
- にんじん（細め） … 4cm（50g）
- 小松菜 … 2株（100g）
- もやし … 50g
- 焼き肉のたれ（市販またはp.157Ⓗ） … 大さじ2
- 塩 … 少々
- こしょう … 少々
- 白いりごま … 少々
- 糸唐辛子 … 少々
- サラダ油 … 大さじ1

作り方

1 にんじんは縦せん切り、小松菜はざく切りにする。もやしはひげ根を取る。
2 牛肉は細切りにし、焼き肉のたれをもみ込む。
3 フライパンにサラダ油大さじ1/2を熱し、1を炒め、全体がしんなりしたら塩、こしょうをふって一度取り出す。
4 フライパンに残りのサラダ油大さじ1/2、2を入れて色が変わるまで炒め、3を戻し入れて炒め合わせる。
5 器に盛り、白ごまをふって糸唐辛子をのせる。

おすすめ献立例
+ラーパーツァイ（p.99）
+ごはん（180g）
【総677kcal／総塩分 2.4g（1人分）】

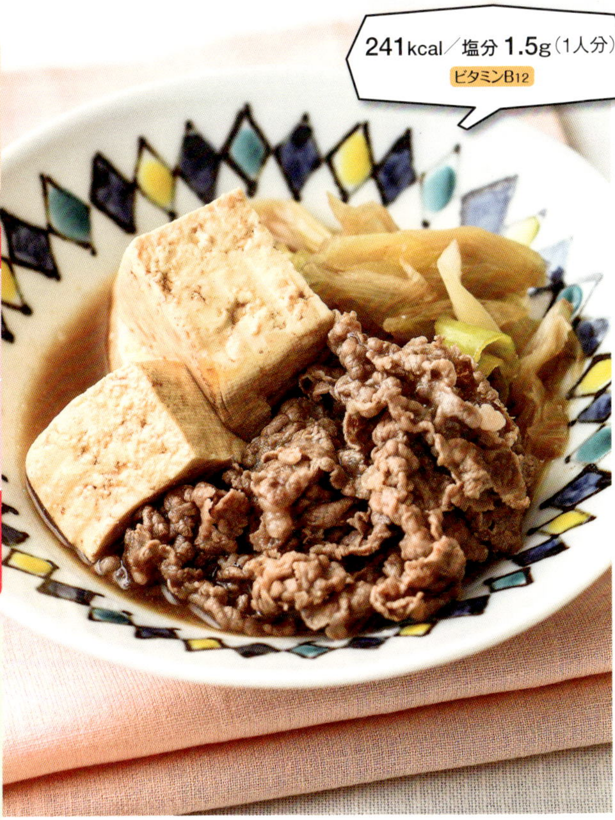

241kcal／塩分 1.5g（1人分）
ビタミンB12

2種類のたんぱく質食材がとれる！

長ねぎ肉豆腐

材料（2人分）

牛こま切れ肉 … 100g
木綿豆腐 … 小1丁（150g）
長ねぎ … 1/2本（50g）
A
だし汁 … 1カップ
しょうゆ … 大さじ1
酒 … 大さじ1
みりん … 大さじ1

作り方

1 豆腐は3㎝角、長ねぎは5㎜厚さの斜め切りにする。
2 鍋にAを入れて煮立て、1を加える。煮立ったら牛肉を少しずつ加え、牛肉に火が通ったらさらに5分ほど煮る。

栄養MEMO
豆腐

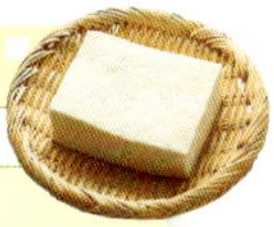

さまざまなポリフェノールに期待大

豆腐は、女性ホルモンと似た働きをする大豆イソフラボンなど多くの機能性成分を含むため、健康食として注目されています。

おすすめ献立例
+春菊の黒ごまあえ（p.95）
+ごはん（180g）
【総588kcal／総塩分 2.1g（1人分）】

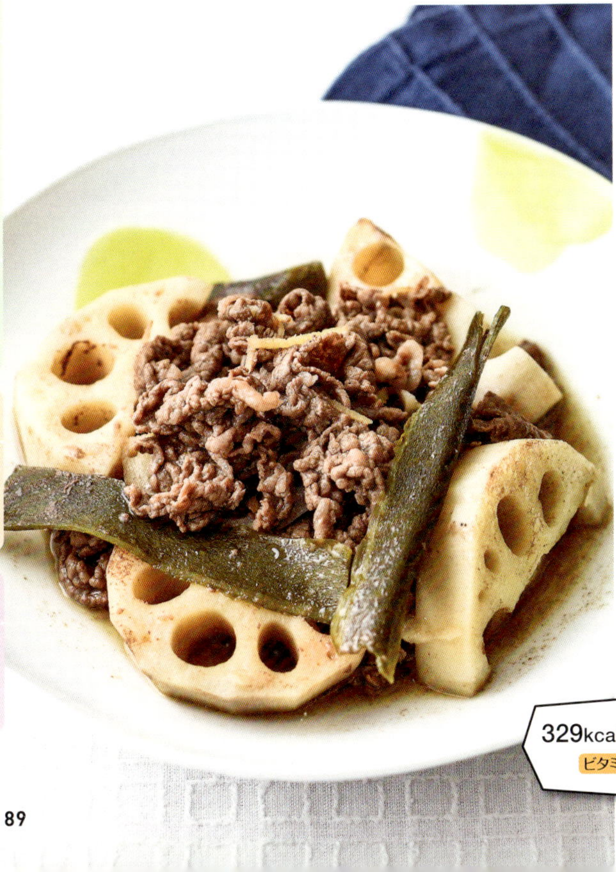

昆布と肉のうまみがベストマッチ！

牛肉とれんこんの甘辛煮

材料（2人分）

牛こま切れ肉 … 150g
れんこん … 小1節（150g）
しょうが … 小1かけ（10g）
昆布 … 小1枚（2g）
A
水 … 1カップ
しょうゆ … 大さじ1
みりん … 大さじ1
サラダ油 … 小さじ1

作り方

1 れんこんは乱切りにして水に10分ほどさらす。鍋にれんこんと、れんこんがかぶるくらいの水を加えて火にかける。沸騰したら弱火にし、ふたをして5分ゆでて取り出す。しょうがはせん切りにする。
2 鍋にサラダ油を熱し、牛肉をさっと炒める。1、混ぜ合わせたA、昆布を加え、煮立ったら落としぶたをして10分煮る。
3 昆布を食べやすい大きさに裂き器に盛る。

329kcal／塩分 1.6g（1人分）
ビタミンB12　ビタミンC

おすすめ献立例
+せん切りじゃがいもと三つ葉の梅肉あえ（p.100）
+ごはん（180g）
【総687kcal／総塩分 2.2g（1人分）】

栄養満点！　青魚の洋風煮込み

さばのトマトソース煮

317kcal／塩分 1.2g（1人分）

たんぱく質　ビタミンB_6　ビタミンB_{12}

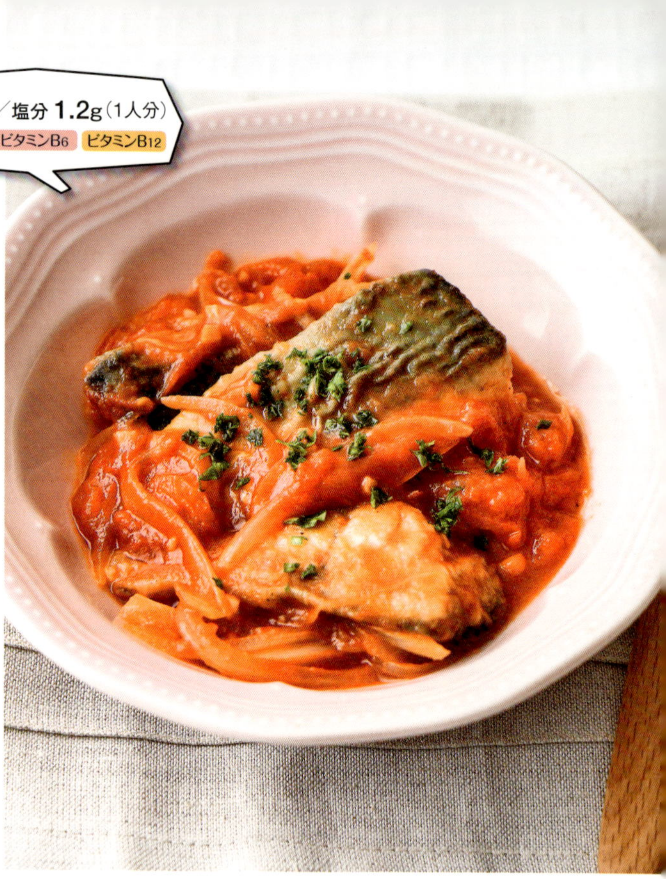

材料（2人分）

さば … 2切れ（160g）
玉ねぎ … 1/4個（50g）
にんにく … 1かけ（5g）
A ［塩 … 少々
　 こしょう … 少々
小麦粉 … 適量
B ［トマトソース
　　… 1/2缶（200g）
　 トマトケチャップ … 大さじ1
　 水 … 1/4カップ
塩 … 少々
こしょう … 少々
パセリ（みじん切り） … 適量
オリーブ油 … 大さじ1

作り方

1 さばは食べやすい大きさに切り、Aをふって小麦粉をまぶす。

2 玉ねぎは薄切り、にんにくはみじん切りにする。

3 フライパンにオリーブ油大さじ½を熱し、1の両面をこんがり焼いて一度取り出す。

4 フライパンに残りのオリーブ油大さじ½、2のにんにくを入れて弱火で炒める。香りが立ったら2の玉ねぎを加えてしんなりするまで炒め、Bを加えてひと煮する。3を戻し入れ、2～3分煮る。塩、こしょうで味をととのえる。パセリを散らす。

調理のコツ　さばに小麦粉をまぶす

小麦粉をまぶすと魚の身がくずれにくくなります。

おすすめ献立例

＋れんこんの洋風きんぴら（p.98）
＋ごはん（180g）
【総701kcal／総塩分 1.8g（1人分）】

切り身で簡単に手早く作れます

ぶりと大根の煮もの

244kcal／塩分 1.5g（1人分）

たんぱく質　ビタミンB_6　ビタミンB_{12}

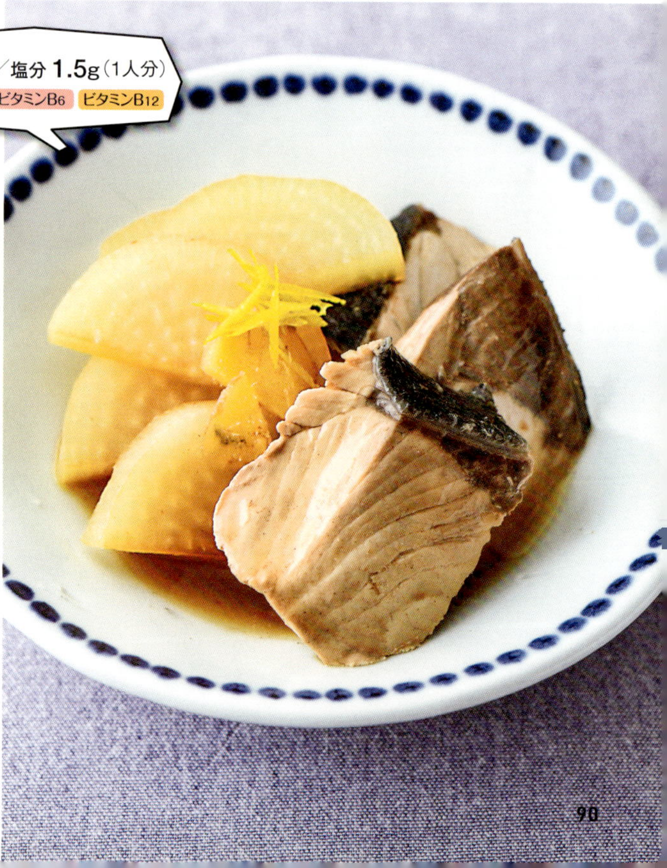

材料（2人分）

ぶり … 2切れ（160g）
大根 … 2/9本（200g）
A ［しょうが（薄切り） … 2～3枚
　 だし汁 … 1カップ
　 しょうゆ … 大さじ1
　 酒 … 大さじ1
　 みりん … 大さじ1
ゆずの皮（せん切り・好みで）
　… 適量

作り方

1 ぶりは食べやすい大きさのそぎ切りにし、熱湯でさっとゆでてざるにあげる。

2 大根は7㎝厚さの半月切りにし、水からゆでる。沸騰したら5分ゆでてざるにあげる。

3 鍋に1、2、混ぜ合わせたAを入れて火にかる。煮立ったらアクを取って落としぶたをし、10分ほど煮る。好みでゆずの皮を散らす。

おすすめ献立例

＋スナップえんどうの酢みそあえ（p.97）
＋ごはん（180g）
【総588kcal／総塩分 2.1g（1人分）】

172kcal／塩分 1.6g（1人分）
たんぱく質　ビタミンB12

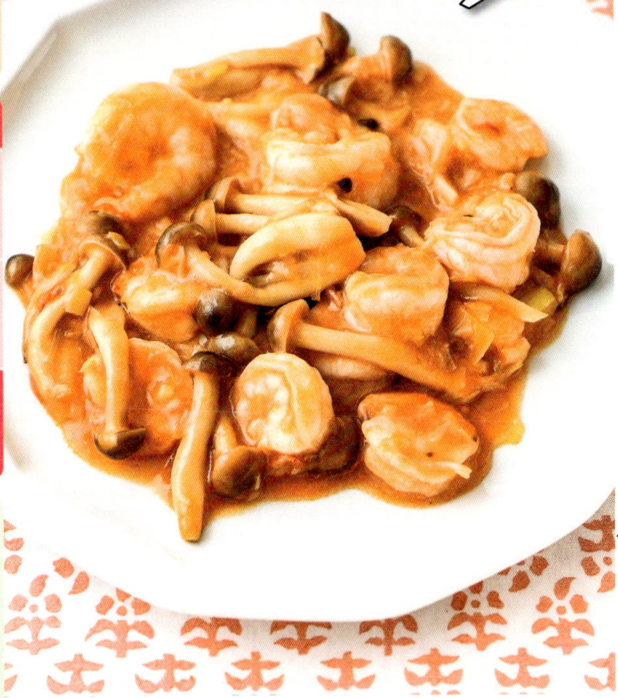

えびは高たんぱく、低カロリーの優秀素材！

甘口えびチリ

材料（2人分）

むきえび … 150g
しめじ … 小1パック（90g）
長ねぎ … 1/2本（50g）
しょうが … 小1かけ（10g）
A ケチャップ だれ（p.157Ⓖ） … 大さじ1/2
A 鶏ガラスープの素 … 小さじ1/4
A 片栗粉 … 小さじ1
A 水 … 大さじ2
サラダ油 … 大さじ1

作り方

1 えびは背に切り込みを入れて背ワタを取る。しめじは石づきを切り落とし、小房にほぐす。
2 長ねぎ、しょうがはみじん切りにする。
3 フライパンにサラダ油を熱し、2を炒め、油がまわったら1を加えて炒める。えびの色が変わったら混ぜ合わせたAを加えて、とろみが出るまで煮る。

調理のコツ　合わせ調味料に片栗粉を入れる

合わせ調味料に片栗粉を入れれば、均一にとろみがつきやすく、手間いらずです。

おすすめ献立例

＋ラーパーツァイ（p.99）
＋ごはん（180g）
【総572kcal／総塩分 2.6g（1人分）】

174kcal／塩分 0.9g（1人分）
たんぱく質　ビタミンB6　ビタミンB12

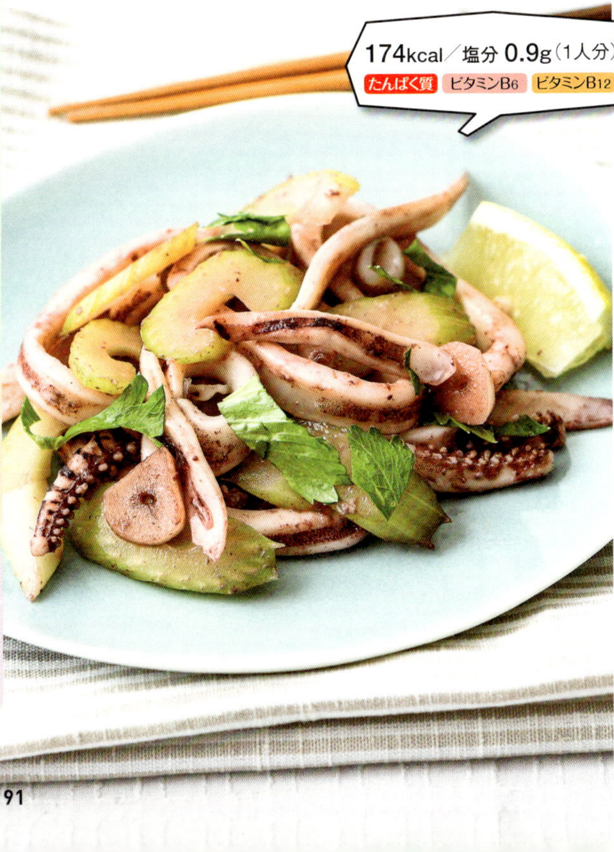

にんにくの香りといかの歯ごたえがあとを引く

いかとセロリのガーリック炒め

材料（2人分）

するめいか … 大1ぱい（260g）
セロリ … 小1本（80g）
にんにく … 1かけ（5g）
塩 … 少々
レモン（くし形） … 2切れ
オリーブ油 … 大さじ1

作り方

1 いかは胴と足に分け、ワタを切り落としてよく洗い、しっかりと水けをふく。皮つきのまま胴は1cm厚さの輪切り、足はぶつ切りにする。
2 セロリは5mm厚さの斜め切りにする。
3 にんにくは薄切りにする。フライパンにオリーブ油を弱火で熱して炒め、にんにくが色づいたら取り出す。
4 同じフライパンに2を入れてさっと火を通し、1を加えていかの色が変わるまで炒める。塩で味をととのえ、3を戻し入れて炒め合わせる。
5 器に盛り、レモンを添える。

調理のコツ　いかに火を通し過ぎない

いかは火を通し過ぎると固くなるので注意しましょう。身が縮んで、透明感がなくなればOKです。

おすすめ献立例

＋ブロッコリーのミモザサラダ（p.96）
＋ごはん（180g）
【総576kcal／総塩分 1.2g（1人分）】

具がいっぱい。ボリューム感に大満足！

ひじきと豚そぼろ入り厚焼き卵

293kcal／塩分 1.8g（1人分）
ビタミンB12

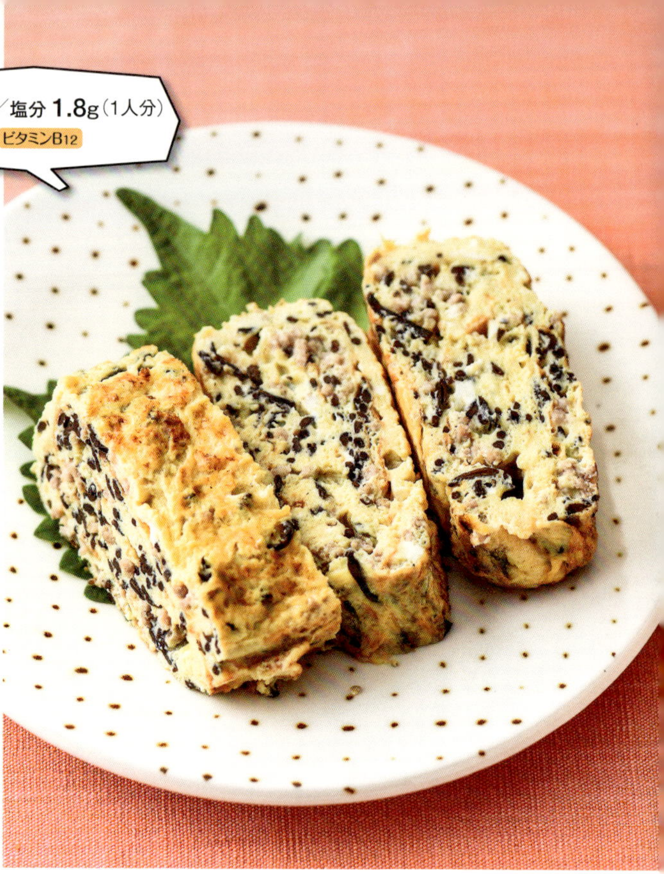

材料（2人分）

豚ひき肉 … 50g
芽ひじき（乾燥） … 5g
卵 … 3個（150g）
しそ … 4枚（4g）
A だし汁 … 1/4カップ
　しょうゆ（薄口） … 大さじ1
サラダ油 … 大さじ2

作り方

1 芽ひじきはたっぷりの水に10分つけて戻す。
2 ボウルに卵を溶きほぐし、Aを入れて混ぜ合わせる。
3 卵焼き器にひき肉を入れて炒め、色が変わったら1を加え、さっと炒めて2に加える。
4 卵焼き器にサラダ油をなじませ、余分な油は一度取り出し、3の1/3量を入れて焼く。表面が乾いたら巻き、再度卵焼き器に油をなじませる。同様にあと2回焼いて巻く。
5 器にしそ2枚をのせ、4を食べやすい大きさに切って盛る。

調理のコツ　ふくらみをつぶしながら焼く

卵に火が通り始めると、盛り上がる部分が出てきます。これを菜ばしでつぶして、火が通っていない卵液を、できた穴に流し込みながら焼きましょう。

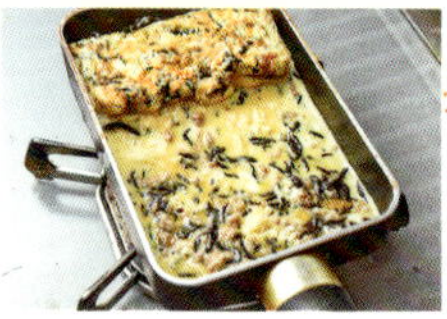

おすすめ献立例

＋ピーマンの丸ごと焼きびたし（p.96）
＋ごはん（180g）
【総636kcal／総塩分 2.3g（1人分）】

やさしい味わいと食感が特徴

豆腐ステーキ ―きのこあんかけ―

209kcal／塩分 1.1g（1人分）

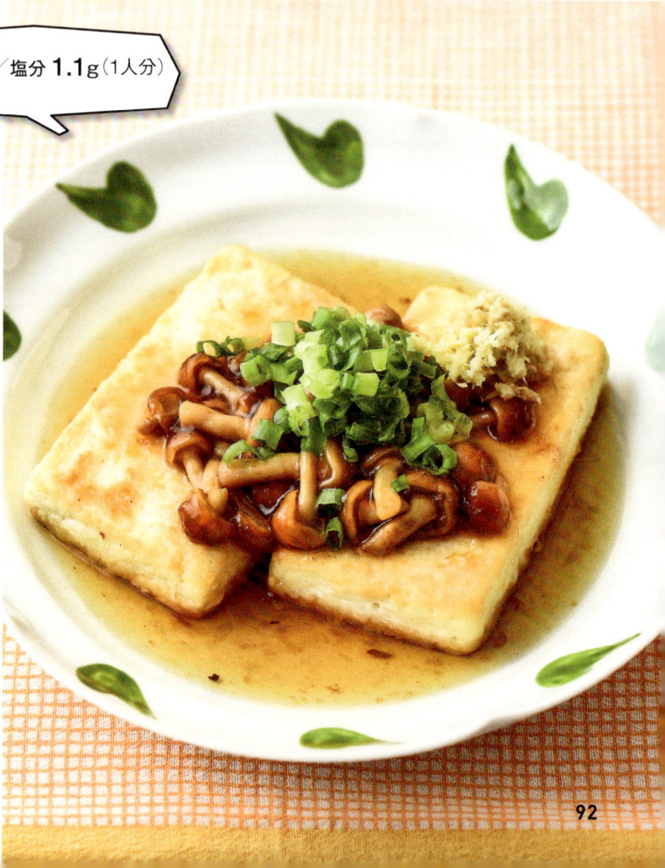

材料（2人分）

木綿豆腐 … 1丁（300g）
なめこ … 1パック（100g）
万能ねぎ … 1本（5g）
おろししょうが … 少々
塩 … 少々
こしょう … 少々
小麦粉 … 適量
A だし汁 … 1/2カップ
　しょうゆ … 大さじ1/2
　みりん … 大さじ1/2
ごま油 … 大さじ1

作り方

1 豆腐は水きりし、塩、こしょうをふって小麦粉を薄くまぶす。
2 なめこはさっと洗い、万能ねぎは小口切りにする。
3 フライパンにごま油を熱し、1の両面をこんがりと焼いて取り出す。
4 フライパンに混ぜ合わせたAを入れて煮立て、2のなめこを加えてひと煮する。
5 器に3を盛り、4をかける。2の万能ねぎをのせ、おろししょうがをのせる。

調理のコツ　豆腐にしっかり火を通す

豆腐はじっくり焼いて火を通すことで、フライパンにくっつきにくくなります。

おすすめ献立例

＋刻み昆布とさつま揚げの煮もの（p.101）
＋ごはん（180g）
【総551kcal／総塩分 2.7g（1人分）】

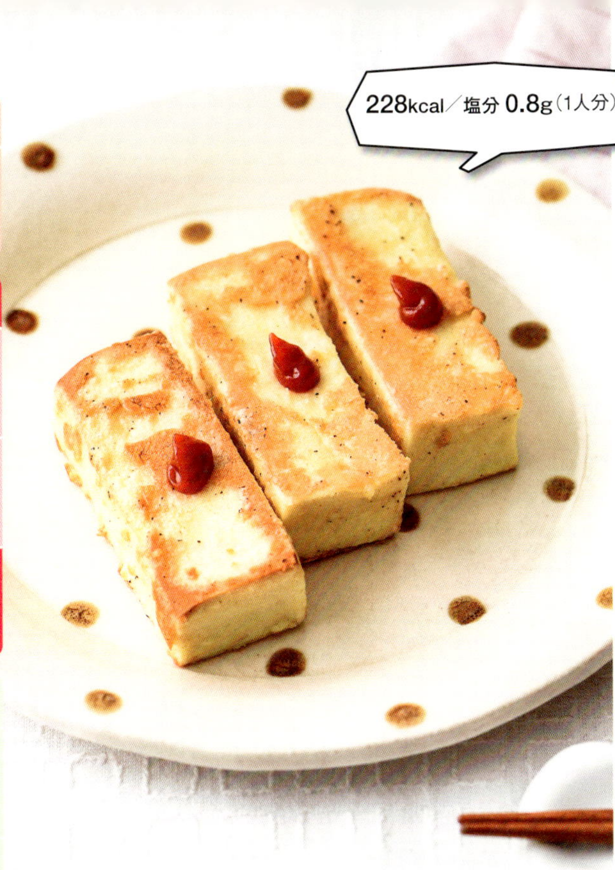

228kcal／塩分 0.8g（1人分）

焼いてもおいしい高野豆腐。美肌効果も！

高野豆腐のピカタ

材料（2人分）

- 高野豆腐 … 2個（32g）
- 卵 … 1個（50g）
- A
  - 粉チーズ … 大さじ1
  - 塩 … 少々
  - こしょう … 少々
- トマトケチャップ … 適量
- オリーブ油 … 大さじ1

作り方

1 高野豆腐は50度ほどのぬるま湯に10分ほど漬けて戻す。水けをしぼり、1個を3等分する。
2 ボウルに卵を溶きほぐしてAと混ぜ合わせ、1を汁を吸い込むまで漬ける。
3 フライパンにオリーブ油を熱し2を入れて両面がこんがりと色づくまで焼く。
4 器に盛ってケチャップをのせる

調理のコツ 高野豆腐をぬるま湯で戻す

高野豆腐は熱湯に漬けると崩れる場合があるので、商品の表示を確認してから戻しましょう。

おすすめ献立例

+トマトとオレンジのサラダ（p.97）
+ごはん（180g）
【総604kcal／総塩分 1.1g（1人分）】

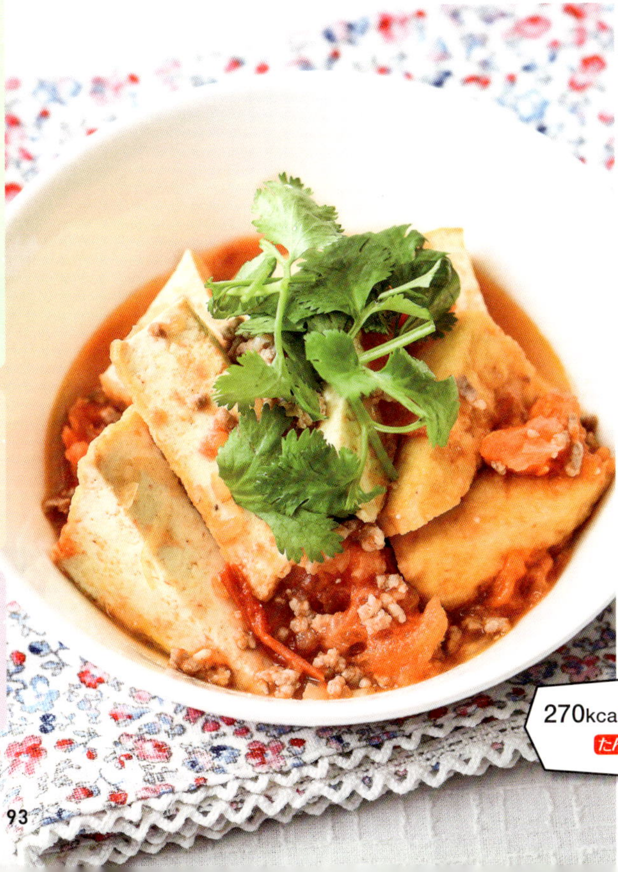

270kcal／塩分 1.1g（1人分）
たんぱく質　ビタミンB6

エスニック風の味付けが厚揚げに合います

厚揚げのトマト煮

材料（2人分）

- 豚ひき肉 … 50g
- 厚揚げ … 1枚（200g）
- トマト … 大1個（200g）
- 玉ねぎ … 1/4個（50g）
- おろしにんにく … 少々
- A
  - ナンプラー … 小さじ1
  - 鶏ガラスープの素 … 小さじ1/2
  - 水 … 1/4カップ
- 香菜 … 適量
- サラダ油 … 大さじ1/2

作り方

1 厚揚げは食べやすい大きさに切る。
2 トマトはざく切り、玉ねぎはみじん切りにする。
3 フライパンにサラダ油、2の玉ねぎを入れて炒め、しんなりしたらひき肉を加える。全体がほぐれたら1を加えてさっと炒める。
4 3に2のトマト、おろしにんにくを加えて炒め、トマトが煮崩れてきたら、混ぜ合わせたAを加えて約3～5分煮込む。
5 器に盛り、香菜をのせる。

おすすめ献立例

+セロリとりんごのサラダ（p.98）
+ごはん（180g）
【総669kcal／総塩分 1.6g（1人分）】

妊娠糖尿病予防や便秘対策に重要な食物繊維を多く含む食材を使ったメニューがたっぷり！ 鉄、カルシウムなどは青菜で摂取しましょう。

干ししいたけには栄養がぎゅっと凝縮

チンゲン菜と干ししいたけのオイスターソース炒め

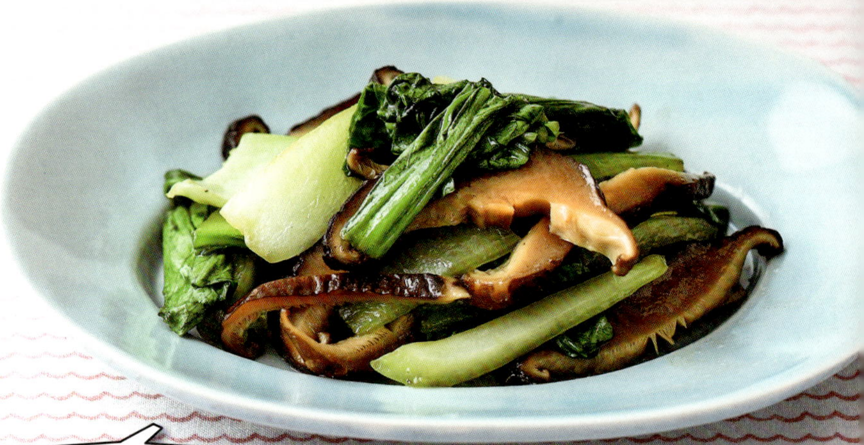

41kcal／塩分 0.6g(1人分)

材料(2人分)

チンゲン菜 … 1束(100g)
干ししいたけ … 2枚(6g)
オイスターソース … 小さじ1
塩 … 少々
こしょう … 少々
サラダ油 … 大さじ1/2

作り方

1 干ししいたけは2～3時間水に漬けて戻し、細切りにする。戻し汁はとっておく。
2 チンゲン菜は葉と軸に分け、軸を縦1cm幅に切り、葉はざく切りにする。
3 フライパンにサラダ油を熱し、2のチンゲン菜の軸、1を炒める。しんなりしたら葉を加えてさっと炒める。戻し汁大さじ1でのばしたオイスターソースを加えて炒め、塩、こしょうで味をととのえる。

ノンオイルドレッシングでいただきます

水菜とちりめんじゃこのサラダ

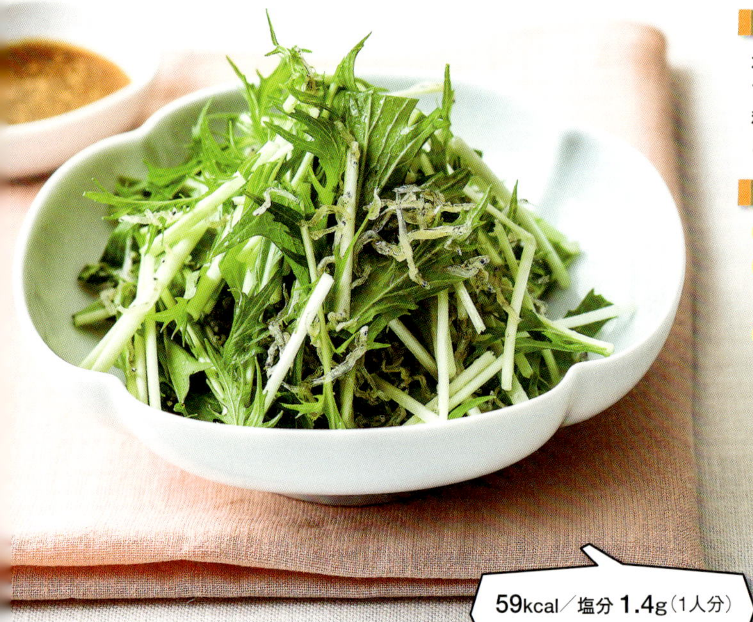

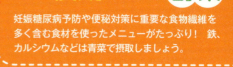

59kcal／塩分 1.4g(1人分)
ビタミンB_{12} ビタミンC

材料(2人分)

水菜 … 2株(100g)
ちりめんじゃこ … 20g
和風低カロリードレッシング(p.156 Ⓐ) … 大さじ1
ごま油 … 小さじ1

作り方

1 水菜はざく切りにする。
2 フライパンにごま油を熱し、ちりめんじゃこをさっと炒める。
3 器に水菜とちりめんじゃこを合わせて盛り、和風低カロリードレッシングをかける。

arrange

水菜 ➡ 春菊

ハリのある葉物と、ちりめんじゃこのカリカリした香ばしさがよく合います。

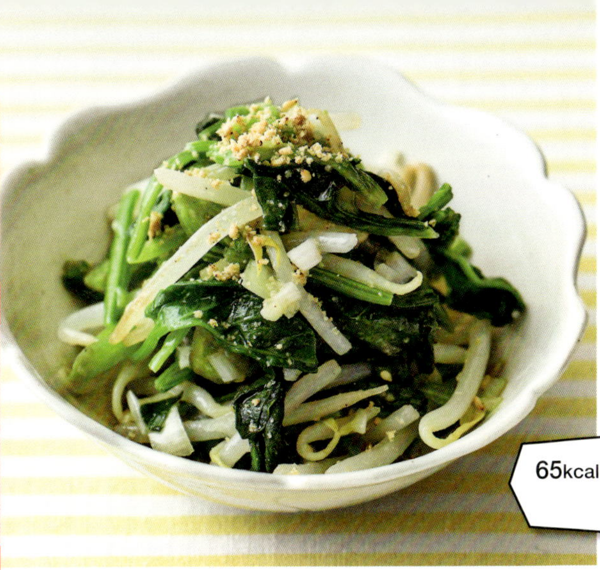

ねぎ塩だれであえた、ついついはしが進む味

ほうれん草ともやしのナムル

材料（2人分）

ほうれん草 … 約1/4束（70g）
もやし … 70g
ねぎ塩だれ（p.157 Ⓔ） … 大さじ2
白すりごま … 小さじ1

作り方

1 もやしはひげ根を取る。鍋に水、塩少々（分量外）、もやしを入れて火にかけ、沸騰したらゆでてざるにあげる。
2 同じ湯でほうれん草をさっとゆで、水けをしぼって3㎝長さに切る。
3 ボウルに1、2を入れ、ねぎ塩だれを加えてあえる。
4 器に盛り、白ごまをふる。

65kcal／塩分 0.4g（1人分）
葉酸

ミネラルたっぷりの組み合わせ！

小松菜とわかめの煮びたし

材料（2人分）

小松菜 … 1/2束（150g）
わかめ（乾燥・カット） … 2g
だし汁 … 1/2カップ
しょうゆ … 小さじ1
みりん … 小さじ1

作り方

1 小松菜はざく切りにする。
2 鍋にだし汁を入れて火にかけ、わかめを入れる。わかめが戻ったら1、しょうゆ、みりんを加え、しんなりするまで煮る。

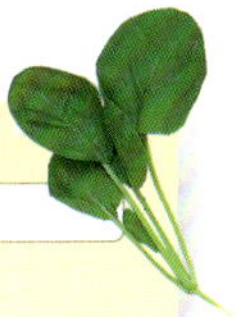

栄養MEMO

小松菜

カルシウム、鉄、ビタミンを含む

小松菜に含まれるカルシウムの量は、ほうれん草の約3.5倍です。鉄やビタミンA、Cも豊富なため、免疫力アップに一役買います。

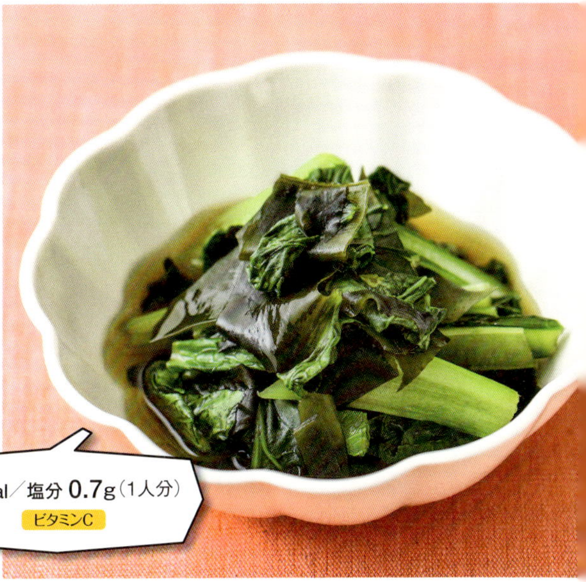

19kcal／塩分 0.7g（1人分）
ビタミンC

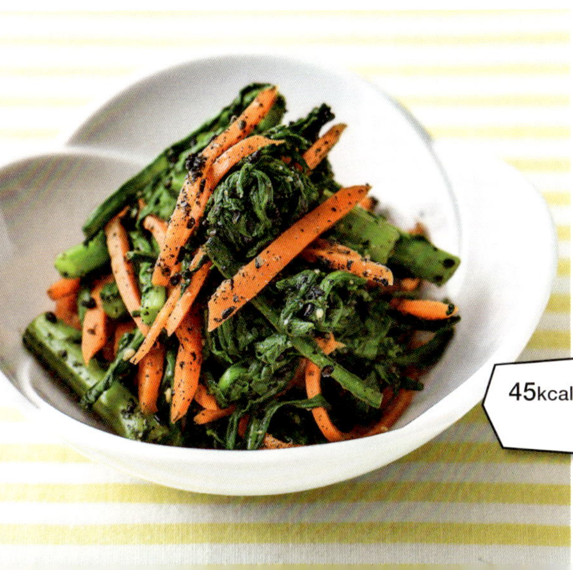

ほろ苦さとごまの風味がクセになる！

春菊の黒ごまあえ

材料（2人分）

春菊 … 3/4束（150g）
にんじん … 1/6本（30g）
A 黒すりごま … 大さじ1
A しょうゆ … 小さじ1
A 砂糖 … 小さじ1/2

作り方

1 春菊は塩少々（分量外）を加えた熱湯でさっとゆで、水けをしぼって3㎝長さに切る。にんじんは細切りにし、ラップに包んで電子レンジで30秒加熱する。
2 ボウルにAを入れて混ぜ、1を加えてあえる。

45kcal／塩分 0.6g（1人分）
葉酸

丸ごと焼いて甘みを引き出します

ピーマンの丸ごと焼きびたし

41kcal／塩分 0.5g（1人分）

ビタミンC

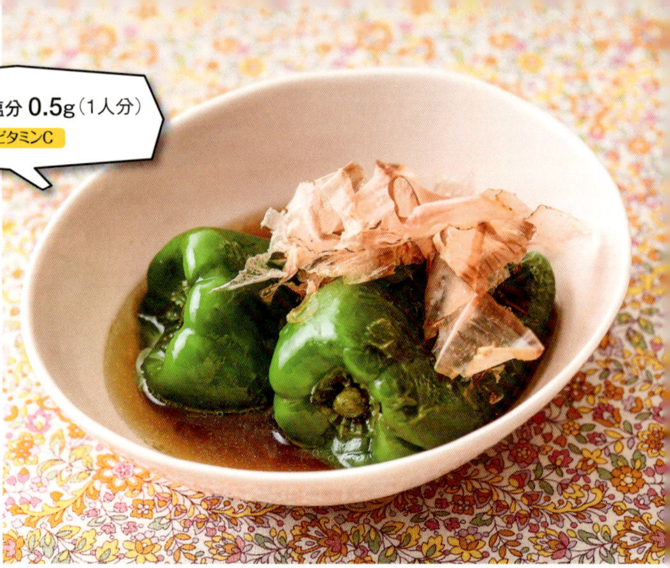

材料（2人分）

ピーマン … 4個（120g）

A
- だし汁 … 1カップ
- しょうゆ … 小さじ1
- みりん … 小さじ1

かつお節 … ふたつまみ

ごま油 … 小さじ1

作り方

1 ピーマンは握ってつぶす。

2 フライパンにごま油を熱し、1をこんがり焼く。

3 鍋にAを入れて煮立たせ、2を熱いうちに加えて、10分ほどなじませる。

4 器に盛り、かつお節をのせる。

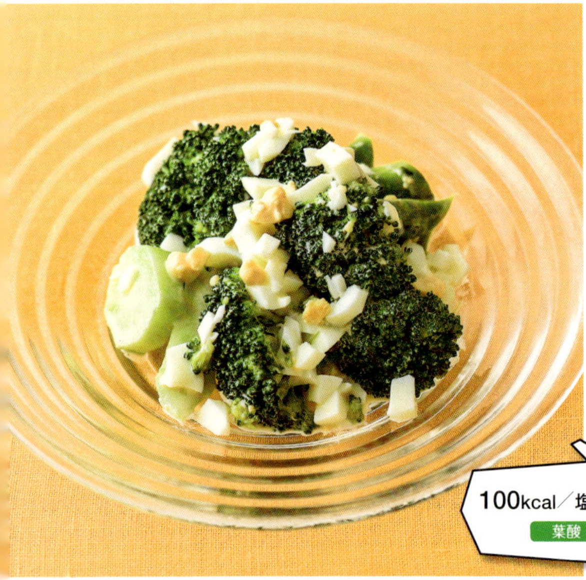

たんぱく質とビタミンCで免疫力UP！

ブロッコリーのミモザサラダ

100kcal／塩分 0.3g（1人分）

葉酸　ビタミンC

材料（2人分）

ブロッコリー … 大1/2株（150g）

卵 … 1個（50g）

A
- マヨネーズ … 小さじ2
- フレンチドレッシング（p.156 Ⓑ）… 小さじ1

作り方

1 鍋に卵、卵がかぶるくらいの水を入れて火にかけ、固めのゆで卵を作る。

2 ブロッコリーは小房に分け、塩少々（分量外）を加えた熱湯でさっとゆでる。

3 1の白身はみじん切り、黄身はつぶす。

4 ボウルにA、3の黄身を入れて混ぜ、2、3の白身を加えてあえる。

β-カロテンが豊富。お弁当にもぴったり！

いんげんのピカタ

122kcal／塩分 0.5g（1人分）

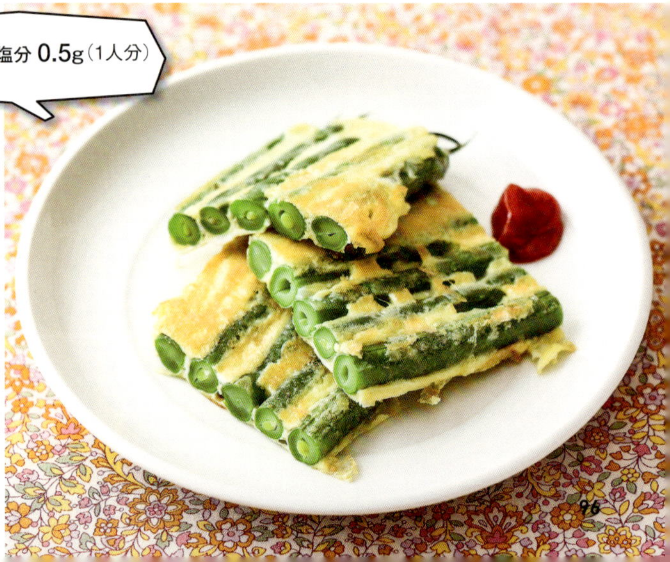

材料（2人分）

さやいんげん … 10本（70g）

卵 … 1個（50g）

A
- 粉チーズ … 大さじ1
- 塩 … 少々
- こしょう … 少々

小麦粉 … 少々

トマトケチャップ … 少々

オリーブ油 … 大さじ1

作り方

1 卵は溶きほぐし、Aを加えて混ぜ合わせる。

2 さやいんげんは熱湯で固めにゆでる。ペーパータオルで水けをふき、小麦粉をまぶして5本ずつまとめて1にからめる。

3 フライパンにオリーブ油を熱し、2の両面を香ばしく焼く。

4 食べやすい長さに切って器に盛り、ケチャップを添える。

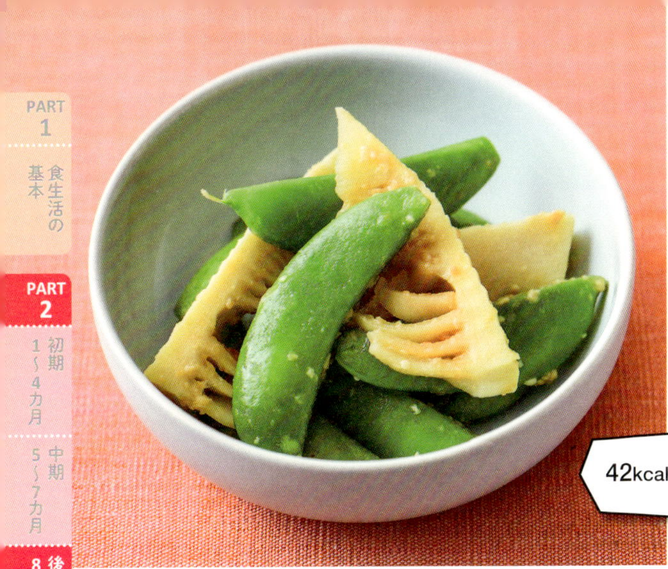

酢やビタミンCは疲労回復に働く！

スナップえんどうの酢みそあえ

材料（2人分）

スナップえんどう
　… 小10さや（90g）
たけのこ（水煮）… 50g
A
- みそ … 大さじ1/2
- 酢 … 小さじ1
- 砂糖 … 小さじ1

作り方

1 たけのこはくし形に切る。
2 スナップえんどう、1は塩少々（分量外）を加えた熱湯でさっとゆでてざるにあげ、冷ます。
3 ボウルにAを入れて混ぜ、2を加えてあえる。

42kcal／塩分 0.6g（1人分）

粒マスタードがアクセント！

トマトとオレンジのサラダ

材料（2人分）

トマト … 1個（150g）
オレンジ … 1個（130g）
A
- フレンチドレッシング（p.156 B）… 大さじ1
- 粒マスタード … 小さじ1

作り方

1 トマトはざく切り、オレンジは薄皮から実を取り出し、半分に切る。
2 ボウルにAを入れて混ぜ、1を加えてあえる。

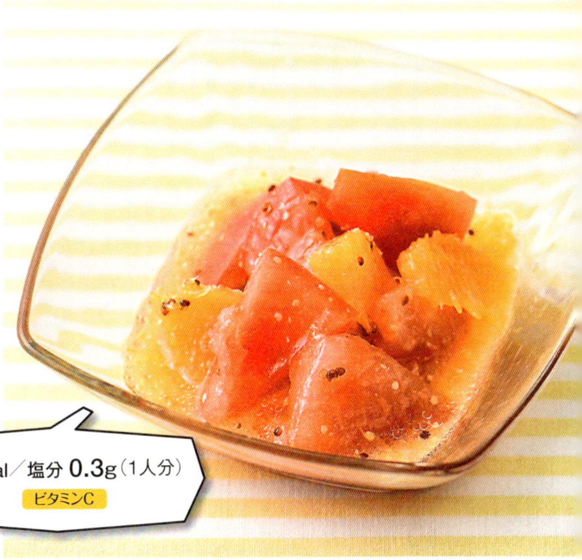

74kcal／塩分 0.3g（1人分）
ビタミンC

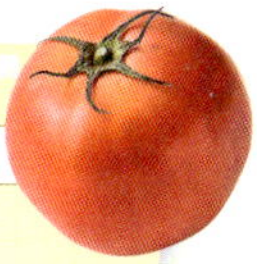

栄養MEMO　トマト

抗酸化ビタミンが豊富

抗酸化作用をもつビタミンA、C、Eが含まれ、風邪予防が期待できます。赤い色はリコピンという色素で、こちらも抗酸化作用にすぐれています。

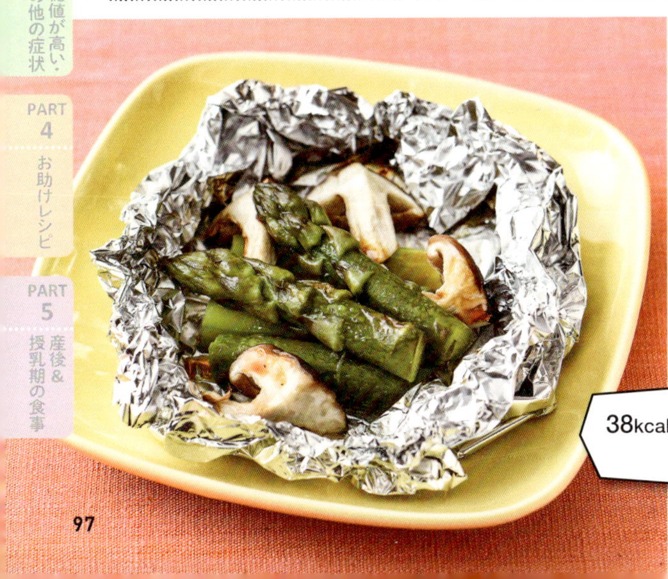

素材本来の味が楽しめます

アスパラガス、しいたけのホイル焼き

材料（2人分）

アスパラガス
　… 太4本（100g）
しいたけ … 2枚（30g）
バター … 大さじ1/2
しょうゆ … 小さじ1

作り方

1 アスパラガスは下半分の皮をむき、長さを3等分に切る。しいたけは軸の固い部分を切り落とし、4等分に切る。
2 アルミホイルを1枚広げ、1、バターを半量ずつのせて口を閉じる。同様にもうひとつ作る。魚焼きグリルで10分焼く。
3 しょうゆをかけていただく。

38kcal／塩分 0.5g（1人分）
葉酸

シャキシャキの歯ごたえがおいしい

セロリとりんごのサラダ

97kcal／塩分 0.5g（1人分）

材料（2人分）

セロリ … 1本（100g）
りんご … 1/4個（60g）
くるみ … 2かけ（12g）
塩 … 少々
フレンチドレッシング（p.156Ⓑ）… 大さじ1

作り方

1 セロリは筋を取り、小口切りにして塩をふる。しんなりしたら水けをしぼる。
2 りんごは皮ごと2〜3㎜厚さのいちょう切りにし、くるみは乾煎りして刻む。
3 ボウルに1、2を入れ、フレンチドレッシングを加えてあえる。

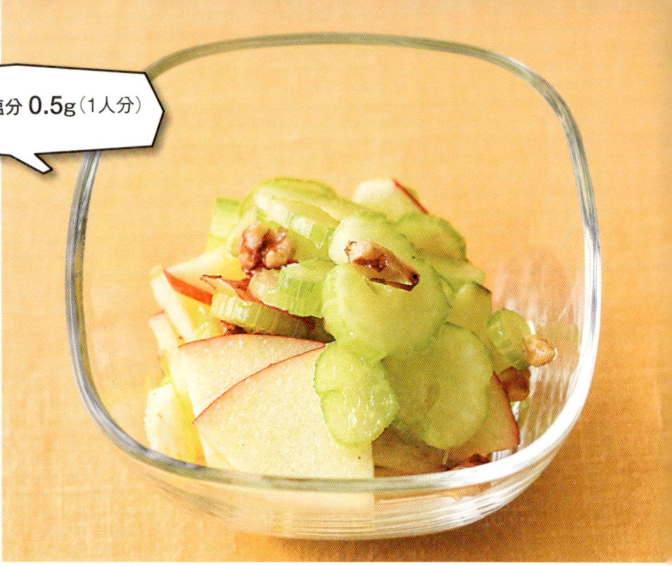

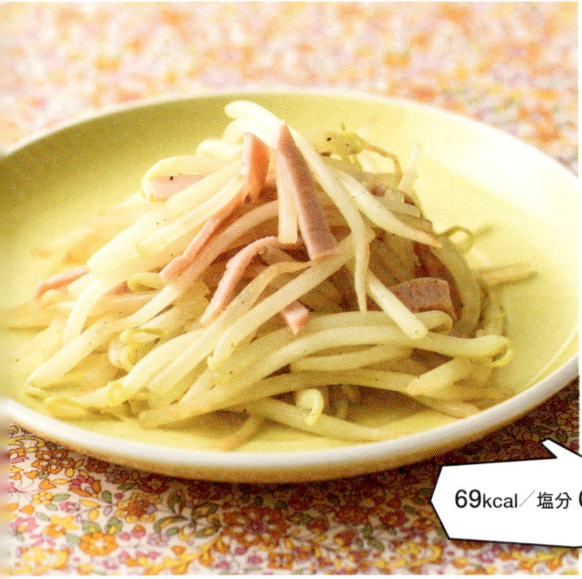

69kcal／塩分 0.7g（1人分）

ふわっと広がるスパイシーな香りが食欲を刺激

もやしとハムのカレー炒め

材料（2人分）

もやし … 3/4袋（150g）
ハム … 2枚（40g）
カレー粉 … 小さじ1/4
塩 … 少々
こしょう … 少々
サラダ油 … 小さじ1

作り方

1 もやしはひげ根を取る。ハムは短冊切りにする。
2 フライパンにサラダ油、カレー粉を入れて火にかけ、炒める。香りが立ったら1を加えて強火で炒め、もやしがしんなりしたら、塩、こしょうで味をととのえる。

調理のコツ **強火で炒める**
もやしは強火でさっと炒めると、シャキシャキした歯ごたえになります。

シンプルな味付けで、れんこんの風味が引き立つ！

れんこんの洋風きんぴら

82kcal／塩分 0.6g（1人分）
ビタミンC

材料（2人分）

れんこん … 1/2節（100g）
パプリカ（赤）… 約1/2個（50g）
にんにく … 小1かけ（4g）
赤唐辛子 … 小1本（0.8g）
水 … 大さじ2
塩 … 小さじ1/5
オリーブ油 … 小さじ2

作り方

1 れんこんは皮をむいて縦1㎝幅の棒状に切る。パプリカは縦1㎝幅に切る。にんにくはつぶす。
2 赤唐辛子は斜め半分に切る。
3 フライパンにオリーブ油、にんにく、2を入れて弱火で炒める。香りが立ったら赤唐辛子を取り出し、1を加えてさっと炒める。水を加えてふたをして約2〜3分蒸し煮にする。ふたを取って水けを飛ばし、塩をふる。

理のコツ **赤唐辛子を取り出す**
赤唐辛子は炒め過ぎると辛くなるので、香りが立ったらフライパンから取り出しましょう。

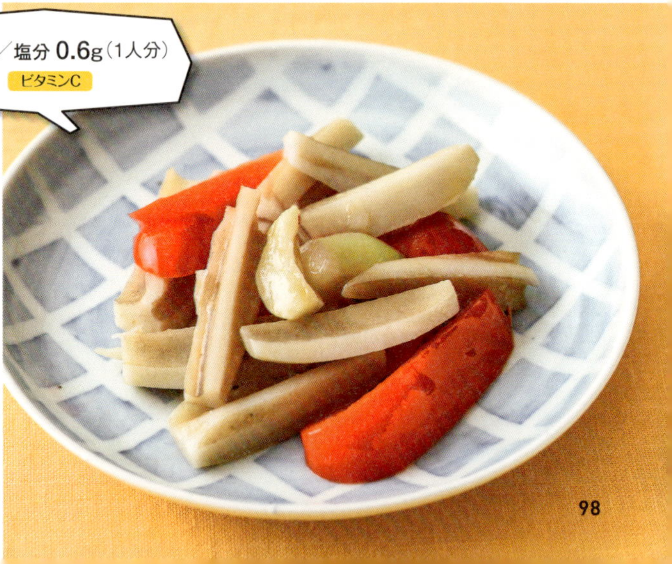

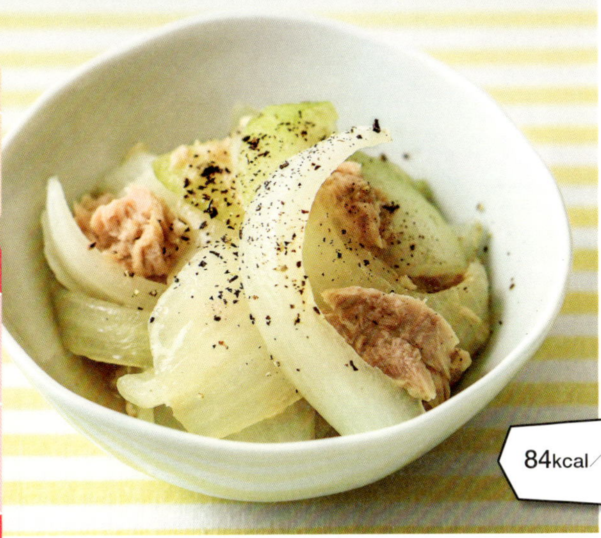

コトコト煮た玉ねぎが甘い！

玉ねぎのコンソメ煮

84kcal／塩分 0.6g（1人分）

材料（2人分）

玉ねぎ … 大1/2個（180g）
ツナ油漬缶 … 1/2缶（35g）
A
- 顆粒コンソメ … 小さじ1/4
- 水 … 1/4カップ

塩 … 少々
粗びき黒こしょう … 少々

作り方

1 玉ねぎは1㎝厚さのくし形に切る。
2 ツナは油を軽くきる。
3 鍋にA、1を入れて火にかけ、煮立ったらふたをして、弱火で玉ねぎがやわらかくなるまで煮る。
4 2を加えてひと煮し、塩で味をととのえる。器に盛り、黒こしょうをふる。

白菜のピリ辛の甘酢漬けにごま油でコクをプラス

ラーパーツァイ

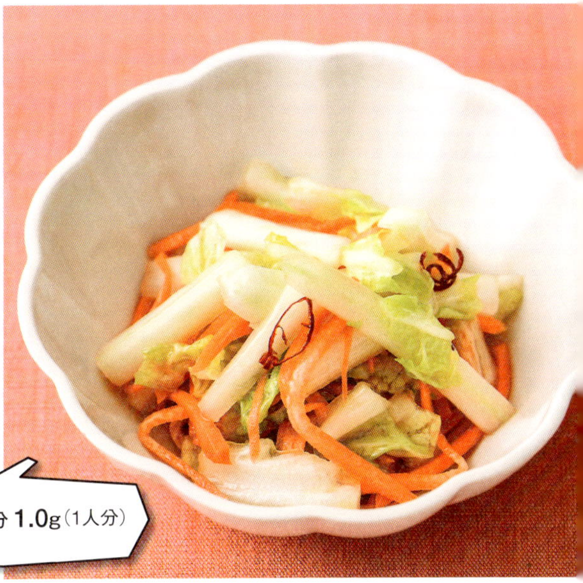

98kcal／塩分 1.0g（1人分）

材料（2人分）

白菜 … 2枚（200g）
にんじん … 1/4本（45g）
赤唐辛子 … 1/2本（0.5g）
塩 … 小さじ1/4
A
- 酢 … 大さじ1 1/2
- 砂糖 … 大さじ1
- 塩 … 小さじ1/4

ごま油 … 大さじ1

作り方

1 白菜は葉と軸に分け、葉はざく切りに、軸は繊維に沿って3㎜幅の棒状に切る。にんじんはせん切りにする。
2 赤唐辛子は小口切りにする。
3 1に塩をふり、しんなりしたら水けをしぼる。混ぜ合わせたAをボウルに入れ、あえる。
4 フライパンにごま油、2を熱し、香りが立ったら3に加えてさっと混ぜる。

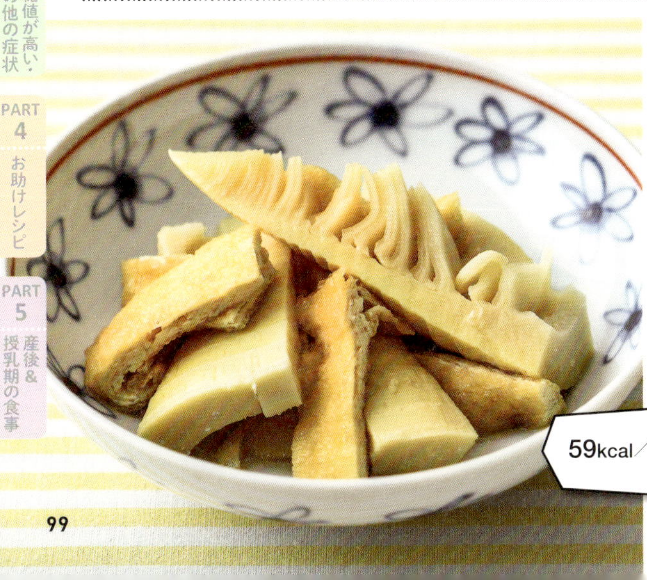

ほっとする味わいの煮もの

たけのこと油揚げの煮もの

59kcal／塩分 0.5g（1人分）

材料（2人分）

たけのこ（水煮）
… 小1と1/2個（150g）
油揚げ … 1/2枚（15g）
A
- だし汁 … 1/2カップ
- 薄口しょうゆ … 小さじ1
- みりん … 小さじ1

作り方

1 たけのこの穂先はくし形切りに、ほかは1㎝厚さのいちょう切りにする。油揚げは短冊切りにする。
2 鍋にAを入れて火にかけ、煮立ったら1を加える。落としぶたをして煮汁が少なくなるまで〜4分煮る。

さっぱりした和風のサラダ

せん切りじゃがいもと三つ葉の梅肉あえ

56kcal／塩分 0.6g（1人分）

ビタミンC

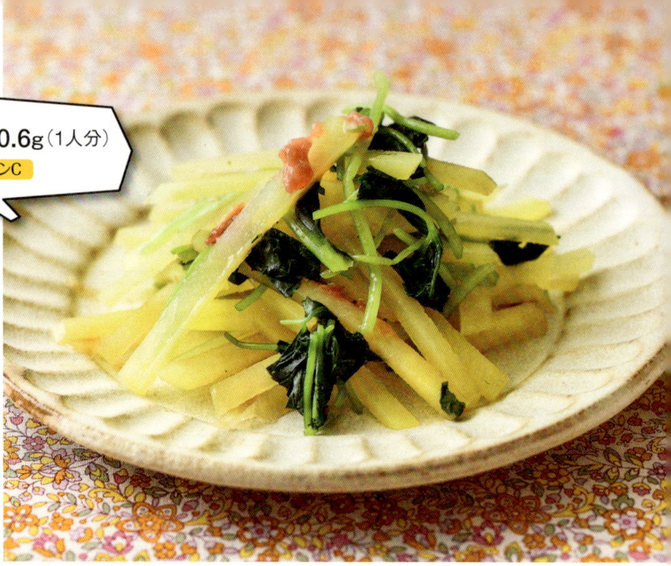

材料（2人分）

じゃがいも … 1個（135g）
三つ葉 … 1束（40g）
梅干し … 1個（10g）
しょうゆ（薄口） … 小さじ1/2

作り方

1 三つ葉は塩少々（分量外）を加えた熱湯でさっとゆでて、2cm長さに切る。じゃがいもはせん切りにし、同じ湯でさっとゆでる。

2 梅干しは種を取り除き、果肉をたたく（p.107参照）。

3 ボウルに2、しょうゆを入れて混ぜ、1を加えてあえる。

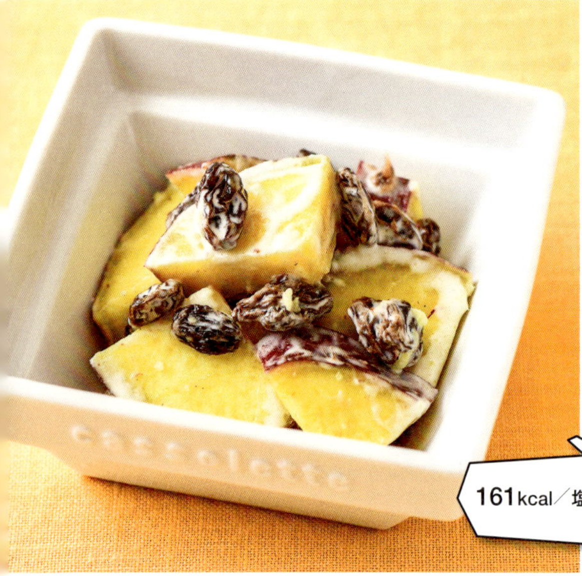

甘味と酸味がバランスよく味わえる

さつまいものヨーグルトサラダ

161kcal／塩分 0.1g（1人分）

材料（2人分）

さつまいも … 1/2本（150g）
レーズン … 大さじ2
A ヨーグルト … 大さじ1/2
A マヨネーズ … 大さじ1/2
A 塩 … ひとつまみ

作り方

1 さつまいもは皮ごと1cm厚さの半月切りにする。水からゆで、竹串がすっと入ったら、ゆで汁をすてて水けをとばす。

2 レーズンはぬるま湯で戻し、水けをふく。

3 ボウルにAを入れて混ぜ、1、2を加えてあえる。

食物繊維豊富なきのこをさっぱりと

マッシュルームのごまあえ

材料（2人分）

マッシュルーム … 1パック（8個程度）（120g）
酢 … 小さじ1
A 酢 … 大さじ1/2
A 白すりごま … 大さじ1/2
A しょうゆ（薄口） … 小さじ1
A ごま油 … 小さじ1/2

作り方

1 マッシュルームは半分に切り、酢をさっとなじませ、水けをふく。

2 ボウルにAを入れて混ぜ、1を加えてあえる。

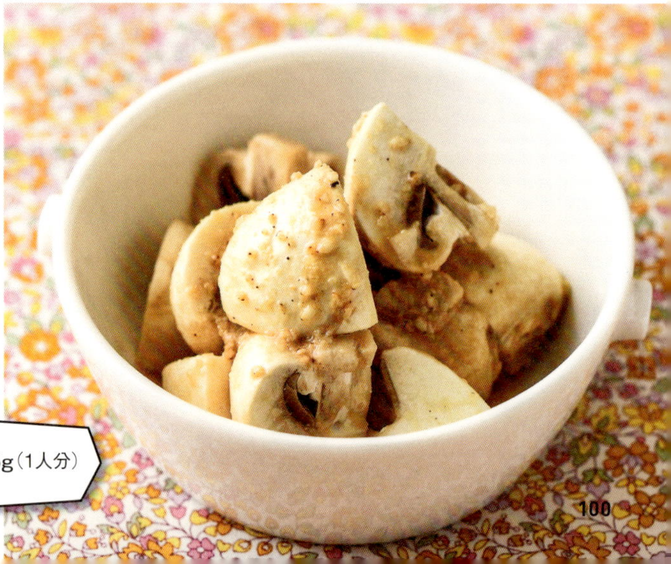

25kcal／塩分 0.5g（1人分）

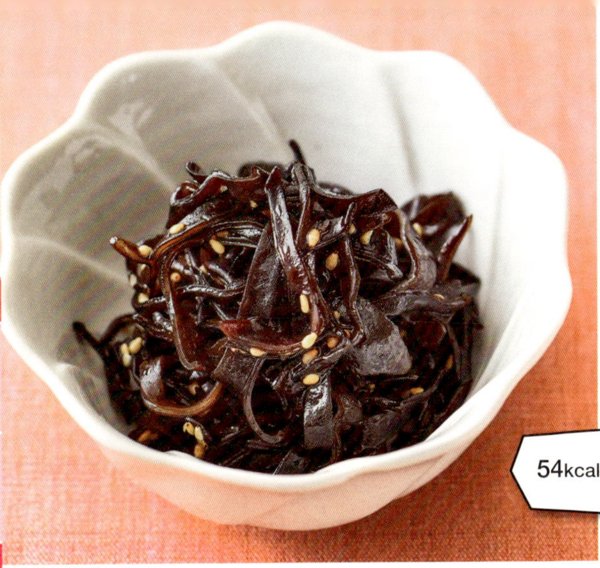

ごはんによく合う味付け。歯ざわりもgood!

きくらげのごま炒め

材料(2人分)

きくらげ(乾燥) … 10g
A
- だし汁 … 1/4カップ
- みりん … 小さじ2
- しょうゆ … 小さじ2

白いりごま … 小さじ1
ごま油 … 大さじ1/2

作り方

1 きくらげは水に15分ほど漬けて戻し、固い部分があったら取り除き、せん切りにする。
2 フライパンにごま油を熱し、1をさっと炒めてAを加え、汁けがなくなるまで煮る。白ごまを加えて混ぜる。

54kcal／塩分 0.9g(1人分)

ひじきでミネラル不足を解消しましょう

ひじきとにんじんのしょうが煮

材料(2人分)

芽ひじき(乾燥) … 10g
にんじん … 1/5本(30g)
しょうが … 小1かけ(10g)
A
- だし汁 … 1/2カップ
- しょうゆ…大さじ1/2
- みりん…大さじ1/2

サラダ油 … 小さじ1

作り方

1 芽ひじきはたっぷりの水に30分漬けて戻す。にんじん、しょうがはせん切りにする。
2 フライパンにサラダ油を熱し、1をさっと炒め、Aを加えて10分ほど煮る。

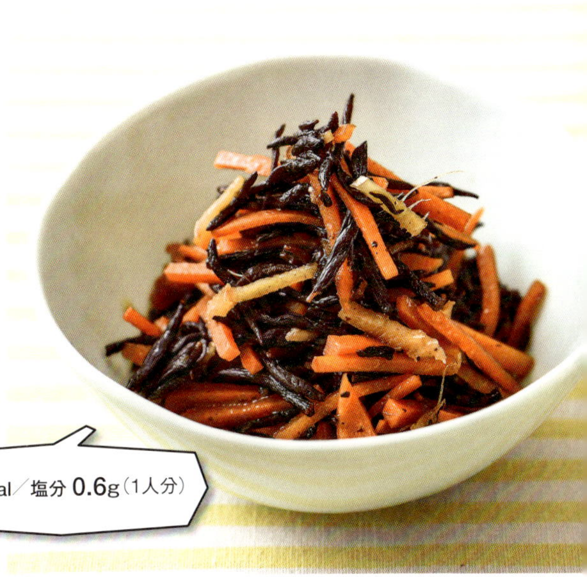

40kcal／塩分 0.6g(1人分)

栄養MEMO

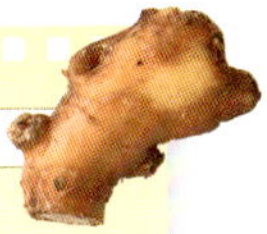

しょうが

独特の辛みと香りで体を温める

肉や魚の臭み消しや、薬味として活躍します。体を温めて血行をよくする成分が含まれているほか、カリウムも豊富です。

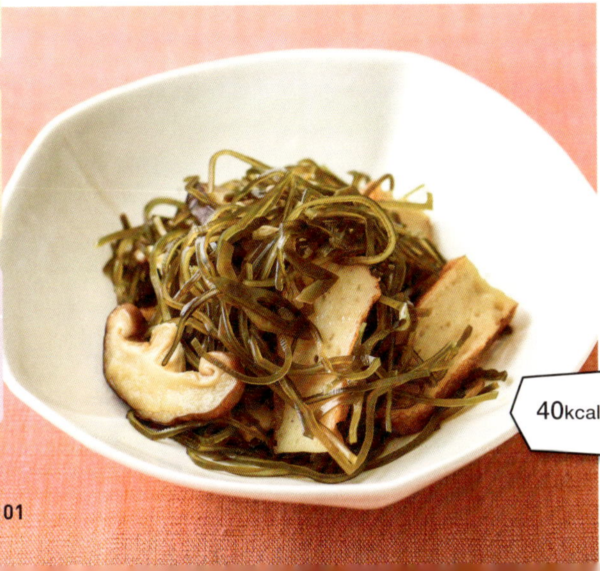

栄養、旨味が豊富な昆布が主役

刻み昆布とさつま揚げの煮もの

材料(2人分)

刻み昆布(乾燥) … 10g
しいたけ … 2枚(30g)
さつま揚げ … 1枚(30g)
A
- だし汁 … 3/4カップ
- しょうゆ … 大さじ1/2
- 酒 … 大さじ1/2
- みりん … 大さじ1/2

作り方

1 刻み昆布は水に5～10分ほど漬けて戻し、食べやすい長さに切る。しいたけ、さつま揚げは薄切りにする。
2 鍋に1、Aを入れて火にかけ、落としぶたをして汁けがなくなるまで煮る。

40kcal／塩分 1.6g(1人分)

Column 2

塩分0.5g以下！

具だくさん汁もの

汁ものはどうしても塩分をとり過ぎになりがちなので、具材を多くすれば、薄味でも満足感が得られます。小さめの器でいただくのがコツです。

12kcal／塩分 0.3g（1人分）

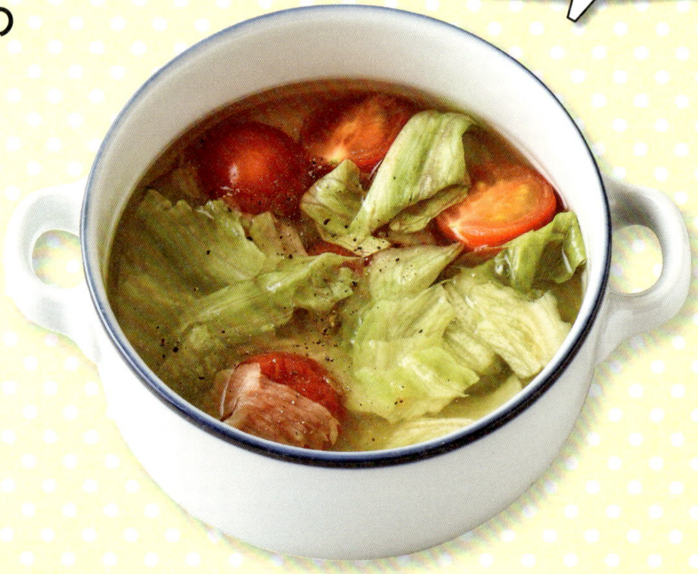

トマトの酸味がきいたさっぱりスープ

ミニトマトとレタスのコンソメスープ

材料（2人分）

ミニトマト … 5個（50g）
レタス … 2枚（40g）
顆粒コンソメ … 小さじ1/2
水 … 1カップ
粗びき黒こしょう … 少々

作り方

1 ミニトマトは半分に切る。レタスはちぎる。
2 鍋に水、コンソメを入れて温め、煮立ったら1を加えてさっと火を通す。
3 器に盛り、黒こしょうをふる。

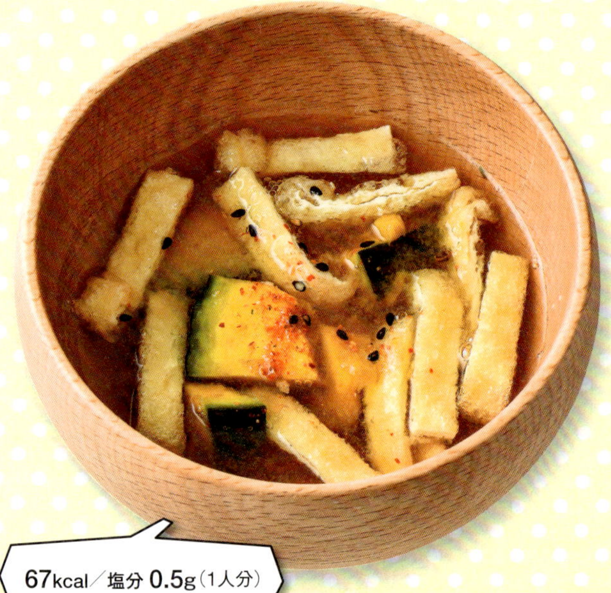

67kcal／塩分 0.5g（1人分）

たんぱく質とビタミンをしっかり補給

油揚げとかぼちゃのみそ汁

材料（2人分）

油揚げ … 1/2枚（15g）
かぼちゃ … こぶし大（60g）
だし汁 … 1カップ
みそ … 小さじ1強
七味唐辛子 … 適量

作り方

1 油揚げは短冊切りにする。
2 かぼちゃは5㎜厚さのいちょう切りにする。
3 鍋にだし汁と2を入れて温め、かぼちゃがやわらかくなったら1を加える。火を止めて、みそを溶き入れる。七味唐辛子をふる。

暑い季節にうれしい冷たいスープ

ガスパチョ

材料（2人分）

きゅうり … 1/2本（50g）
ピーマン … 1個（30g）
トマトジュース（無塩） … 1カップ
顆粒コンソメ … 小さじ1/2
万能ねぎ（小口切り） … 適量
タバスコ® … 少々
オリーブ油 … 少々

作り方

1 きゅうり、ピーマンはさいの目に切る。
2 ボウルに1、トマトジュース、コンソメを混ぜ合わせる。
3 器に盛り、万能ねぎを散らし、タバスコ、オリーブ油をかける。

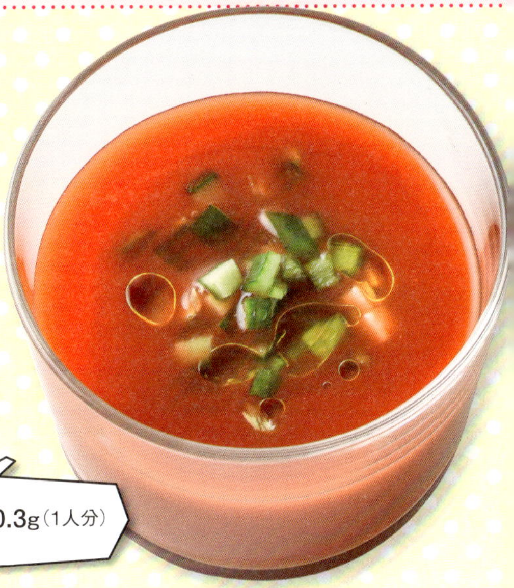

27kcal／塩分 0.3g（1人分）

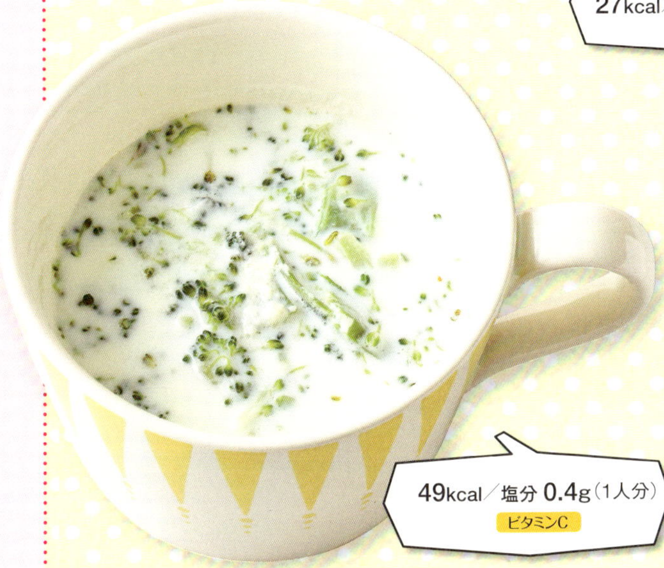

49kcal／塩分 0.4g（1人分）
ビタミンC

ミキサーいらず！ つぶすだけで簡単!!

ブロッコリーのポタージュ

材料（2人分）

ブロッコリー … 1/4株（60g）
A 顆粒コンソメ … 小さじ1/2
A 水 … 1カップ
牛乳 … 1/2カップ
粉チーズ … 少々

作り方

1 鍋にブロッコリー、Aを入れ、ふたをして煮る。ブロッコリーがやわらかくなったらつぶし、牛乳を加えて沸騰しない程度に温め、1～2分煮込む。
2 器に盛り、粉チーズをふる。

21kcal／塩分 0.5g（1人分）

からしの風味で大人な味に。ほっと温まります

白菜とえのきのみそ汁

材料（2人分）

白菜 … 1枚（100g）
えのきだけ … 小1/3パック（30g）
みそ … 小さじ1
だし汁 … 1カップ
ねりからし … 少々

作り方

1 白菜はざく切り、えのきだけは根元を切り落とし、2㎝長さに切る。
2 鍋にだし汁を入れて温め、1を加える。煮立ったら火を止めて、みそを溶き入れる。
3 器に盛り、からしを添える。

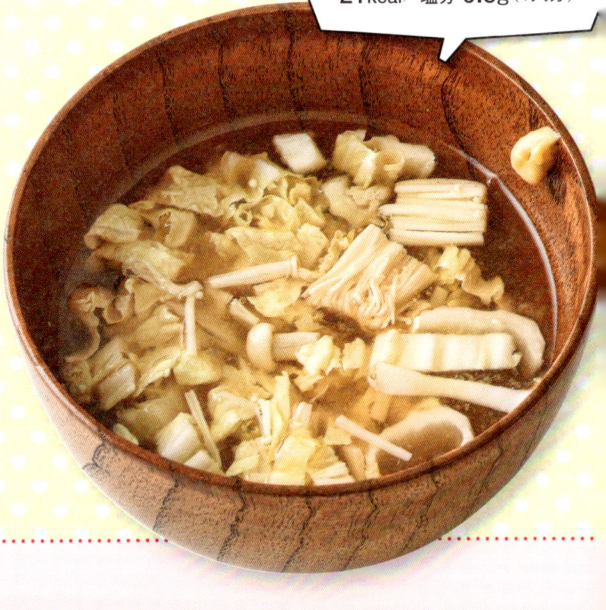

忙しいときは市販のカット野菜で時間もカット！

せん切り野菜スープ

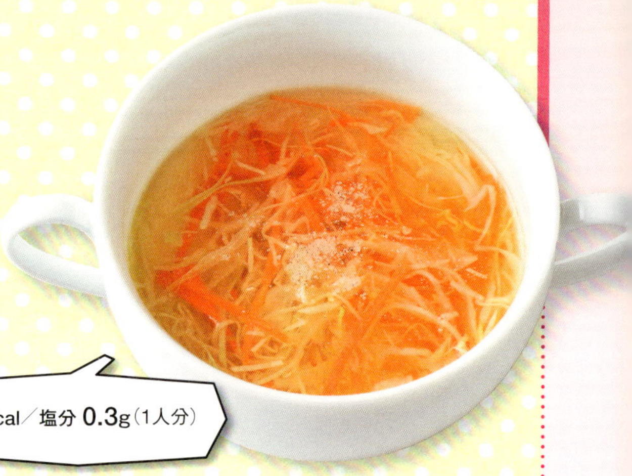

材料（2人分）

せん切り野菜（カット・市販）
…40g
顆粒コンソメ
…小さじ1/2
水…1カップ
こしょう…少々

作り方

1 鍋に水、コンソメを入れて温め、野菜を加え、温める。
2 器に盛り、こしょうをふる。

6kcal／塩分 0.3g（1人分）

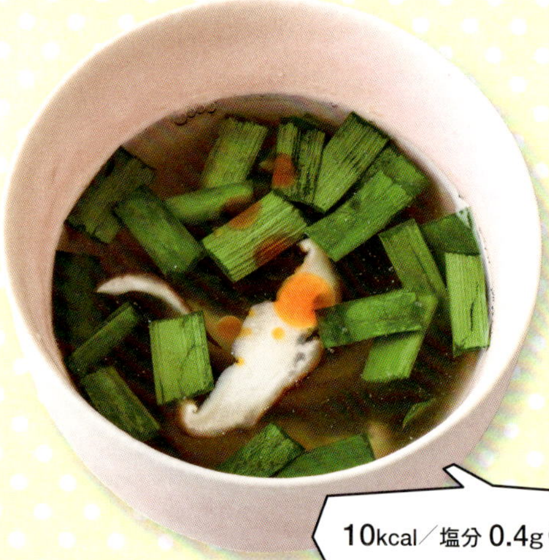

ラー油をたらしてコクをプラス

にらとしいたけの中華風スープ

材料（2人分）

にら…2本（20g）
しいたけ…1枚（30g）
鶏ガラスープの素
…小さじ1/2
水…1カップ
ラー油…少々

作り方

1 にらはざく切り、しいたけは軸を取って薄切りにする。
2 鍋に水、鶏ガラスープの素を入れて温め、1を加える。煮立ったら火を止める。
3 器に盛り、ラー油をたらす。

10kcal／塩分 0.4g（1人分）

食欲がないときもするっと食べられる

もずくとねぎのスープ

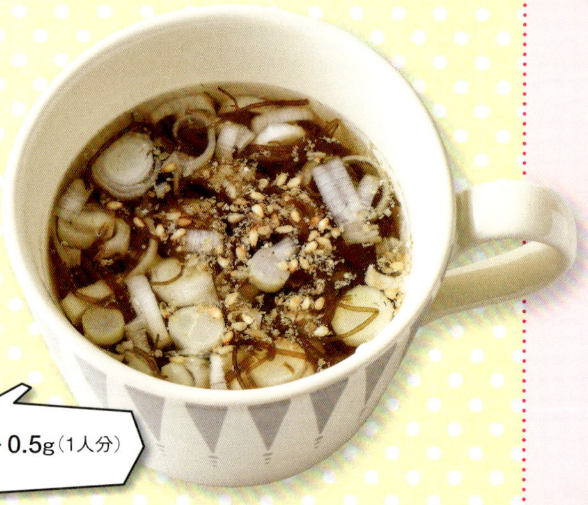

材料（2人分）

もずく酢（味付け）
…1パック（50g）
長ねぎ…1/5本（20g）
鶏ガラスープの素…小さじ1/4
水…1カップ
白いりごま…少々

作り方

1 長ねぎは小口切りにする。
2 鍋に水、鶏ガラスープの素を入れて温め、煮立ったらもずく酢、1を加えてさっと火を通す。
3 器に盛り、白ごまをふる。

13kcal／塩分 0.5g（1人分）

PART 3

妊娠中の 気になる 不調解消レシピ

妊娠中に起こりがちなマイナートラブルのなかには、食事で予防や改善ができることもあります。また、不調のときでも簡単に作れて食べやすいメニューをたくさんご紹介します。

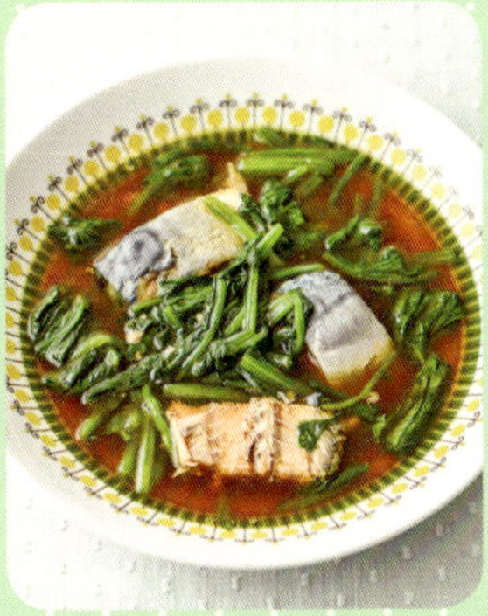

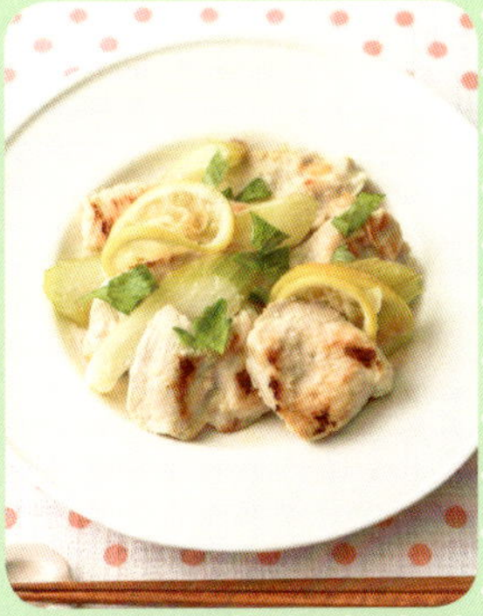

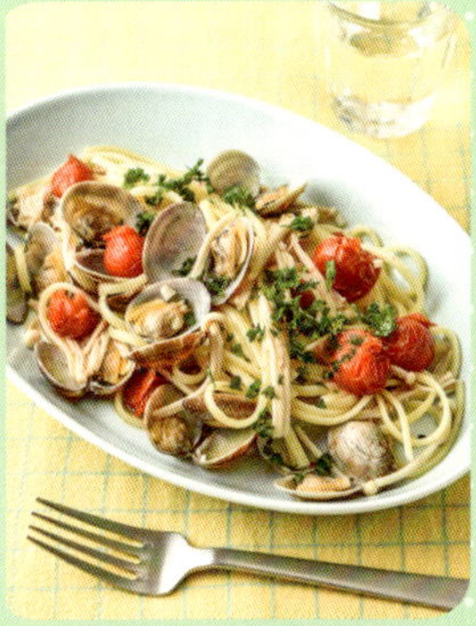

気になる不調 つわり

多くのママが経験するつらいつわり。少しでも食べられるよう工夫して乗りきりましょう。

少量ずつ何回かに分けて食べる

つわりは、ホルモンの急激な変化によって生じる体の生理的な反応。症状は、吐きけや嘔吐《おうと》、食欲低下、食べないと気持ちが悪くなる、においに敏感になるなど人それぞれですが、大切なのは、**食べたいときに食べられるものを少量でも口にすること**です。量を食べられない、食べないと気持ちが悪くなる場合は、食事を何回かに分けて食べるのもひとつの方法です。赤ちゃんはまだ小さいので、栄養バランスをあまり気にすることはありません。

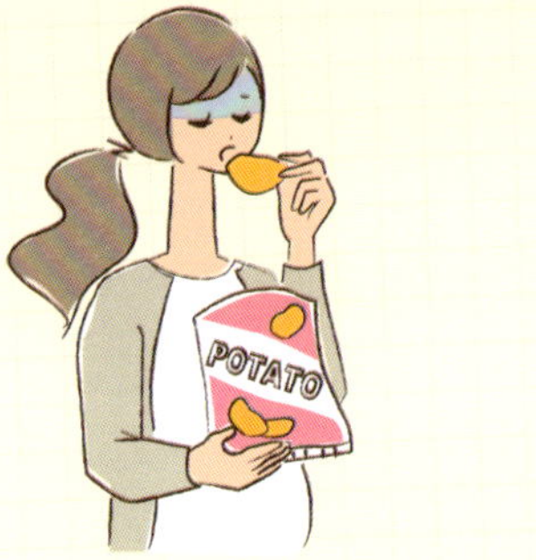

スナック菓子が食べたくなる、一切食べられなくなるなど、症状は人それぞれ。この時期は、とにかく食べられるものを食べてOK。

こまめな水分補給で脱水症状を予防する

くり返し嘔吐すると、水分不足になって脱水症状の心配が出てきます。**水分は一度にたくさんとると吐きやすくなるので、スプーン1杯ずつの量を少しずつ飲む**ようにしましょう。飲めない場合は、氷を口に含むだけでも水分補給になります。製氷皿に入れたスポーツドリンクや、ひと口サイズにカットした果物を凍らせれば、ビタミン補給にもなります。飲めそうなら、スムージーなどで栄養をいっしょにとるのもおすすめです。

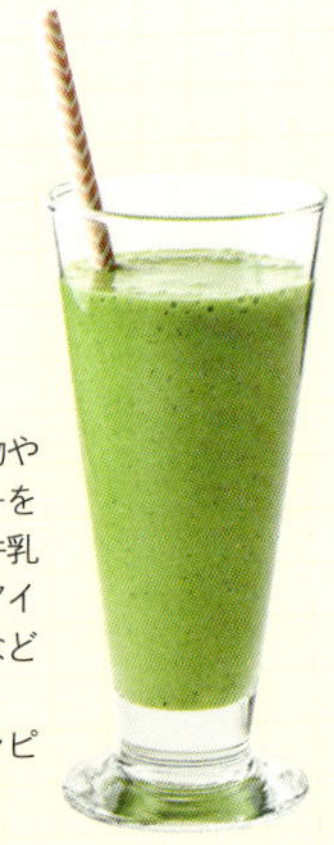
自分が好きな果物や野菜でスムージーを作りましょう。牛乳やヨーグルト、アイスクリーム、氷などを入れても。
(写真の料理レシピp.141)

風味や香りで食欲を増す工夫をする

梅やトマト、すだち、ゆず、グレープフルーツなど、ほどよく酸味のある柑橘《かんきつ》類はクエン酸が含まれ、胃のムカつきを抑えたり、胃腸の働きをよくする作用があります。また、カレーなどの**スパイスの香りは吐きけを軽減してくれる**ので、炒めものなどに加えるのもおすすめ。温めるとにおいが強くなるので、冷たいまま食べられるものやスープや豆腐、ヨーグルトなど**口当たりのよいもの**も食べやすいでしょう。

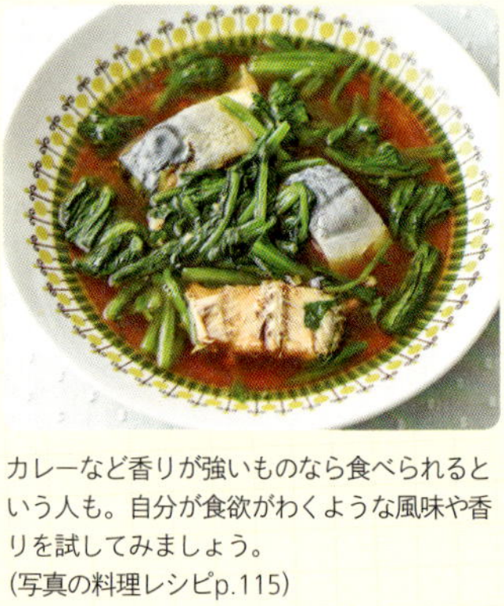
カレーなど香りが強いものなら食べられるという人も。自分が食欲がわくような風味や香りを試してみましょう。
(写真の料理レシピp.115)

つわりがあるときのメニュー

つわりで食欲が湧かないときでも簡単に作れて食べやすく、栄養たっぷりなメニューです。

主食

あっさり味のそぼろは、お弁当にもぴったり

鶏そぼろ寿司

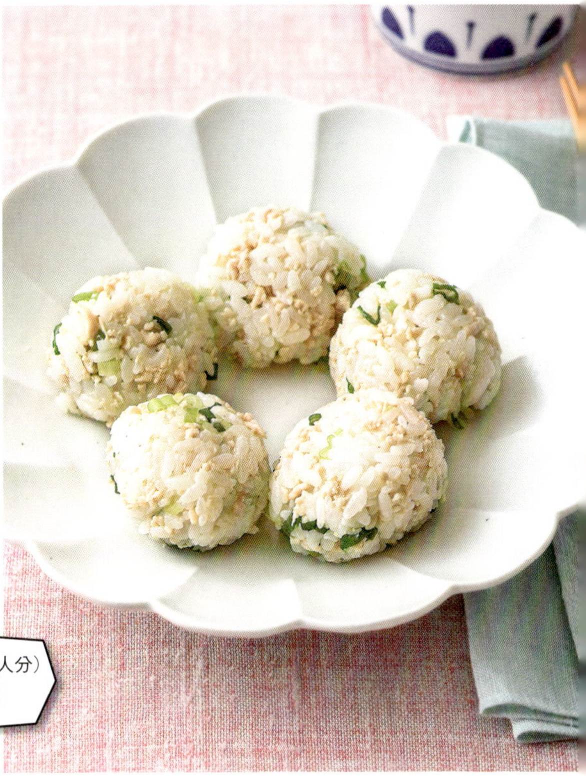

材料（2人分）

【鶏そぼろ】
- 鶏ひき肉 … 100g
- しょうゆ … 小さじ1
- 酒 … 小さじ1
- みりん … 小さじ1
- しょうが汁 … 小さじ1/2
- だし汁 … 1/4カップ

- ごはん … 300g
- すし酢 … 小さじ2
- 万能ねぎ … 適量
- 白いりごま … 大さじ1/2

作り方

1 鶏そぼろの材料を小鍋に入れ、さいばしで混ぜながら汁けが少なくなるまで煮る。

2 ボウルにごはん、すし酢を入れて混ぜる。1、万能ねぎ、白ごまを加えてさらに混ぜ、丸くにぎって小さいおにぎりを作る。

調理のコツ 2週間、冷凍保存OK

多めに作って冷凍しておくと、電子レンジで解凍すればいつでも食べられるので便利です。

369kcal／塩分 0.8g（1人分）
たんぱく質　ビタミンB6

主食

梅の酸味で、さらさら食べやすい！

鮭梅茶漬け

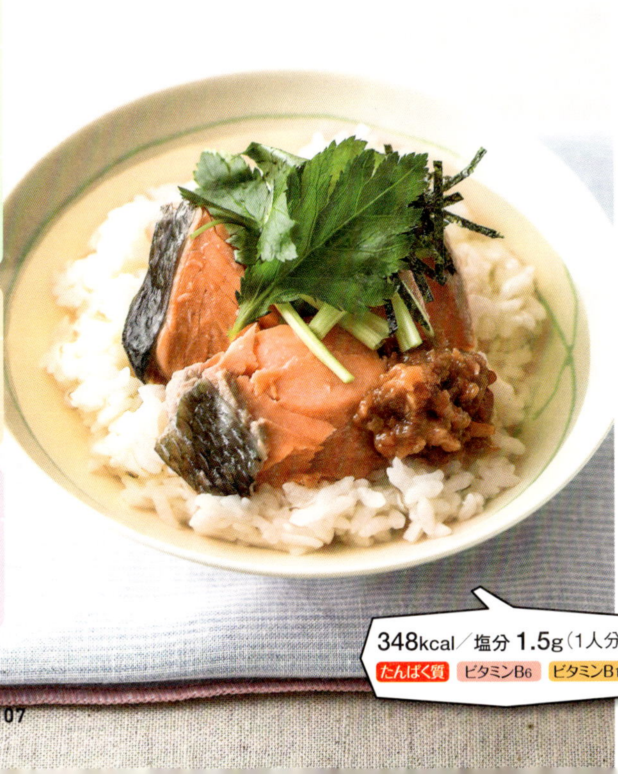

材料（2人分）

- 甘塩鮭 … 小2切れ（130g）
- 梅干し … 2個（20g）
- ごはん … 300g
- 三つ葉 … 少々
- 刻みのり … 少々
- 酒 … 大さじ2
- だし汁 … 2カップ

作り方

1 耐熱皿に鮭をのせ、酒をふって ラップをかけ、電子レンジで 分加熱する。はしで粗くほぐす

2 三つ葉はざく切りに、梅肉の 果肉は種を取り除いてたたく。

3 茶碗にごはん、1、2をのせ、温めただし汁を注ぎ、刻みのり をのせる。

調理のコツ 梅肉をたたく

梅干しから種を取り除き、果肉だけの状態にします。包丁で梅干しをトントントンとたたき、細かく刻んでペースト状にしましょう。

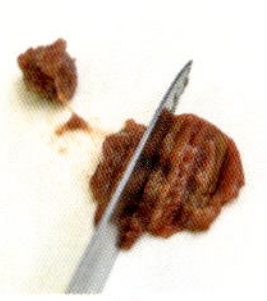

348kcal／塩分 1.5g（1人分）
たんぱく質　ビタミンB6　ビタミンB12

主食

レモンの香りで気持ちが落ち着きます

レモンクリームリゾット

材料（2人分）

玉ねぎ … 1/4個（50g）
にんにく … 小1/2かけ（2g）
ごはん … 200g
コンソメスープ … 2カップ
牛乳 … 1カップ
レモン果汁 … 1/2個分（15mℓ）
粉チーズ … 大さじ1
パセリ（みじん切り）… 適量
オリーブ油 … 大さじ1

作り方

1 玉ねぎ、にんにくはみじん切りにする。
2 フライパンにオリーブ油、1を入れて香りが出るまで炒める。コンソメスープを加えて煮立ててごはんを加える。煮立ったら牛乳を加え、汁けがなくなるまで煮る。レモン果汁、粉チーズを加えて混ぜる。
3 器に2を盛り、パセリをふる。

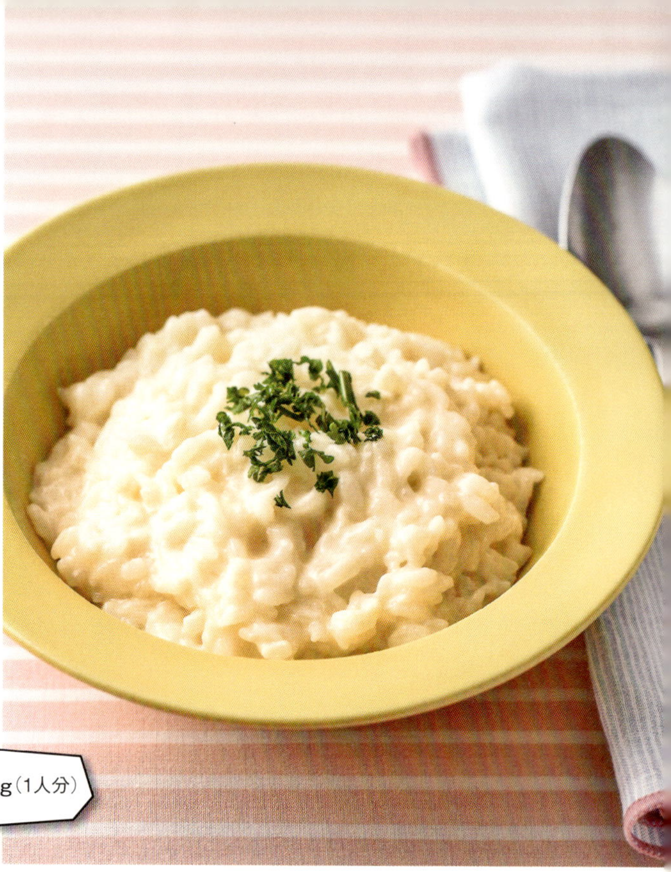

325kcal／塩分 1.1g（1人分）

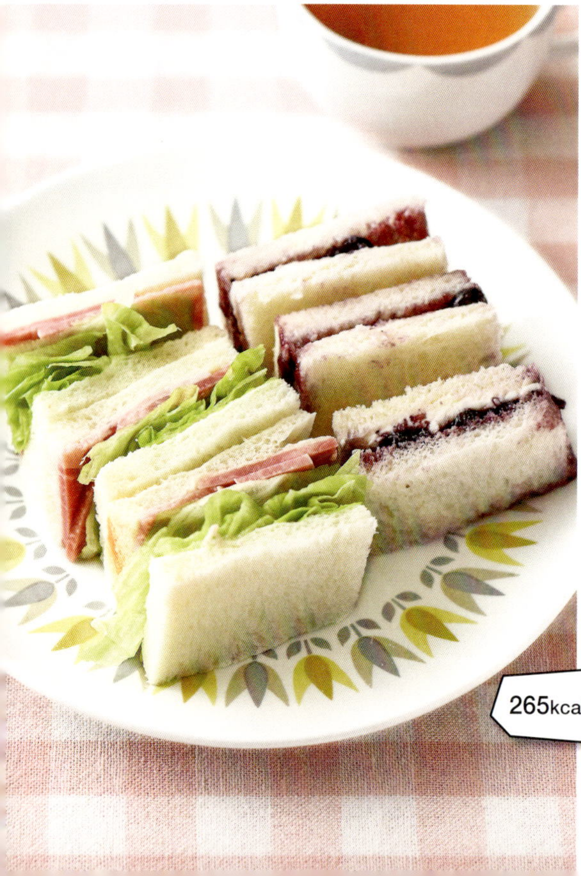

主食

小さめサイズの食べやすさがポイント

ひと口サンドイッチ

材料（2人分）

サンドイッチ用パン
（12枚切り）… 4枚
バター … 小さじ2
A ブルーベリージャム … 大さじ2
　クリームチーズ … 大さじ2
ハム … 2枚（40g）
レタス … 2枚（40g）

作り方

1 パン1枚にバター小さじ1を塗る。その上にAをざっくり混ぜたものを塗ってパン1枚をのせる。
2 パン1枚にバター小さじ1を塗って、ハム、レタスをのせ、パン1枚をのせる。
3 1と2をそれぞれひと口大に切る。

265kcal／塩分 1.2g（1人分）

調理のコツ　**バターの油分を利用**

パンにバターをぬると、野菜の水けがパンにしみずに、おいしくいただけます。

主食

塩分控えめ。さっぱり味で彩りもさわやか

しらすとトマトの冷製パスタ

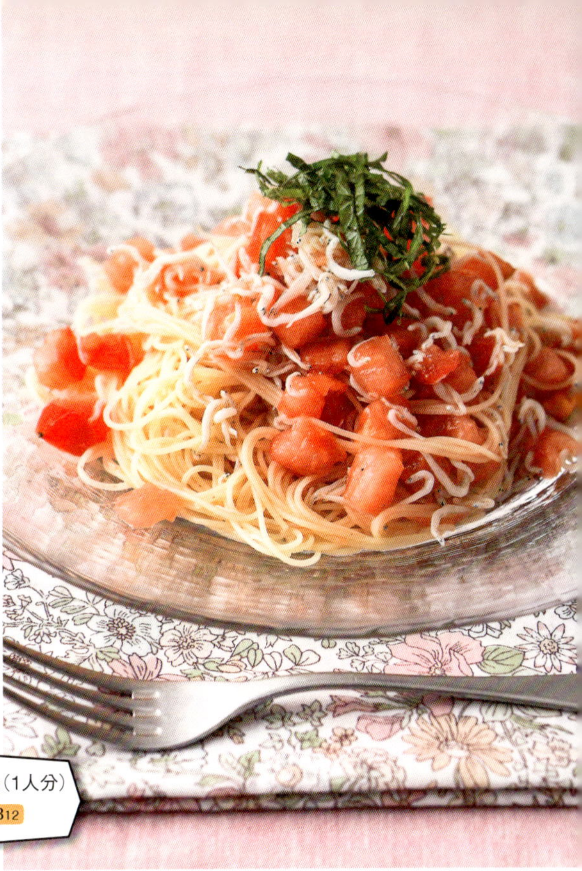

材料（2人分）

しらす干し … 60g
トマト … 大1個（200g）
しそ … 6枚（6g）
スパゲッティ（細め） … 140g
オリーブ油 … 大さじ1
おろしにんにく … 少々

作り方

1 トマトは1㎝角に、しそはせん切りにする。

2 鍋にたっぷり湯をわかし、塩（分量外）を加えてスパゲッティを表示時間通りにゆでる。ゆであがったら氷水にとっておく。

3 ボウルにオリーブ油とおろしにんにくを合わせ、水けをきった2、トマト、しらす干しを加えてあえる。器に盛り、しそをのせる。

調理のコツ 細めのパスタで、ゆで時間を短縮

パスタは、1.2～2.5㎜未満のものをスパゲッティといいます。直径が1㎜前後のカッペリーニを使うと、ゆで時間が短くて便利です。

375kcal／塩分 2.5g（1人分）
たんぱく質　ビタミンB12

主食

かんきつの香りが食欲を増進！

ポン酢焼きそば

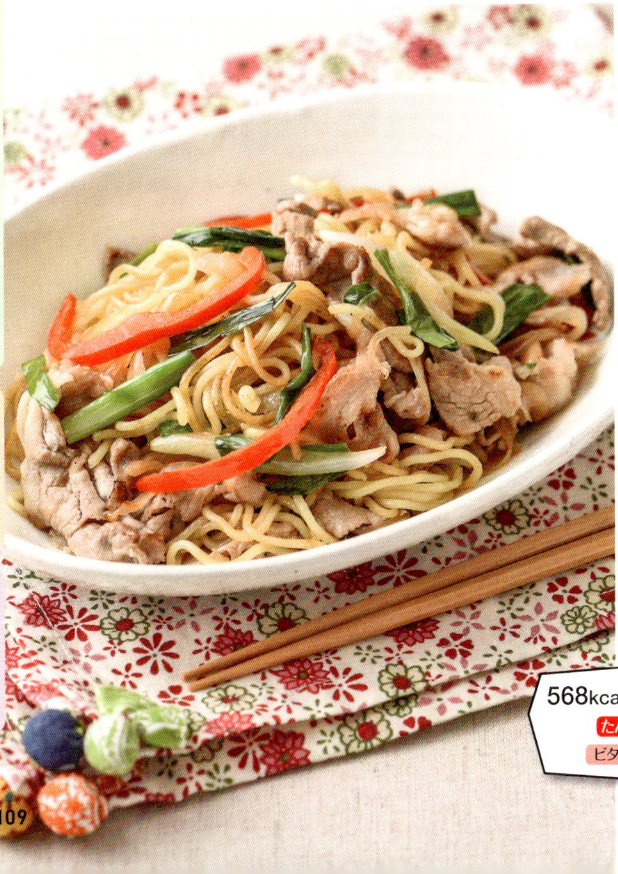

材料（2人分）

豚こま切れ肉 … 100g
玉ねぎ … 1/4個（50g）
パプリカ（赤） … 1/4個（30g）
にら … 4本（40g）
中華蒸しめん … 2玉（300g）
ポン酢しょうゆ … 大さじ2
塩 … 少々
こしょう … 少々
サラダ油 … 大さじ2

作り方

1 豚肉は塩、こしょうをもみ込む

2 玉ねぎは薄切り、パプリカは細
薄切り、にらはざく切りにする

3 耐熱皿に中華蒸しめんをのせ、
ラップをかけて電子レンジで
分加熱する。

4 フライパンにサラダ油大さじ
を熱し、中華蒸しめんを香ばし
く焼きつけて取り出す。

5 フライパンにサラダ油大さじ
を熱し、豚肉を炒め、色が変わ
ったら2の玉ねぎ、パプリカを
加えて炒める。野菜がしんなり
したら4を戻し入れ、にら、ポ
ン酢しょうゆを加えて炒め合わ
せる。

568kcal／塩分 2.4g（1人分）
たんぱく質　食物繊維
ビタミンB6　ビタミンC

主菜

しっとりやわらか。冷凍もOK！

鶏むね肉のレモンマリネ焼き

265kcal／塩分 1.2g（1人分）
たんぱく質　ビタミンB6

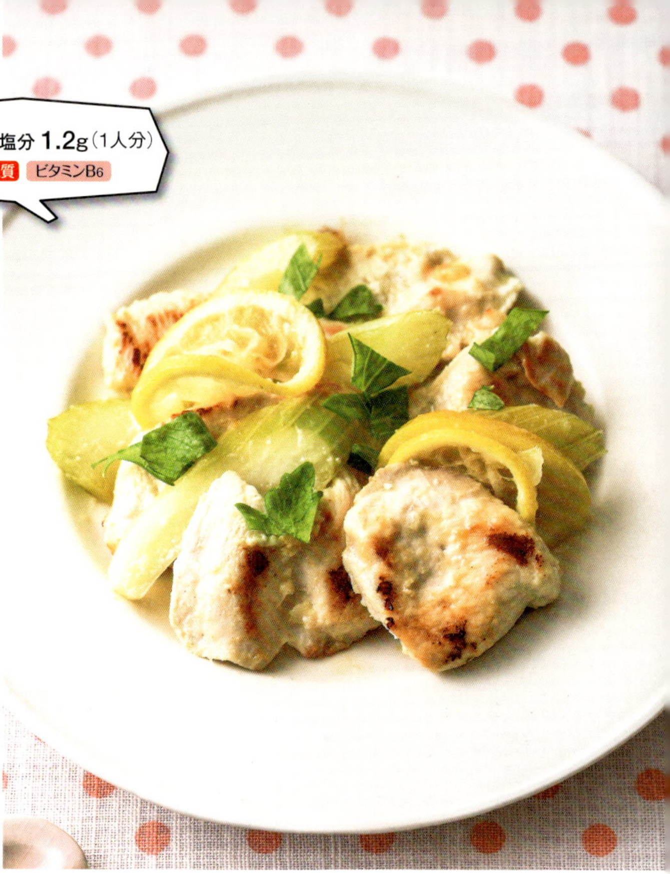

材料（2人分）

鶏むね肉 … 1枚（270g）
セロリ … 1本（100g）
塩 … 小さじ1/3
粗びき白こしょう … 少々
レモン（薄切り） … 4枚（20g）
おろしにんにく … 少々
オリーブ油 … 大さじ1

作り方

1 鶏肉はひと口大のそぎ切りにして、塩、白こしょうをまぶす。セロリは葉と茎を分け、茎を斜め薄切りにする。
2 ポリ袋に1、レモン、にんにく、オリーブ油を入れてもみ込み、10分ほどおく。
3 フライパンを熱し、2を漬け汁ごと入れて焼き、鶏肉のまわりが白っぽくなったら裏返して弱火にする。ふたをして火が通るまで蒸し焼きにする。
4 器に盛り、粗く刻んだセロリの葉を散らす。

調理のコツ　**鶏肉をそぎ切りにする**
鶏肉はそぎ切りにして繊維を断つため、やわらかく仕上がります。焼く前の状態で2週間、冷凍保存ができます。

おすすめ献立例
＋ミニトマトとレタスのコンソメスープ（p.102）
＋ごはん（150g）
【総529kcal／総塩分 1.5g（1人分）】

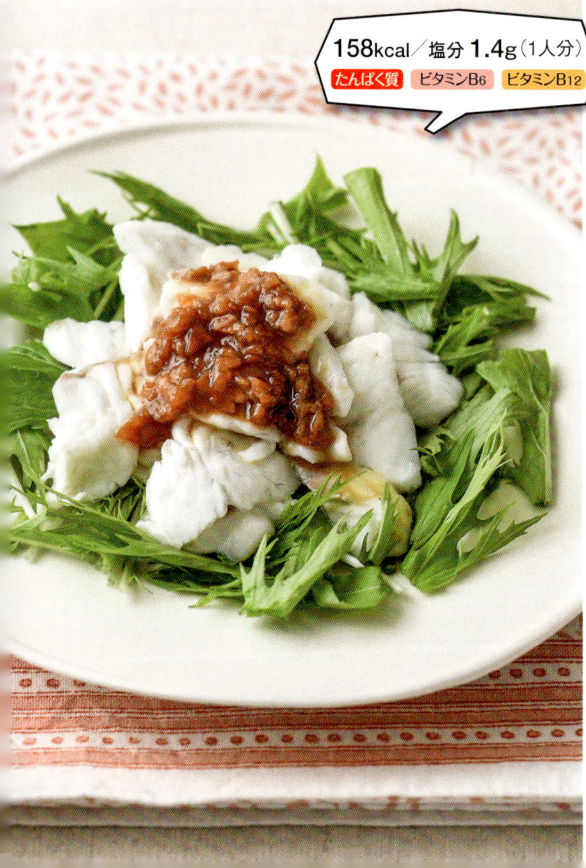

158kcal／塩分 1.4g（1人分）
たんぱく質　ビタミンB6　ビタミンB12

主菜

つるんとした食感が特徴。すりつぶして離乳食にも◎

白身魚の湯引き —梅肉ソース—

材料（2人分）

鯛、ひらめなどの白身魚（さく刺身用） … 150g
水菜 … 1株（50g）
片栗粉 … 適量
【梅肉ソース】
梅肉 … 1個分（10g）
ポン酢しょうゆ … 大さじ1
ごま油 … 小さじ1

作り方

1 魚はそぎ切りにする。水菜はざく切りにする。
2 鍋に湯をわかす。1の魚に片栗粉をまぶし、湯引きする。
3 器に水菜をしいて2を盛る。
4 梅肉ソースの材料を混ぜ合わせて3にかける。

調理のコツ　**片栗粉を薄くまぶして湯引きする**
片栗粉が多いと、食感がもたっとします。手でさっとつけましょう。湯に入れて、魚のまわりが透き通って浮いてきたら取り出します。

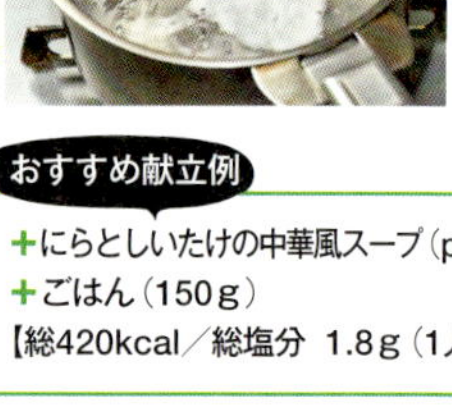

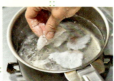

おすすめ献立例
＋にらとしいたけの中華風スープ（p.104）
＋ごはん（150g）
【総420kcal／総塩分 1.8g（1人分）】

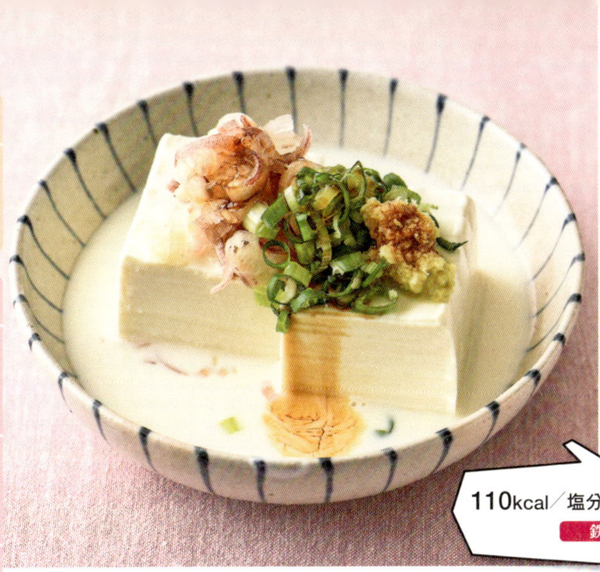

副菜

温めても冷やしてもおいしい

豆腐の豆乳やっこ

材料（2人分）

絹ごし豆腐 … 小1丁（200g）
みょうが … 1個（10g）
万能ねぎ … 1本（5g）
おろししょうが
… 小1かけ分（10g）
豆乳（無調整）… 1カップ
しょうゆ … 大さじ1/2

作り方

1 豆腐は4等分に、みょうが、万能ねぎは小口切りにする。
2 器に1、しょうがを盛り、豆乳を注いでしょうゆをかける。

110kcal／塩分 0.7g（1人分）
鉄

副菜

甘みと酸味に、エスニックなアクセント

にんじんとオレンジのクミン風味サラダ

材料（2人分）

にんじん … 小2/3本（100g）
オレンジ … 1個（130g）
砂糖 … 大さじ1/2
A クミンシード … 小さじ1/2
A フレンチドレッシング（p.156 B）… 大さじ1

作り方

1 にんじんはせん切りにし、砂糖をふってしんなりさせ、水けを絞る。クミンシードはフライパンで香りが立つまで乾煎りする。
2 オレンジは薄皮を取り除いて汁ごと果肉をボウルに入れる。
3 2に合わせたAを入れて混ぜ、1を加えてあえる。

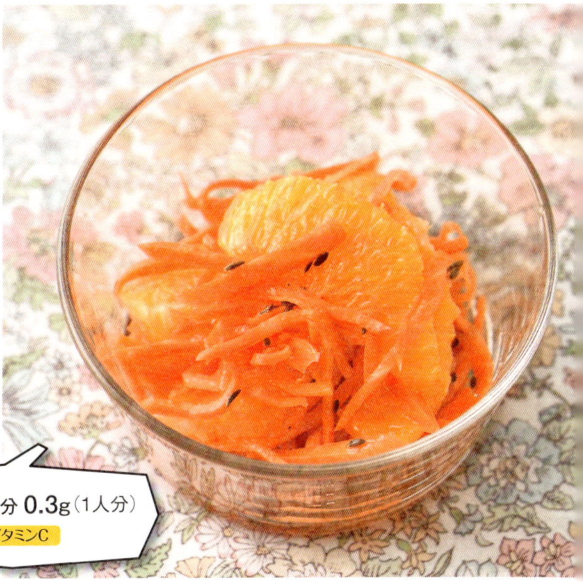

83kcal／塩分 0.3g（1人分）
ビタミンC

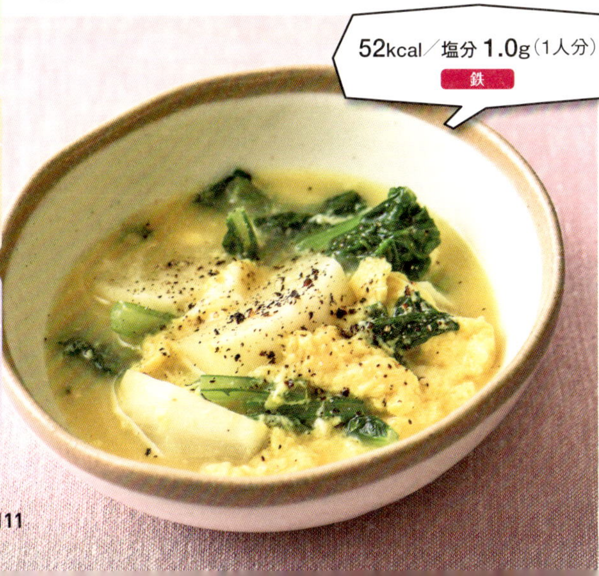

52kcal／塩分 1.0g（1人分）
鉄

副菜

やさしい味わいで体もほかほかに

かぶの卵とじ

材料（2人分）

かぶ … 1個（105g）
卵 … 1個（50g）
顆粒コンソメ … 小さじ1
塩 … 少々
粗びき黒こしょう … 少々
水 … 1カップ

作り方

1 かぶは根と葉を分け、根は皮をむいて8等分のくし形切り、葉はゆでてざく切りにする。卵は割りほぐす。
2 鍋に水、コンソメ、1のかぶの根を入れて煮立てる。葉を加えて塩、黒こしょうで味をととのえ、卵をまわし入れて、半熟になったら器に盛る。

気になる不調 貧血

妊娠中のママの体は貧血気味。貧血のメカニズムを知って、しっかり予防&改善を！

ヘモグロビンが不足すると貧血に

「貧血」とは赤血球に含まれるヘモグロビンが減少している状態です。ヘモグロビンは酸素と結びついて、体のすみずみの細胞にまで酸素を運ぶ役割があるため、**貧血が進むと体が低酸素状態になり、倦怠感《けんたいかん》や動悸《どうき》、息ぎれ、食欲不振などの症状**が現れます。一方、学校の朝礼で倒れたり、急に起き上がったときに起こる立ちくらみは「脳貧血」といい、脳に回る血液が一時的に減ってしまうために起こる低血圧の症状で、貧血とは異なります。

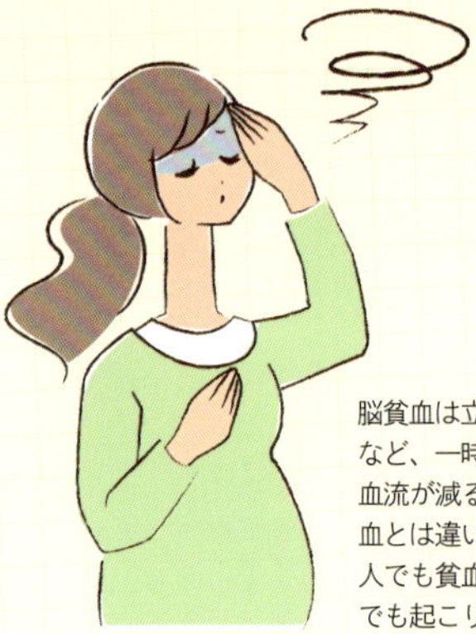

脳貧血は立ちくらみなど、一時的に脳の血流が減る症状。貧血とは違い、貧血の人でも貧血でない人でも起こります。

貧血の予防・改善には鉄補給が重要

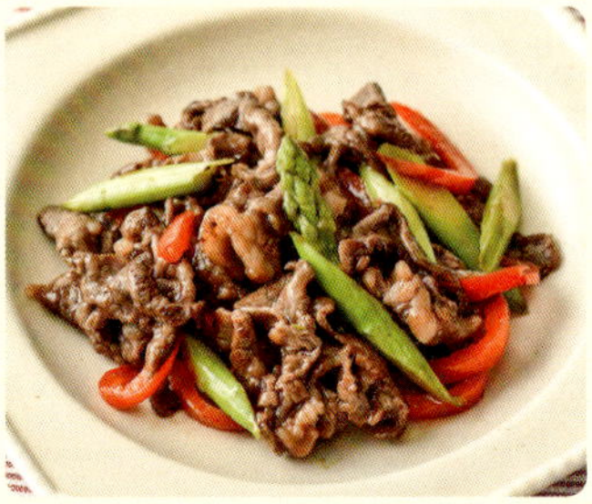

ヘム鉄は、いわし、はまぐり、かつお、牛肉、豚や鶏のレバーなどの動物性食品に含まれます。
(写真の料理レシピp.43)

妊娠中は、循環血液量が増加し、血液が薄まります。また、鉄を含むママの栄養が、赤ちゃんに与えられるため、ママの血液量と鉄が不足し、鉄欠乏性貧血になりやすくなります。**貧血の予防・改善のためには鉄を補う**ことが必要です。鉄には動物性食品に含まれるヘム鉄と、緑黄色野菜に含まれる非ヘム鉄があります。それぞれの特徴を知って上手にとりましょう。食事でとりきれない場合は、サプリメントで補うのもひとつの方法です。

非ヘム鉄はたんぱく質、ビタミンCといっしょに

ヘム鉄はレバー、いわし、牛肉、かつおなどの動物性食品に多く含まれ、非ヘム鉄はほうれん草、小松菜、ひじき、大豆、さつまいもなど緑黄色野菜に多く含まれます。**ヘム鉄は、そのまま体内に吸収されやすい**ので、効率的に鉄を補給できます。一方の**非ヘム鉄は**、それだけだと体に吸収されにくいので、**肉や魚、卵、豆腐などのたんぱく質やブロッコリーや果物などのビタミンCといっしょにとる**と吸収率がアップします。

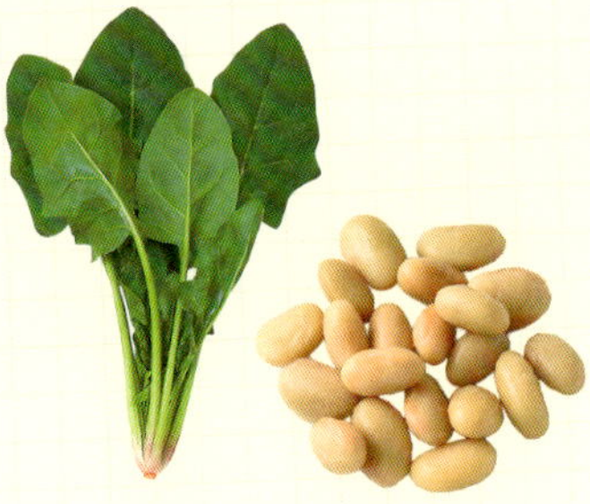

非ヘム鉄は、ほうれん草、小松菜、ひじき、大豆、さつまいもなど、おもに緑黄色野菜に含まれます。

貧血が気になるときのメニュー

血液のもとになる鉄をしっかりとることと、造血にかかわるビタミンやミネラルも補給しましょう。

主食

鉄やビタミンBが豊富。疲労回復にも

あさりの炊き込みごはん

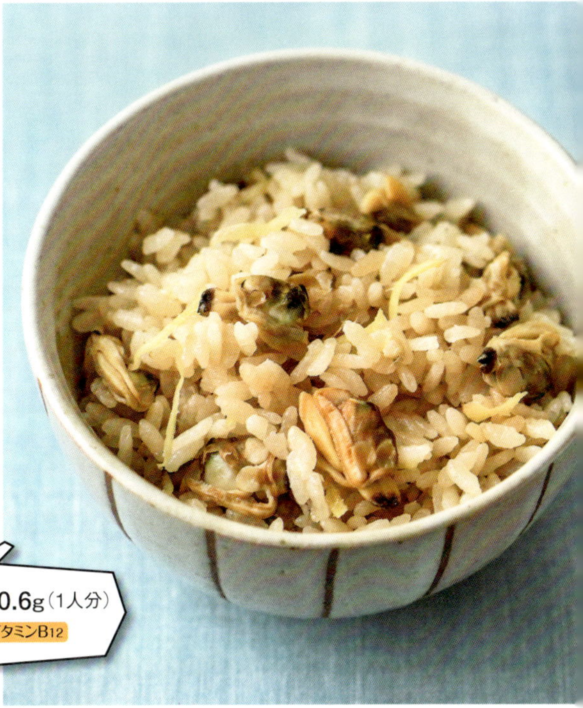

材料（作りやすい分量）

米 … 2合
あさり水煮缶 … 1缶（160g）
しょうが … 1かけ（15g）
しょうゆ … 小さじ2

作り方

1 しょうがはせん切りにする。あさり水煮は身と汁に分ける。米は洗って20〜30分ほど浸水し、ざるにあげる。

2 炊飯器に米、水煮の汁、しょうゆを入れ、2合の目盛りに合わせて水を加えて軽く混ぜる。あさりの身、しょうがをのせて炊飯する（p.80参照）。

212kcal／塩分 0.6g（1人分）
鉄　ビタミンB12

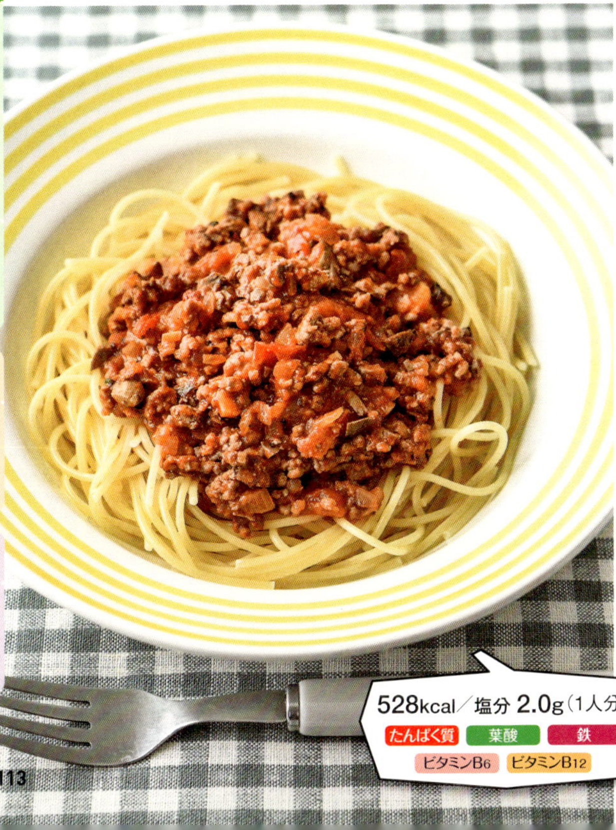

主食

市販の焼鳥を使えば手間いらず

レバーミートソースパスタ

材料（2人分）

スパゲッティ … 150g
焼鳥レバー（たれ・市販） … 2本（70g）
合びき肉 … 100g
トマト水煮缶 … 1/2缶（200g）
トマトケチャップ … 大さじ1
A ドライバジル … 少々
A ドライオレガノ … 少々
オリーブ油 … 大さじ1/2

作り方

1 レバーは細かく刻む。トマ水煮はつぶす。

2 鍋にたっぷり湯をわかし、(分量外）を加えてスパゲッィを表示時間通りにゆでる。

3 フライパンにオリーブ油を熱ひき肉の色が変わってほぐるまで炒める。1、ケチャッA を加えて約5分煮込む。

4 器に2を盛り、3をかける。

調理のコツ　レバーを刻む

市販の焼鳥のレバーを包丁で細かく刻みます。ひき肉と同じくらいの大きさにして、なじみやすいようにしましょう。

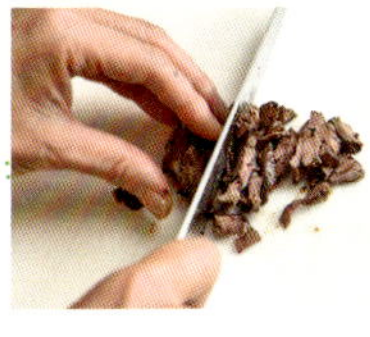

528kcal／塩分 2.0g（1人分）
たんぱく質　葉酸　鉄　ビタミンB6　ビタミンB12

主菜

パンにのせてもおいしい

牛肉と大豆のケチャップ煮

324kcal／塩分 1.8g（1人分）

たんぱく質　食物繊維　ビタミンB12

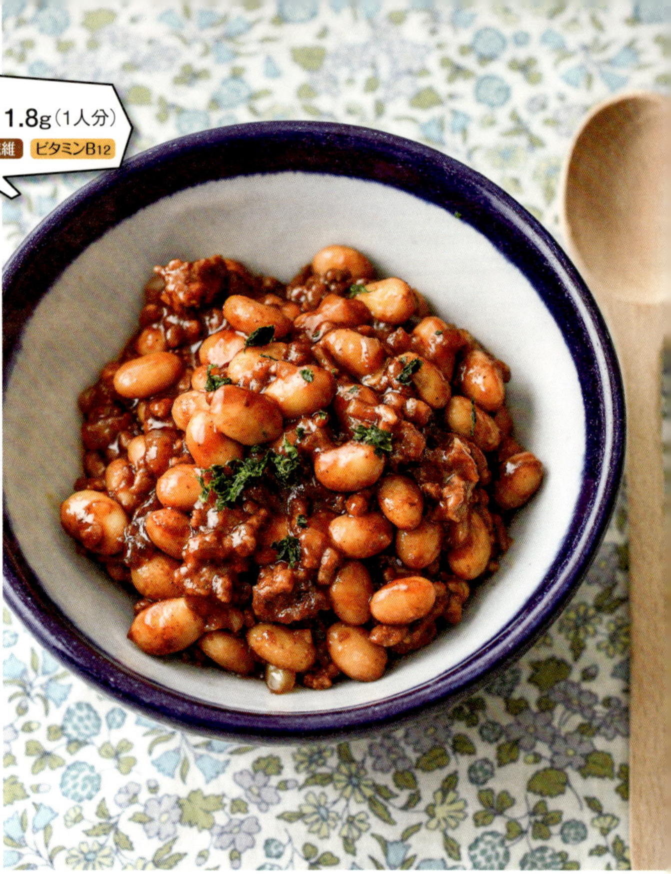

材料（2人分）

牛ひき肉 … 100g
大豆水煮缶 … 100g
玉ねぎ（みじん切り） … 1/4個分（50g）
にんにく（みじん切り） … 小1かけ分（4g）
デミグラスソース缶 … 70g
トマトケチャップ … 大さじ1
ウスターソース … 大さじ1
オリーブ油 … 大さじ1
パセリのみじん切り … 適量

作り方

1 フライパンにオリーブ油、にんにくを入れて弱火で炒め、香りが立ったら玉ねぎを加える。玉ねぎがしんなりしたら、ひき肉を加え、色が変わってほぐれるまで炒める。

2 大豆を加え、デミグラスソース、ケチャップ、ウスターソースを加えて約2〜3分煮込む。

3 器に盛り、パセリを散らす。

おすすめ献立例

＋ブロッコリーのポタージュ（p.103）
＋ごはん（180g）
【総675kcal／総塩分 2.2g（1人分）】

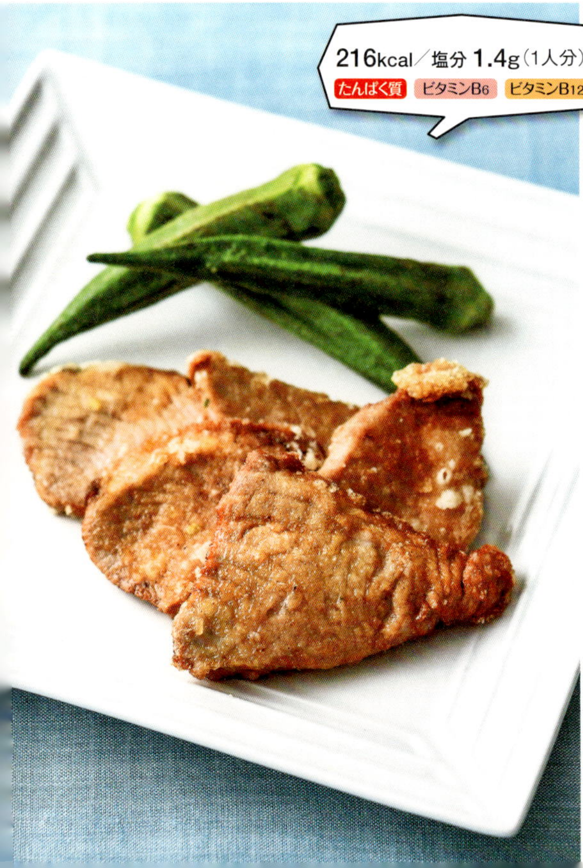

主菜

しょうがのきいたサクッとした食感が美味

かつおの竜田揚げ

216kcal／塩分 1.4g（1人分）

たんぱく質　ビタミンB6　ビタミンB12

材料（2人分）

かつお（刺身用） … 150g
オクラ … 6本（60g）
A しょうゆ … 大さじ1
A みりん … 大さじ1
A しょうが汁 … 小さじ1
片栗粉 … 適量
揚げ油 … 適量

作り方

1 Aを合わせてかつおを漬け、約10分おく。

2 オクラはガクを取り除き、揚げ油を160度に熱し、素揚げする。

3 1の汁けをペーパータオルでふき、片栗粉をまぶす。2で使った揚げ油を170度に熱して、こんがり揚げる。

4 器に2、3を盛る。

調理のコツ　かつおの水けをふきとる

水けが残っていると、カラッと揚がりません。このひと手間でおいしく仕上がります。

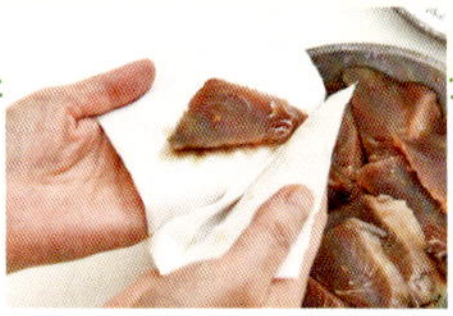

おすすめ献立例

＋もやしとめかぶのあえもの（p.72）
＋ごはん（180g）
【総534kcal／総塩分 2.2g（1人分）】

主菜

鉄と葉酸がしっかりとれます

さば缶とほうれん草のスープカレー

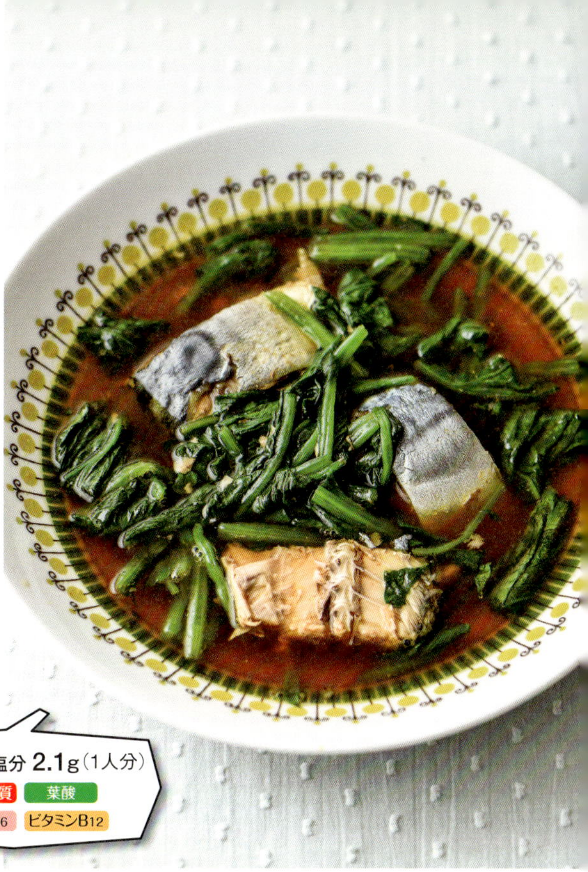

材料（2人分）

- さば水煮缶 … 1缶（190g）
- ほうれん草 … 1/3束（100g）
- カレールウ … 1かけ（20g）
- だし汁 … 2カップ

作り方

1 ほうれん草は塩少々（分量外）を加えた熱湯でさっとゆでて、ざく切りにする。

2 鍋にだし汁、さば水煮を汁ごと入れて熱し、煮立ったら1、カレールウを加えて溶かす。

栄養MEMO

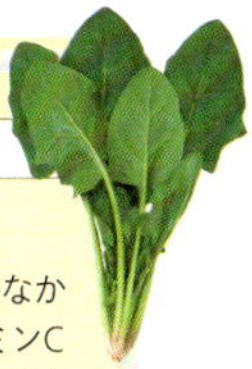

ほうれん草

常備菜の定番食材

ほうれん草は、β-カロテンの含有量は野菜のなかでトップクラス。鉄やカリウム、葉酸やビタミンCなども含むため、副菜の定番食材としてまとめてゆでて冷凍保存しておくと便利です。

おすすめ献立例

+きのこのガーリックチーズ炒め（p.50）
+ごはん（180g）
【総612kcal／総塩分 2.5g（1人分）】

246kcal／塩分 2.1g（1人分）

たんぱく質　葉酸　ビタミンB6　ビタミンB12

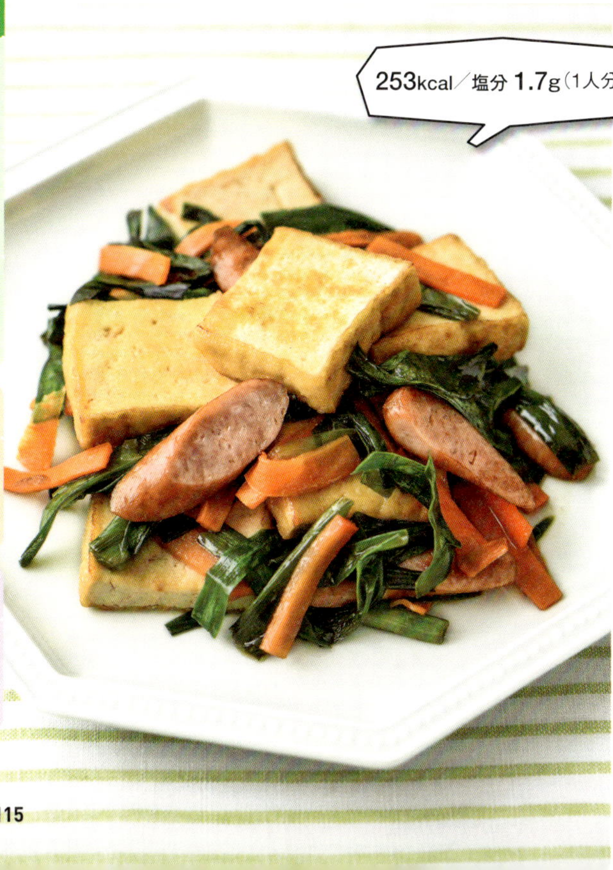

253kcal／塩分 1.7g（1人分）

主菜

にらのビタミンCが厚揚げの鉄吸収率をアップ！

厚揚げとにら、にんじんのチャンプルー

材料（2人分）

- 厚揚げ … 1枚（200g）
- ソーセージ … 小2本（30g）
- にら … 1/2束（50g）
- にんじん … 1/3本（60g）
- ポン酢しょうゆ … 大さじ2
- サラダ油 … 大さじ1/2

作り方

1 厚揚げは縦半分に切ってから1cm幅に切る。ソーセージは1cm厚さの斜め切りにする。にらはざく切りにし、にんじんは短冊切りにする。

2 フライパンにサラダ油大さじ1/4を熱し、厚揚げを両面焼きつけて取り出す。

3 フライパンにサラダ油大さじ1/4を熱し、ソーセージ、にんじんを炒め、にんじんがしんなりしたら、にら、2を戻し入れ、ポン酢しょうゆをまわしかける。

おすすめ献立例

+わかめの和風マリネ（p.51）
+ごはん（180g）
【総578kcal／総塩分 2.2g（1人分）】

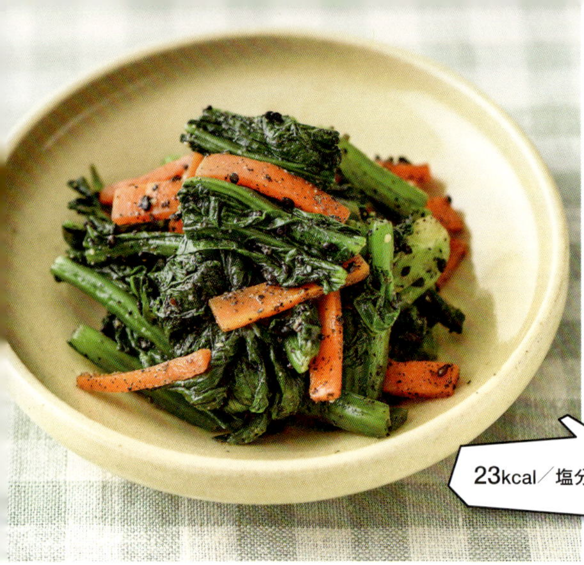

23kcal／塩分 0.2g（1人分）

副菜

ごまの風味が口いっぱいに広がります

小松菜のごまあえ

材料（2人分）

小松菜 … 1/3束（100g）
にんじん … 小1/3本（50g）
黒すりごま … 小さじ1
しょうゆ … 小さじ1/2

作り方

1 小松菜は塩少々（分量外）を加えた熱湯でさっとゆで、しっかり水けをしぼってざく切りにする。にんじんは短冊切りにして水からゆで、水けをきる。
2 ボウルに黒ごま、しょうゆを入れて混ぜ、1を加えてあえる。

副菜

栄養豊富なナッツがたっぷり

春菊のサラダ
ーカシューナッツドレッシングー

130kcal／塩分 0.6g（1人分）
葉酸

材料（2人分）

春菊 … 1/2束（100g）
カシューナッツ … 20g
フレンチドレッシング
（p.156 Ⓑ）… 大さじ2

作り方

1 春菊は根元を落とし、食べやすい長さに切る。
2 フライパンにカシューナッツを入れて乾煎りし、たたいてくだく。
3 ボウルに1、2、フレンチドレッシングを合わせてあえる。

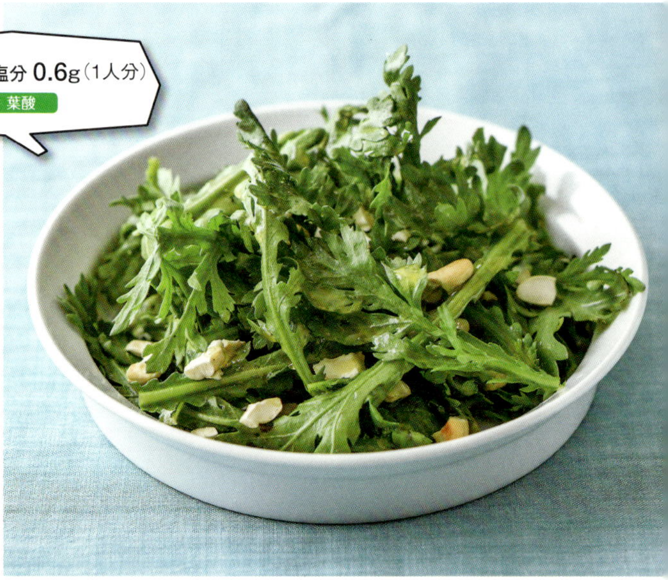

調理のコツ **カシューナッツをくだく**

ペーパータオルなどにカシューナッツをくるみ、めん棒などでたたいて食べやすい大きさにします。

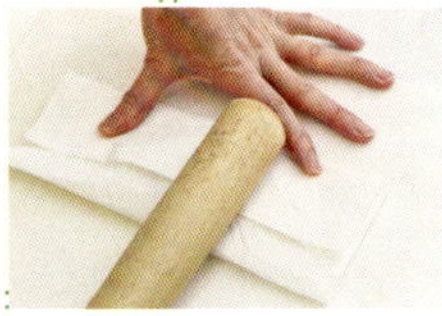

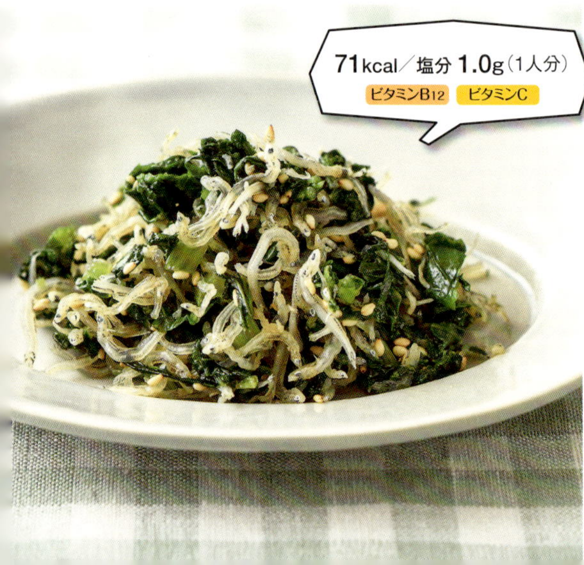

71kcal／塩分 1.0g（1人分）
ビタミンB12　ビタミンC

副菜

葉酸たっぷりのかぶの葉は積極的に食べたい

かぶの葉とちりめんじゃこの炒り煮

材料（2人分）

かぶの葉 … 2個分（70g）
ちりめんじゃこ … 20g
A みりん … 大さじ1/2
A しょうゆ … 大さじ1/4
A 酒 … 大さじ1/4
ごま油 … 大さじ1/2
白いりごま … 大さじ1/2

作り方

1 かぶの葉は塩少々（分量外）を加えた熱湯でさっとゆでて、ざく切りにする。
2 フライパンにごま油を熱し、ちりめんじゃこを炒める。カリッとしたら1、混ぜ合わせたA、白ごまを加えて汁けがなくなるまで炒める。

副菜

ミネラル豊富で低カロリー

きくらげの黒酢炒め

31kcal／塩分 0.2g（1人分）

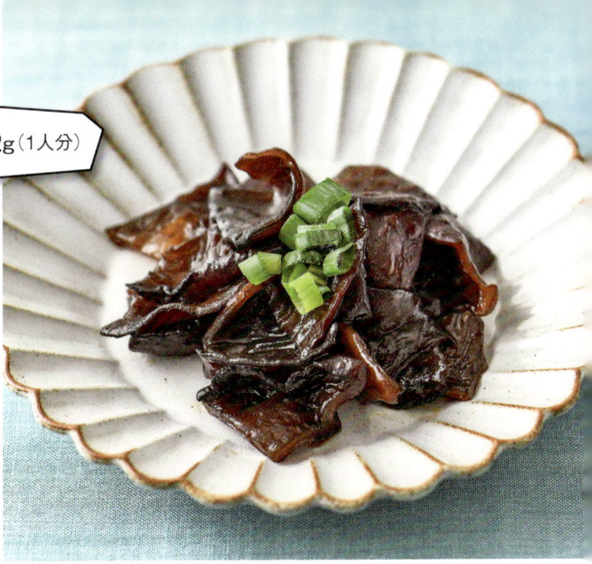

材料（2人分）

- きくらげ（乾燥）… 10g
- A
  - 黒酢 … 小さじ2
  - しょうゆ … 小さじ1/2
- サラダ油 … 小さじ1
- 万能ねぎ（小口切り）… 適量

作り方

1. きくらげは水に約15分漬けて戻し、食べやすい大きさに切る。
2. フライパンにサラダ油を熱し、きくらげをさっと炒め、Aを加えてからめる。
3. 器に盛り、万能ねぎをのせる。

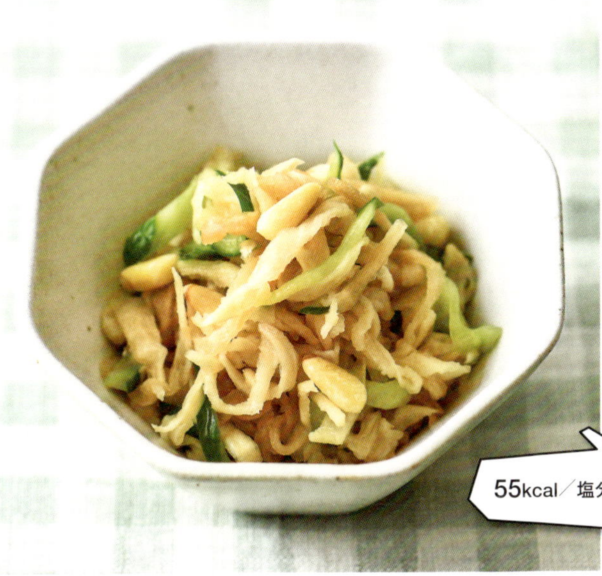

55kcal／塩分 0.4g（1人分）

副菜

ポリポリした歯ごたえが楽しい

切り干し大根ときゅうりの酢のもの

材料（2人分）

- 切り干し大根 … 20g
- きゅうり … 1/2本（50g）
- 松の実 … 大さじ1/2
- すし酢 … 小さじ2

作り方

1. 切り干し大根は水に約15分漬けて戻し、食べやすい長さに切る。
2. きゅうりはせん切りにする。フライパンに松の実を入れて香りが立つまで乾煎りする。
3. 1、2、すし酢を合わせてあえる。

副菜

煮物の定番素材をドレッシングで洋風に

高野豆腐とひじきのサラダ

材料（2人分）

- 高野豆腐 … 1枚（16g）
- ひじき（乾燥）… 4g
- パプリカ（赤）… 1/8個（15g）
- A
  - フレンチドレッシング（p.156 Ⓑ）… 大さじ1
  - マヨネーズ … 大さじ1/2

作り方

1. 高野豆腐は水に約15分漬けて戻し、短冊切りにする。
2. ひじきは約30分水に漬けて戻し、水けをきる。パプリカは薄切りにする。ともに熱湯でさっとゆでる。
3. ボウルにAを入れて混ぜ、1、2を加えてあえる。

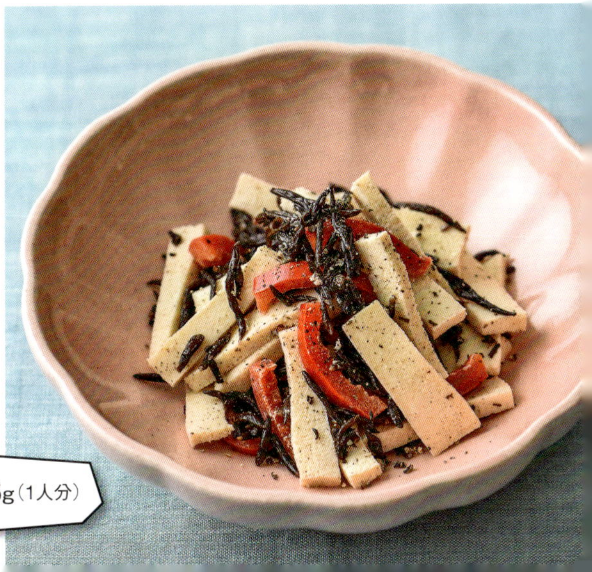

99kcal／塩分 0.5g（1人分）

気になる不調

便秘・下《げ》痢《り》

苦しく憂うつな便秘。食事内容を見直し、体を温め、こまめな水分補給で解消しましょう。

食物繊維や発酵食品で腸内環境を整えて

妊娠中は、ホルモンバランスの変化や大きくなった子宮に腸が圧迫されて、便秘になりやすくなります。もともと下痢しやすい体質の人は、下痢を起こす場合もあります。便秘や下痢は真逆な症状ですが、腸内環境を整えることでどちらも改善できます。

まずは規則正しい生活と適度な運動を習慣に。そのうえで整腸作用にすぐれた食物繊維やオリゴ糖、乳酸菌を豊富に含むヨーグルトや納豆などの発酵食品を意識してとりましょう。

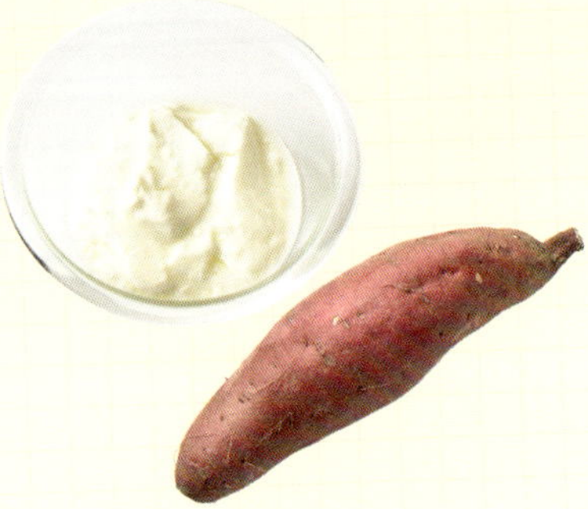

食物繊維が豊富な食材や発酵食品を食べて、腸内環境を整えましょう。手軽に食べられるヨーグルトやいも類がおすすめ。

冷えが便秘の原因になることも

妊娠中は、運動不足やホルモンバランスの変化により、体温調節がうまくできなくなります。そのため、体温は高いのに、手足の末端やおなかが冷えるようになります。冷えは血行を悪化させ、腸の働きを低下させるので便秘の原因になります。体を冷やさないためにも、適度な運動を習慣にしたり、服装で調節したり、温かい食べ物や飲み物をとるなどして体を温めるよう心がけましょう。下痢しやすい人も同様の注意が必要です。

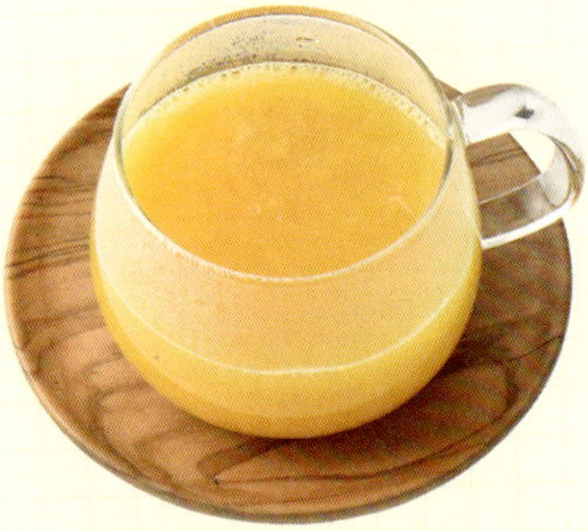

体を冷やさないためには、冷たい食べ物や飲み物や避け、温かいものをとるようにしましょう。
(写真の料理レシピp.142)

水分をとって便をやわらかくする

水分が不足すると、便が乾燥して硬くなり腸内をスムーズに移動できなくなるため便秘になりやすくなります。

もともと妊娠中は、赤ちゃんのための羊水や血液補給に多くの水分をとられるので、スムーズに排便するには妊娠前より多めの水分補給が必要になります。食事で温かいスープやみそ汁をとったり、食事以外で白湯《さゆ》やハーブティーなど温かい飲み物をとるようにすれば、冷えも解消され、一石二鳥の効果が得られます。

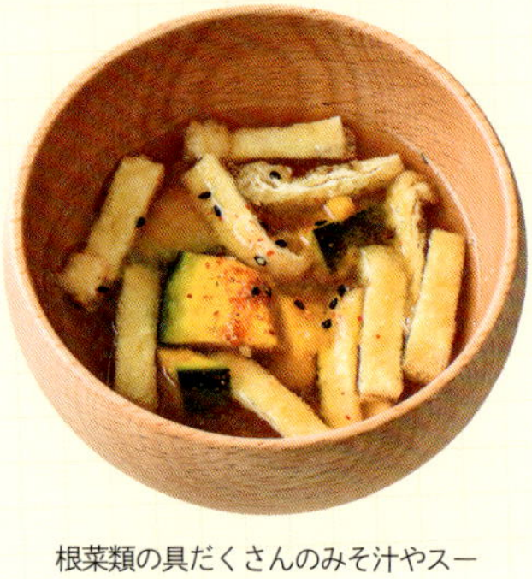

根菜類の具だくさんのみそ汁やスープなら、体を温めながら、食物繊維と水分が同時にとれます。
(写真の料理レシピp.102)

便秘・下痢が気になるときのメニュー

食物繊維が豊富な食材や胃腸にやさしい食材を使った主食と副菜です。

主食

消化がよく、シンプルな味付け

もち麦もずく雑炊

188kcal／塩分 1.6g（1人分）
食物繊維　ビタミンB12

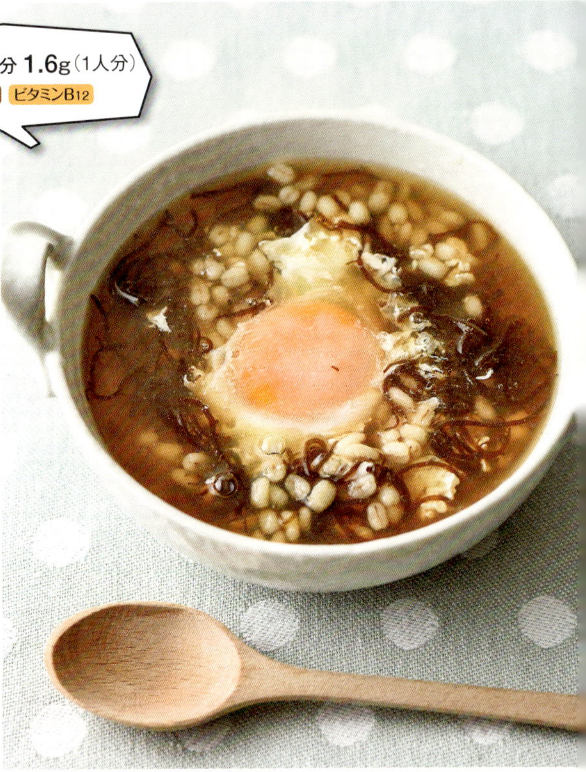

材料（2人分）

もち麦 … 60g
もずく酢（味付け）
… 2パック（100g）
卵 … 2個（100g）
だし汁 … 2カップ
しょうゆ … 小さじ2
塩 … 少々

作り方

1. 沸騰した湯にもち麦を入れて、約15分ゆでてざるにあげる。
2. だし汁を温め、1を加え、弱火で約15分煮る。
3. 2にもずくを加え、しょうゆ、塩で味をととのえる。卵を割り入れ、半熟状になるまで火を通す。

arrange
薬味を加える

万能ねぎや三つ葉などを加えてもおいしくいただけます。

主食

たくさん食べてもヘルシー！

えのきたっぷり焼きそば

552kcal／塩分 2.9g（1人分）
たんぱく質　食物繊維
ビタミンB12　ビタミンC

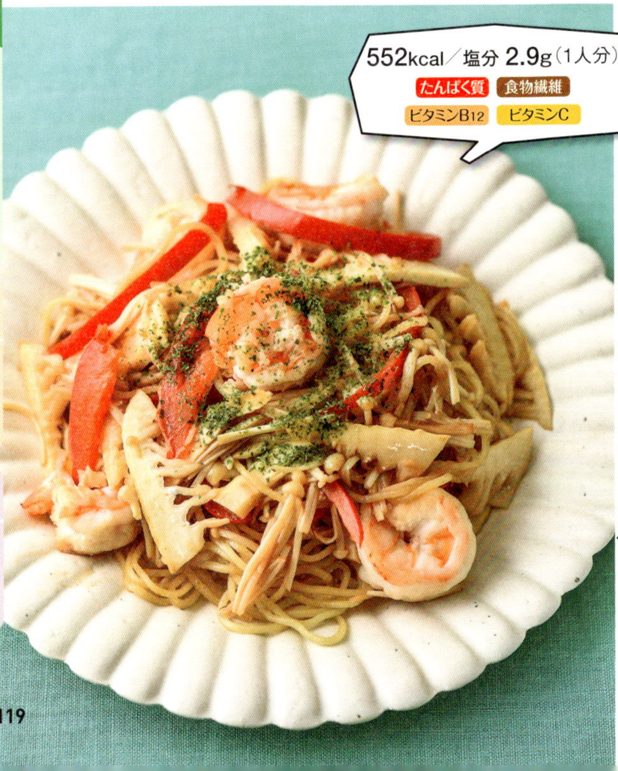

材料（2人分）

中華蒸しめん … 2玉（300g）
えのきだけ … 小1パック（80g）
たけのこ（水煮） … 小1/2個（50g）
パプリカ（赤） … 1/4個（30g）
むきえび … 100g
A オイスターソース … 大さじ2
A 酒 … 大さじ1
青のり … 少々
サラダ油…大さじ3

作り方

1. 中華蒸しめんは袋の口をあけ、電子レンジで2分加熱する。
2. えのきだけは根元を切り落とし、半分の長さに切ってほぐす。たけのこ、パプリカは細切りにする。えびは熱湯で色が変わるまでゆでる。
3. フライパンにサラダ油大さじ1と1/2を熱し、1を両面焼きつけて取り出す。
4. フライパンにサラダ油大さじ1と1/2を熱し、2を炒め、野菜がしんなりしたら3を戻し入れる。Aを加えて味をととのえ器に盛る。青のりをふる。

調理のコツ **えのきだけでかさ増し**

食物繊維が多いえのきだけはめんと一緒にたくさん食べましょう。たけのこも食物繊維が豊富です。

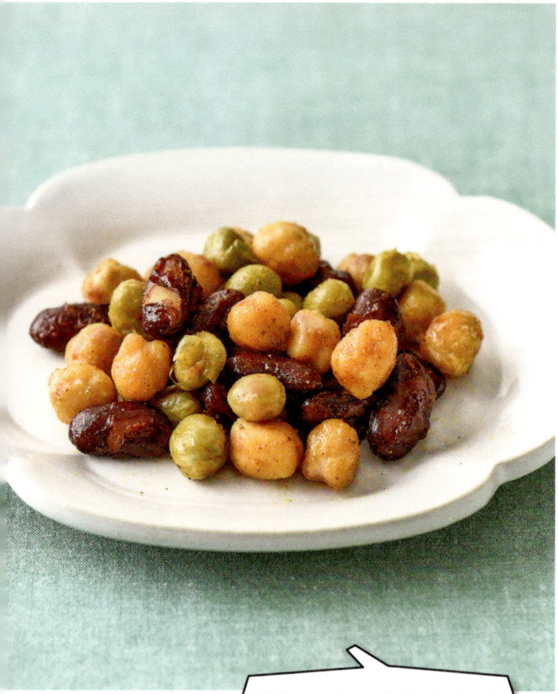

95kcal／塩分 0.2g（1人分）
食物繊維

副菜

いろいろな豆の味で、変化が楽しめます

ミックスビーンズのカレー炒め

材料（2人分）

ミックスビーンズ（ドライパック）… 2パック（100g）
カレー粉 … 小さじ1/4
塩 … 少々
サラダ油 … 小さじ1

作り方

1 フライパンにサラダ油とカレー粉を熱し、ミックスビーンズを加えて炒め、塩をふる。

栄養MEMO　ミックスビーンズ

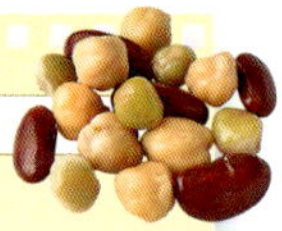

3種類以上の豆が手軽にとれる

豆類は、たんぱく質や食物繊維が豊富なものが多く、ほかの食材にはあまり含まれない、微量ミネラルなどをとることができるのも魅力。変化に富んだ食感が味わえます。

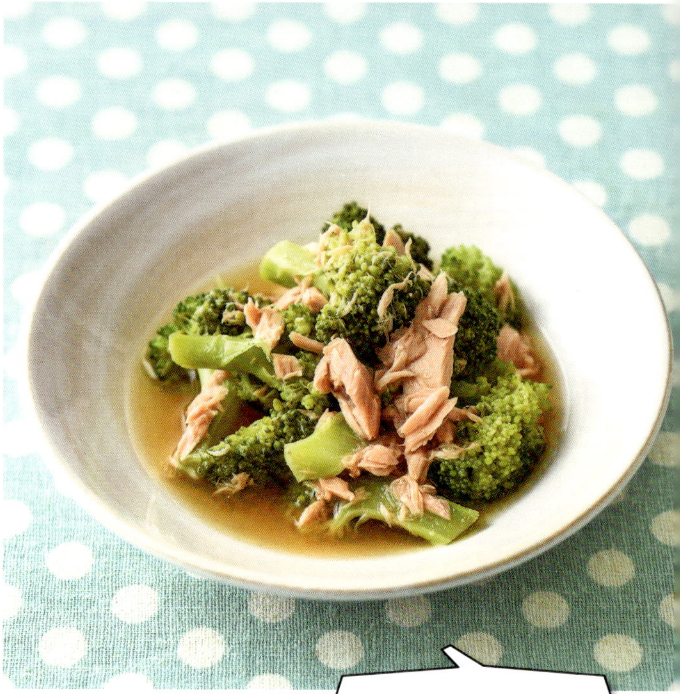

41kcal／塩分 0.7g（1人分）
ビタミンC

副菜

おなかに負担がかからず、味付けもやさしい

ブロッコリーと ノンオイルツナのおひたし

材料（2人分）

ブロッコリー … 80g
ツナ水煮缶（ノンオイル）… 1缶（70g）
だし汁 … 1/4カップ
しょうゆ … 小さじ1

作り方

1 ブロッコリーは小房に分けて、塩少々（分量外）を加えた熱湯でさっとゆでる。
2 鍋に1、ツナ缶を汁ごと入れ、だし汁、しょうゆを加えて約1〜2分煮る。

栄養MEMO　ブロッコリー

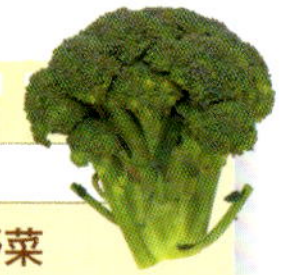

ミネラルや葉酸を含む緑黄色野菜

ブロッコリーは、葉酸やβ-カロテンなどのビタミンのほか、カリウムやカルシウムなどのミネラルも含みます。鉄やビタミンKもとれるので、妊娠全期を通して食べたい食材です。

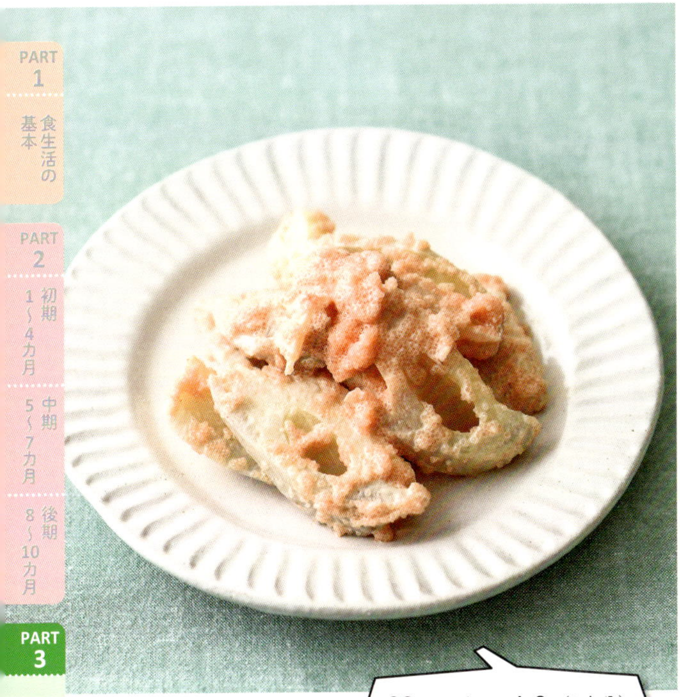

93kcal／塩分 1.0g（1人分）
ビタミンB12　ビタミンC

副菜

明太マヨがシャキシャキのれんこんにからむ！

れんこんの明太マヨ仕立て

材料（2人分）

れんこん … 小1節（100g）
明太子 … 1/2腹（30g）
マヨネーズ … 大さじ1

作り方

1 れんこんは5mm幅のいちょう切りにして、酢少々（分量外）を加えた熱湯でさっとゆでる。
2 明太子は薄皮を取り、中身をこそげ取る。
3 ボウルに1、2、マヨネーズを入れ、混ぜ合わせる。

栄養MEMO　れんこん

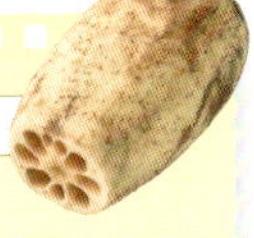

粘膜を保護し、消化を促す

はすの地下茎であるれんこんは、ねばねばしたムチンという成分を含みます。ムチンは粘膜をうるおし、消化を助けて胃腸の働きを整える作用があります。カリウムやビタミンCもとれます。

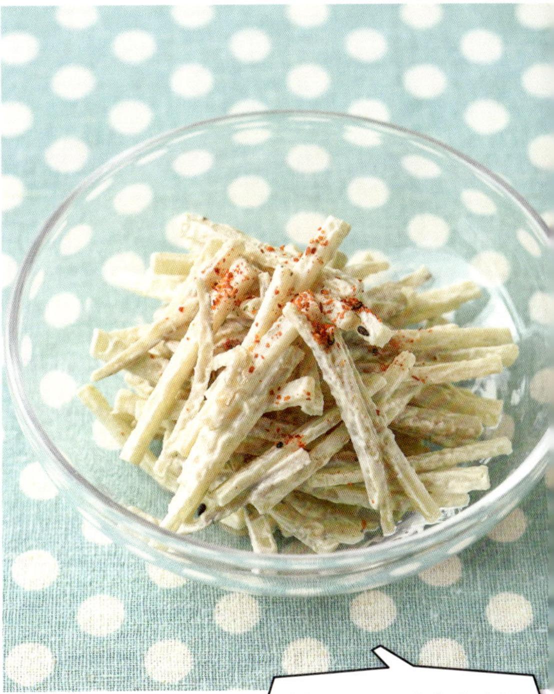

92kcal／塩分 0.3g（1人分）
食物繊維

副菜

ごぼうの食感と香りが生きています

ごぼうのごまヨーグルトサラダ

材料（2人分）

ごぼう … 1本（180g）
ヨーグルト … 50g
白ねりごま … 小さじ1
塩 … 少々
砂糖 … 少々
七味唐辛子 … 適宜

作り方

1 ごぼうは皮をむいて5cm長さの細切りにし、熱湯でゆでる。
2 ヨーグルトは水きりをする。
3 1、2、白ごま、塩、砂糖を混ぜ合わせる。
4 器に盛り、お好みで七味唐辛子をふる。

栄養MEMO　ごぼう

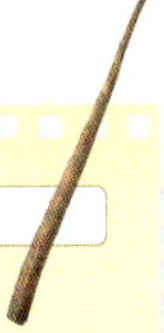

豊富な食物繊維が腸内をきれいに

ごぼうに含まれる不溶性食物繊維は、腸内の不要物を吸着して排出するほか、血糖値の急激な上昇を抑える作用があります。カリウムやマグネシウムなどのミネラルも含まれています。

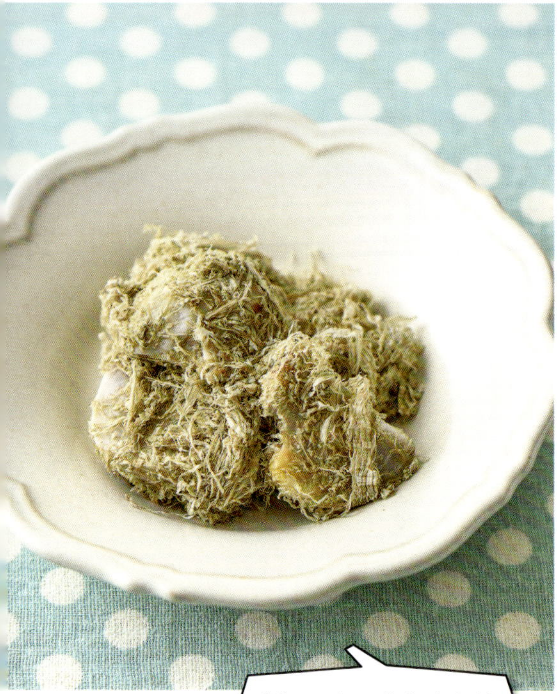

54kcal／塩分 0.1g（1人分）

副菜

電子レンジを使えば皮むきが簡単！

蒸し里いものとろろ昆布まぶし

材料（2人分）

里いも … 3個（180g）
とろろ昆布 … 3g

作り方

1 里いもはよく洗い、皮つきのまま1個ずつラップで包み、電子レンジで3分30秒加熱する。
2 熱いうちに1の皮をむいて食べやすい大きさに切り、とろろ昆布をまぶす。

調理のコツ 里いもの皮をむく

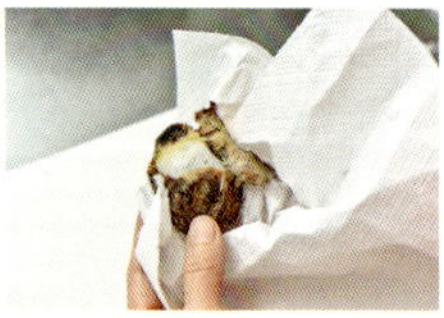

加熱した里いもをペーパータオルで包むように両手で持ちます。ペーパータオルごしに皮を横向きにめくるようにすると、簡単に皮がむけます。

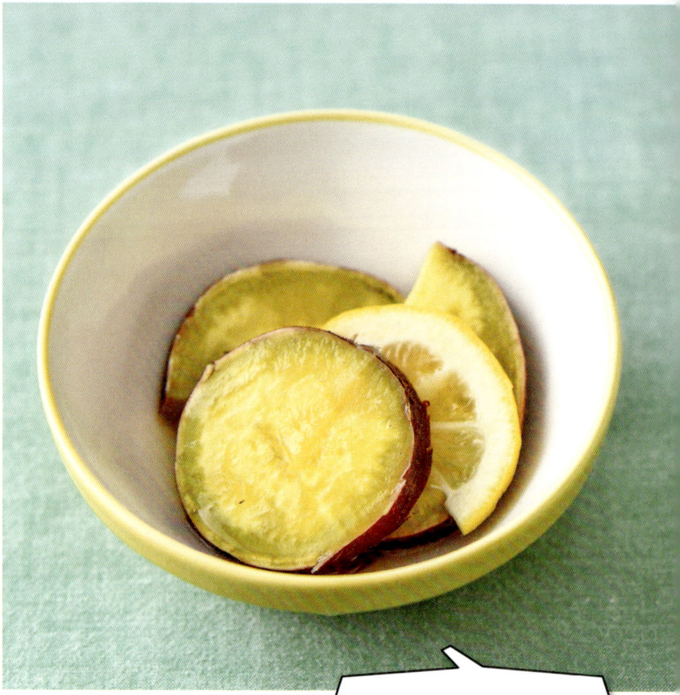

145kcal／塩分 0.5g（1人分）
ビタミンC

副菜

さわやかさとほどよい甘みが後を引きます

さつまいものレモン煮

材料（作りやすい分量）

さつまいも … 大1/2本（250g）
レモン（薄切り） … 4枚
だし汁 … 3/4カップ
しょうゆ（薄口） … 小さじ1
砂糖 … 大さじ2

作り方

1 さつまいもは1㎝厚さの輪切りにし、水に約1～2分さらす。
2 鍋に1、レモン、だし汁、しょうゆ、砂糖を入れて火にかける。煮立ったら落としぶたをして汁けが少なくなるまで煮る。

栄養MEMO さつまいも

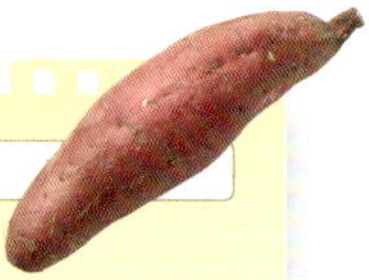

食物繊維食材の筆頭

さつまいもを食べると便通が促されることは有名です。ぜひ皮ごといただきましょう。また、さつまいもに含まれるビタミンCは加熱しても壊れにくいという特徴があります。

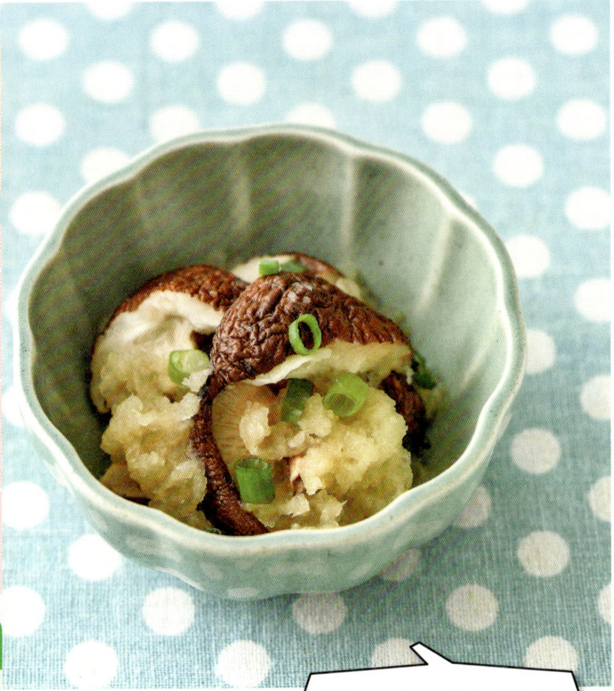

37kcal／塩分 0.4g（1人分）
食物繊維

副菜

香ばしいしいたけにおろしポン酢が合う!

焼きしいたけのおろしあえ

材料（2人分）

しいたけ … 6枚（90g）
大根 … 1/6本（150g）
ポン酢しょうゆ … 大さじ1/2
万能ねぎ（小口切り） … 適量

作り方

1 しいたけは石づきを切り落とし、魚焼きグリルで7～9分ほど、かさが少々縮まる程度になるまで焼く。温かいうちに手で裂く。
2 大根はすりおろして軽く水けをきる。
3 ボウルに1、2、ポン酢しょうゆを混ぜ合わせる。器に盛り、万能ねぎを散らす。

栄養MEMO しいたけ

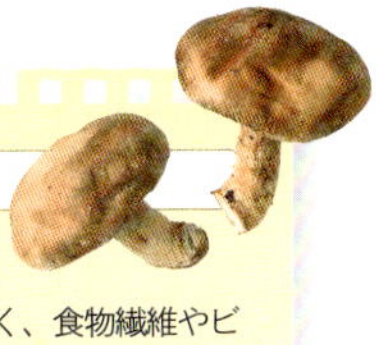

食物繊維、ビタミンDが豊富

一般に、きのこ類はカロリーが低く、食物繊維やビタミンが多く含まれています。なかでも、とくにしいたけは食物繊維が豊富。一度に食べられる量が少ないため、毎日の食事に取り入れましょう。

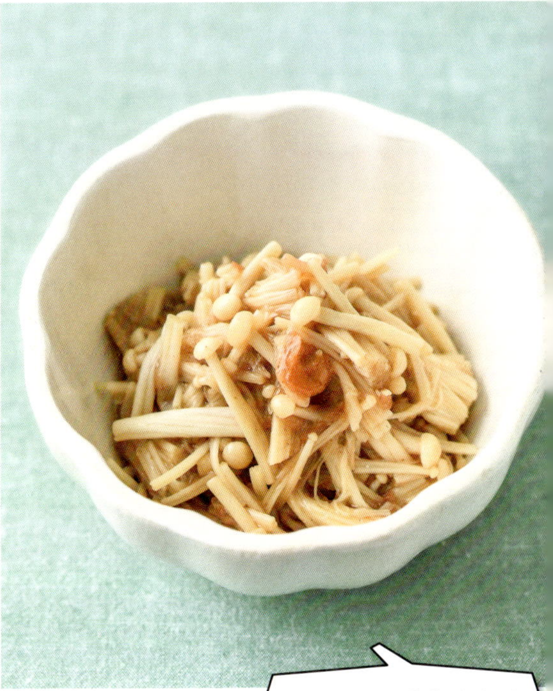

15kcal／塩分 0.6g（1人分）

副菜

ごはんにかけてもおいしい

えのきの梅肉あえ

材料（2人分）

えのきだけ … 1パック（100g）
梅干し … 1個（10g）
みりん … 小さじ1/4

作り方

1 えのきだけは3㎝長さに切り、熱湯でさっとゆでて水けをきる。
2 梅干しは種を取り除き、粗くたたく（p.107参照）。
3 ボウルに1、2、みりんを混ぜ合わせる。

気になる不調 むくみ・高血圧

ママの体や赤ちゃんに危険がおよぶ妊娠高血圧症候群。食事でしっかり予防しましょう。

塩分をとり過ぎるとむくみや高血圧の原因に

妊娠中は、必要なエネルギー量が増えるので食事量も増え、それに伴い、摂取する塩分量も増えがちです。でも、塩分のとり過ぎはむくみや高血圧の原因になります。放っておくと血管や腎臓に負担をかけ、妊娠後期に発症しやすい妊娠高血圧症候群を引き起こす危険があります。**むくみや高血圧を予防するには、塩分を控える**とともに、体内の余分な塩分を排出する働きがある**カリウムを、積極的にとる**ことが大切です。

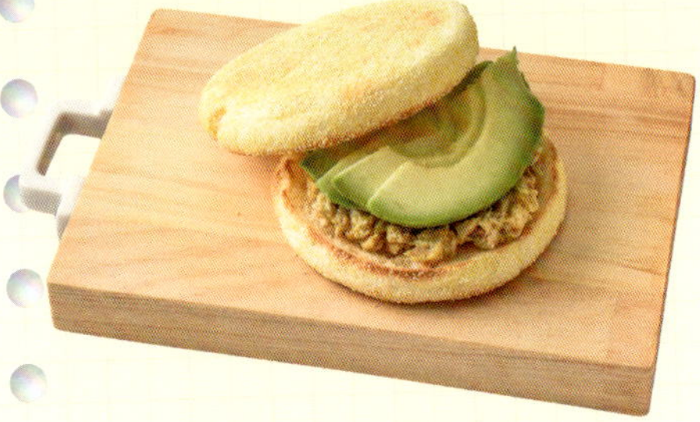

アボカドやバナナなどはカリウムが豊富な食品です。サンドイッチやサラダに入れておいしく食べましょう。
(写真の料理レシピp.155)

減塩テクニックで塩分を減らそう

塩分を控えるには、減塩テクを知っておくと便利です。しょうがやみょうが、三つ葉などの**香り高い野菜**や、タイム、ローズマリーなどの**ハーブを使うと塩分控えめでも風味豊か**に。また、**だしの味をきかせたり**、干ししいたけや干しえびなどの乾物を使うと、うまみが出て余分な調味料を使わずにすみます。トマトなど野菜の持つ酸味を利用したり、**酢、レモン、ゆずなどのしぼり汁を調味料代わりにかける**のもおすすめです。

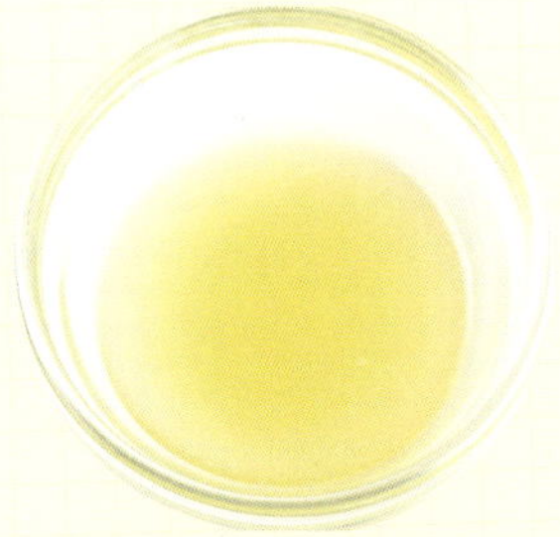

減塩のため、レモンやゆず、ライムなどの柑橘系の果物のしぼり汁を、塩やしょうゆ、ドレッシングの代わりに。

妊娠高血圧症候群を発症すると母子ともに危険

妊娠時に高血圧を発症した場合、妊娠高血圧症候群と診断されます。高血圧にたんぱく尿を伴う場合もあります。

重症になると、ママはけいれん発作、脳出血、赤ちゃんは発育不全、胎児機能不全、胎盤早期剥離など、ママと赤ちゃんが大変危険な状態になることがあります。

妊娠高血圧症候群と診断された場合は、自己判断ではなく必ず医師の指導を仰ぎ、適切な、食事療法を行うことが重要です。

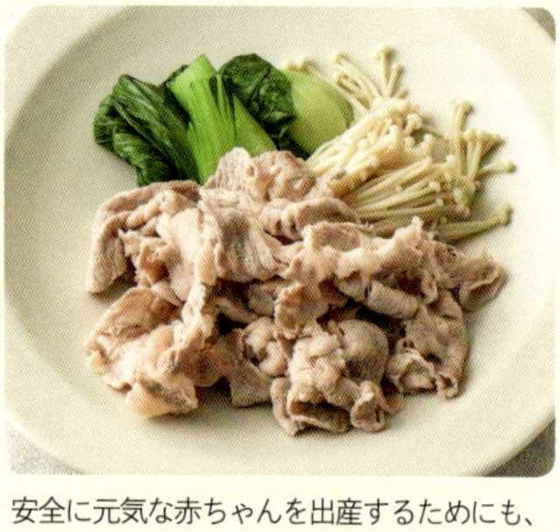

安全に元気な赤ちゃんを出産するためにも、血圧が高めの人は基本的に低カロリーの食事がおすすめです。
(写真の料理レシピp.34)

むくみ・高血圧 が気になるときのメニュー

体の中にたまった水分を排出するカリウムを含む食材を使った、主食と副菜のメニューです。

主食

ほくほくの里いもをごはんと召しあがれ

里いもと豚肉の炊き込みごはん

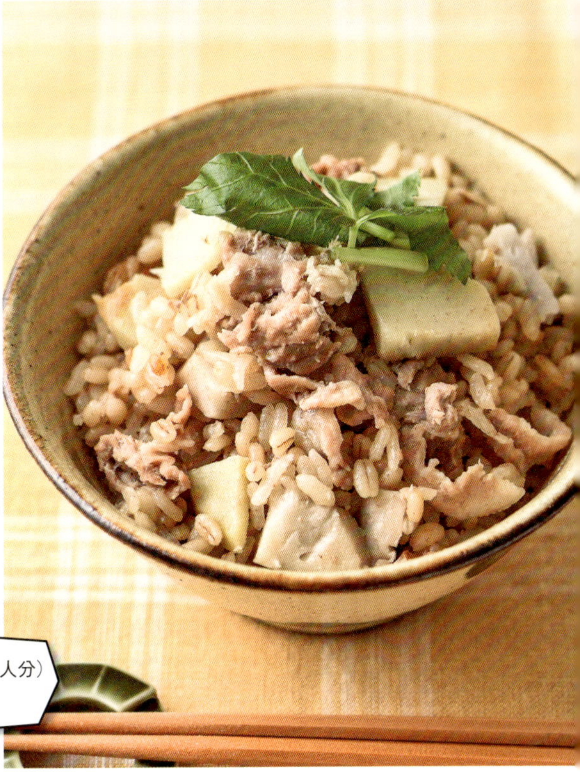

材料（作りやすい分量）

- 米 … 1合
- もち麦 … 1合
- 豚こま切れ肉 … 100g
- 里いも … 2個（90g）
- A
  - しょうゆ … 大さじ1
  - みりん … 大さじ1
  - 酒 … 大さじ1
- 塩 … 少々
- だし汁 … 1カップ
- 水 … 1カップ
- 三つ葉 … 適量

作り方

1. 米は洗ってざるにあげる。
2. 豚肉は1cm幅に切り、Aに10分漬けて下味をつける。里いもはいちょう切りにする。
3. 米、もち麦を炊飯器に入れ、だし汁、水、塩を加えてさっと混ぜ、2をのせて炊く（p.80参照）。
4. 器に盛り、三つ葉をのせる。

234kcal／塩分 0.7g（1人分）
食物繊維

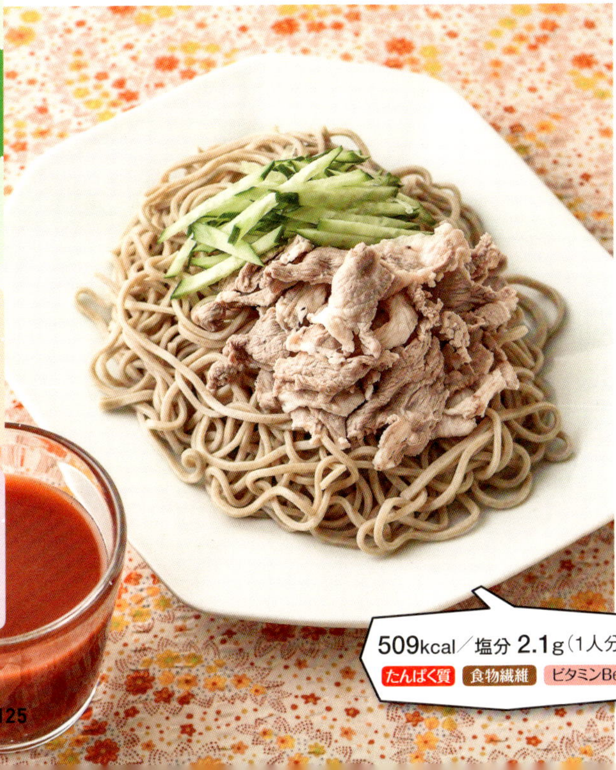

主食

トマトジュースで割っためんつゆがさわやか

トマトだれそば

材料（2人分）

- そば（ゆで） … 2玉（400g）
- 豚しゃぶしゃぶ用肉 … 150g
- きゅうり … 1/2本（50g）
- A
  - トマトジュース（無塩） … 1カップ
  - めんつゆ … 大さじ2

作り方

1. そばは表示時間通りにゆでて水にとる。同じ鍋で、豚肉を火が通るまでゆでる。きゅうりはせん切りにする。
2. Aを混ぜ合わせる。
3. 器に1を盛り、2のたれを添える。たれにつけながら食べる。

509kcal／塩分 2.1g（1人分）
たんぱく質　食物繊維　ビタミンB6

調理のコツ　無塩のトマトジュースを使う

食塩の摂取をひかえたいため、トマトジュースは必ず無塩のものを使いましょう。生のトマトをすりおろしてもOKです。

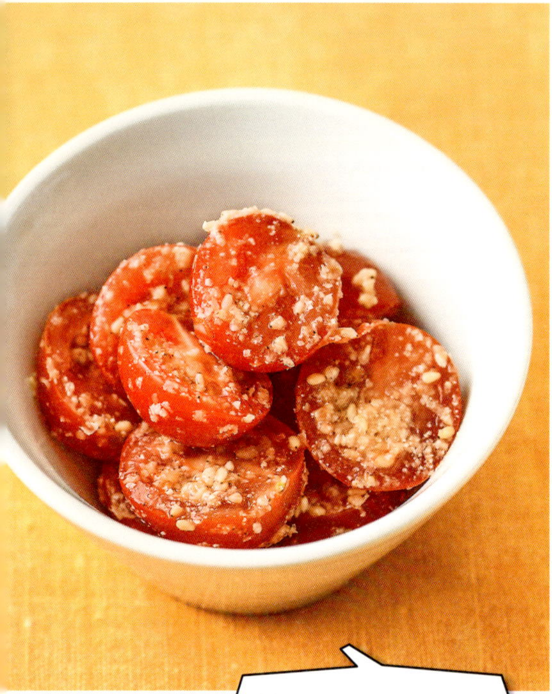

30kcal／塩分 0.1g（1人分）

副菜

お酢入りで血液の流れもスムーズに

ミニトマトのごまあえ

材料（2人分）

ミニトマト … 10個（100g）

A
- 白すりごま … 小さじ2
- 酢 … 小さじ1/2
- 砂糖 … 小さじ1/2
- しょうゆ … 少々

作り方

1 ミニトマトはへたを取って、半分に切る。

2 ボウルにAを入れて混ぜ、1を加えてあえる。

栄養MEMO　ミニトマト

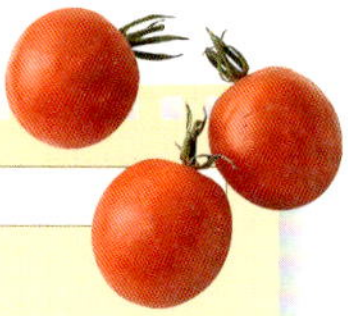

小さい実に栄養がぎっしり

ミニトマトにはトマトよりも100gあたりの栄養素が多く含まれています。とくにカリウム、β-カロテン、葉酸、ビタミンCなどが豊富です。

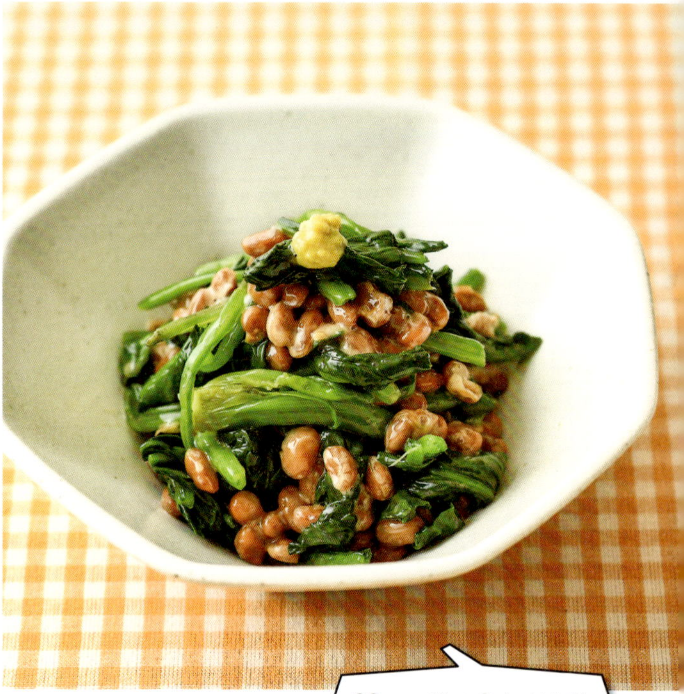

99kcal／塩分 0.4g（1人分）

食物繊維　葉酸

副菜

カリウム、葉酸、ビタミンK、鉄を一度に摂取！

ほうれん草の納豆あえ

材料（2人分）

ほうれん草 … 1/3束（100g）

納豆（たれ・からし付き） … 小2パック（80g）

作り方

1 ほうれん草は塩少々（分量外）を加えた熱湯でさっとゆでて3〜4㎝長さに切り、水けをしぼる。

2 納豆に添付のたれを混ぜる。

3 1と2をあえ、添付のからしを添える。

arrange

ほうれん草 ➡ その他の青菜

ほうれん草の代わりに、小松菜やチンゲン菜など、ほかの青菜でもおいしくいただけます。

栄養MEMO　納豆

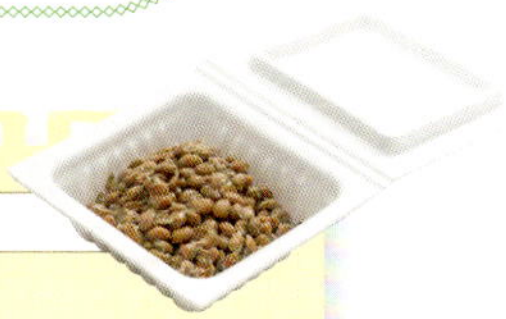

栄養豊富な大豆発酵食品

大豆の発酵食品である納豆は、カリウム、鉄、葉酸、ビタミンK、食物繊維が豊富なため、積極的にとりたい食材のひとつ。血液をサラサラにする作用もあります。

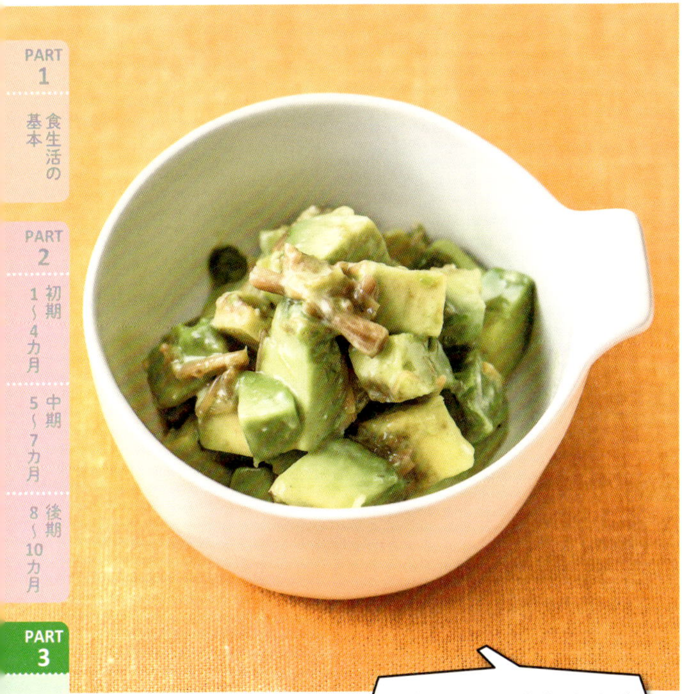

152kcal／塩分 0.8g（1人分）
食物繊維

副菜

わさびの辛味がアクセント

アボカドのなめたけあえ

材料（2人分）

アボカド … 1個（140g）
なめたけ（市販またはp.50） … 大さじ2
ねりわさび … 小さじ1

作り方

1 アボカドは皮と種を取り除き、さいの目に切る。
2 ボウルに1、なめたけ、ねりわさびを入れてあえる。

栄養MEMO アボカド

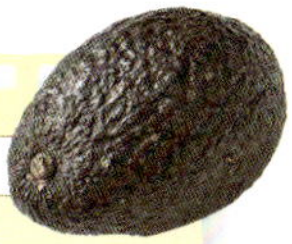

良質の脂質を含む「森のバター」

アボカドは、たんぱく質、脂質、ビタミン、ミネラルなどを豊富に含むことから「森のバター」ともよばれます。カリウムやビタミンEも多く、女性の強い味方となる食材です。

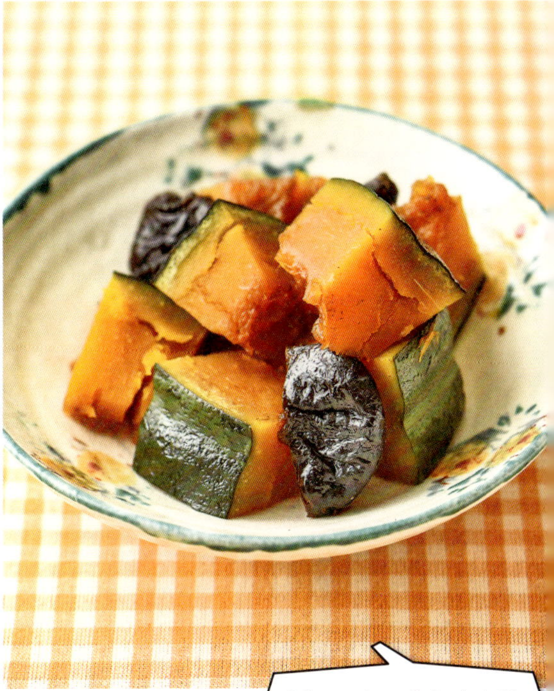

82kcal／塩分 0.1g（1人分）
ビタミンC

副菜

鉄も一緒に補給できます

かぼちゃとプルーンの煮もの

材料（作りやすい分量・4人分）

かぼちゃ … 1/6個（250g）
プルーン（干し） … 4個（32g）
みりん … 大さじ1
しょうゆ … 少々
だし汁 … 3/4カップ

作り方

1 かぼちゃはひと口大に切る。プルーンは半分に切る。
2 鍋にみりん、しょうゆ、だし汁、1を加え、汁けが少なくなるまで煮る。

栄養MEMO プルーン

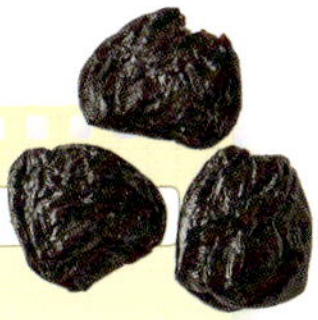

鉄だけでなくカリウムも豊富!

鉄補給の食材として食べられることが多いプルーンですが、実はカリウムも多く含まれています。食べ過ぎると糖分のとり過ぎにもなるため、ほどほどにしましょう。

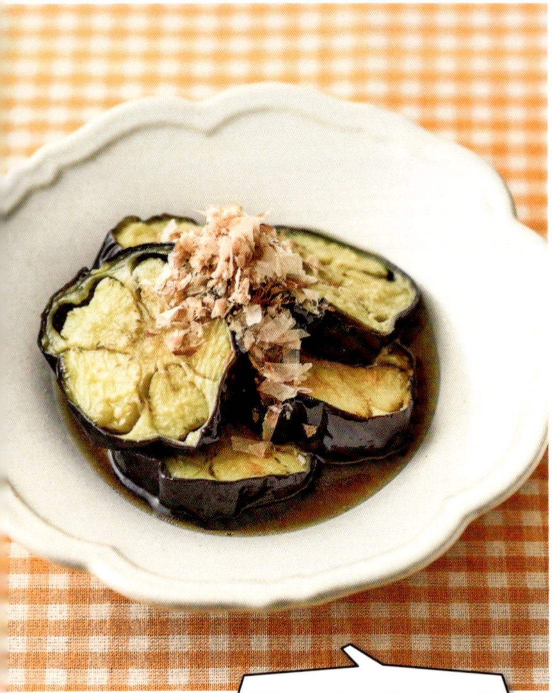

127kcal／塩分 0.5g（1人分）

副菜

ごはんによく合う一品。作りおきに向きます

揚げなすの煮びたし

材料（2人分）

なす … 2本（160g）

A［しょうゆ … 小さじ1
　 だし汁 … 1/2カップ

かつお節 … 小1/2パック（1.5g）

揚げ油 … 適量

作り方

1 なすは1㎝幅の輪切りにする。160度の揚げ油で、しんなりして軽く色づくまで素揚げする。

2 鍋にAを煮立てる。

3 なすが熱いうちに2に約10分漬ける。器に盛り、かつお節をかける。

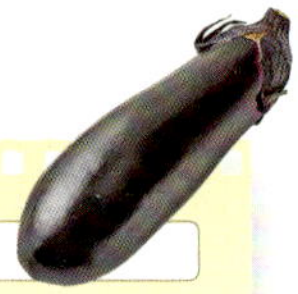

栄養MEMO

なす

眼精疲労に効果的なポリフェノールを含む

なすにもカリウムは含まれますが、特徴的な紫色はポリフェノールによるもの。目の疲労回復によいと期待されています。油のビタミンを効率よく吸収できるため、揚げ物や炒め物に向きます。

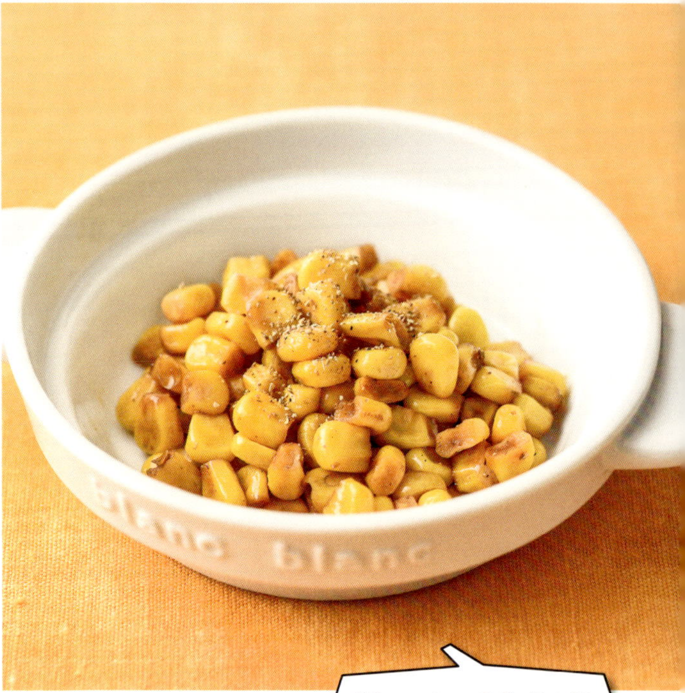

96kcal／塩分 0.8g（1人分）

副菜

山椒の風味で薄味でもおいしく

とうもろこしの山椒炒め

材料（2人分）

ホールコーン … 小1缶（160g）

しょうゆ … 小さじ1

酒 … 小さじ1

粉山椒 … 少々

ごま油 … 大さじ1/2

作り方

1 ホールコーンは汁けをきる。

2 フライパンにごま油を熱し1を炒める。軽く焼き色がついたら、しょうゆ、酒を加えてなじませる。器に盛り、粉山椒をふる。

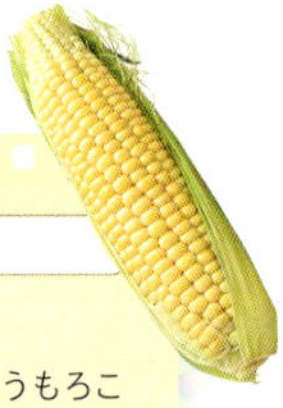

栄養MEMO

とうもろこし

主食にもなる野菜

米、麦とともに世界三大穀物といわれるとうもろこしだけあって、糖質を豊富に含みます。カリウム、葉酸も多く含むので、主食が多く食べられないときなど、料理の1品として利用しましょう。

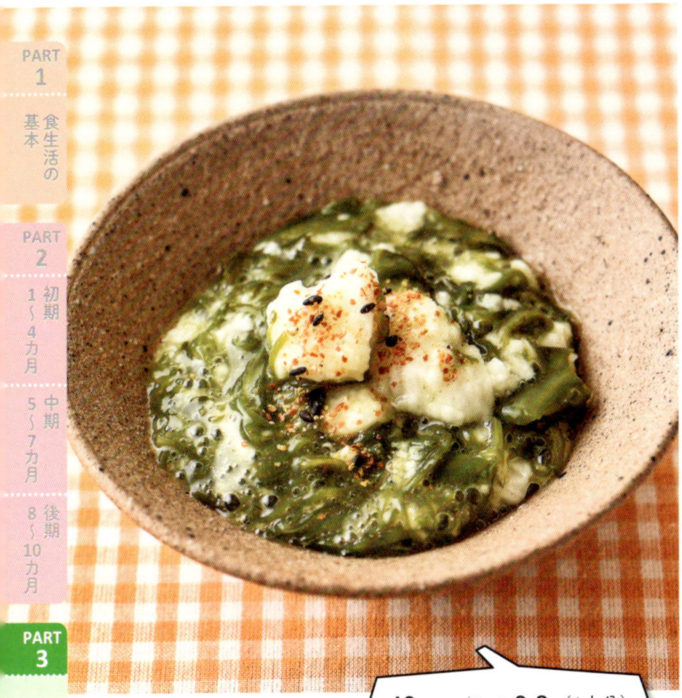

40kcal／塩分 0.8g（1人分）

副菜

食欲がないときでも、のどごしよく食べられます

めかぶと長いものあえもの
ー七味風味ー

材料（2人分）

長いも … 1/7本（100g）
めかぶ（味付け）… 2カップ（100g）
七味唐辛子 … 少々

作り方

1 長いもは皮をむき、ポリ袋に入れてめん棒などでたたいてくだく。
2 1、めかぶをあえ、七味唐辛子をふる。

栄養MEMO 長いも

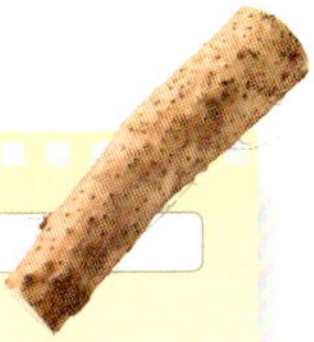

生でも食べられるいも類

長いもは水分やカリウムを多く含み、粘り気があるのが特徴です。ジアスターゼという酵素が含まれているため生でも食べることができ、消化によいといわれています。

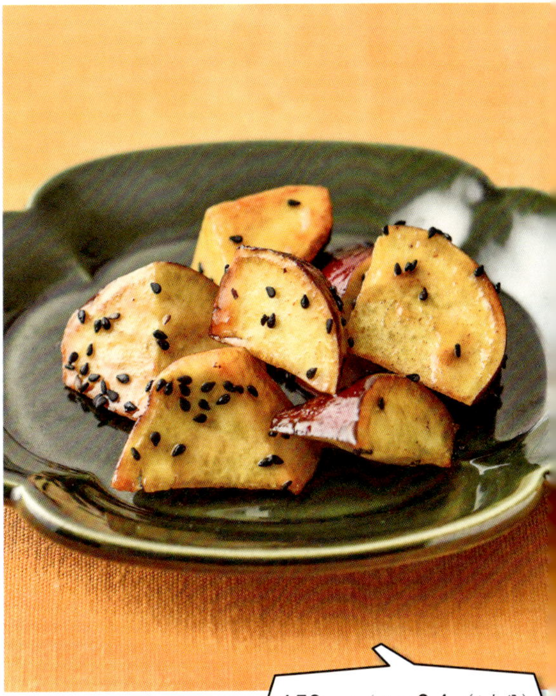

150kcal／塩分 0.1g（1人分）

副菜

塩分の少ないおかずのひとつ。おやつにも◎

大学いも

材料（2人分）

さつまいも … 1/2本（150g）
A はちみつ … 小さじ2
　しょうゆ … 少々
　水 … 小さじ2
黒いりごま … 適量
揚げ油 … 適量

作り方

1 さつまいもはひと口大に切る。
2 フライパンに揚げ油を入れ、1を加えて火にかけ160度で素揚げする。軽く色づき、竹串がすっと通るようになったら取り出す。
3 Aを煮立て、2を加えてからめ、黒ごまをふる。

調理のコツ **常温で揚げはじめる**

さつまいもやじゃがいも、里いもなど、大きく切ったときに火が通りづらいものは、揚げ油が常温のときから揚げはじめて、火を通していきます。

気になる不調

血糖値が高い

妊娠中は高血糖になりやすい状態。急な体重増加や、血縁に糖尿病患者がいる人は気をつけて。

妊娠糖尿病にならないよう血糖値コントロールを

妊娠中に、糖代謝がうまくコントロールできなくなって発症するのが、妊娠糖尿病。発症すると、巨大児、肩甲難産、羊水過多、新生児低血糖、新生児けいれんなどのリスクが上昇します。

肥満気味の人、血縁に糖尿病患者がいる人などがなりやすいとされます。

妊娠糖尿病にならないよう、**血糖が上がりやすい食品を控え、摂取エネルギーを抑えるなど、血糖値を上げすぎないようにコントロールし、工夫することが重要**です。

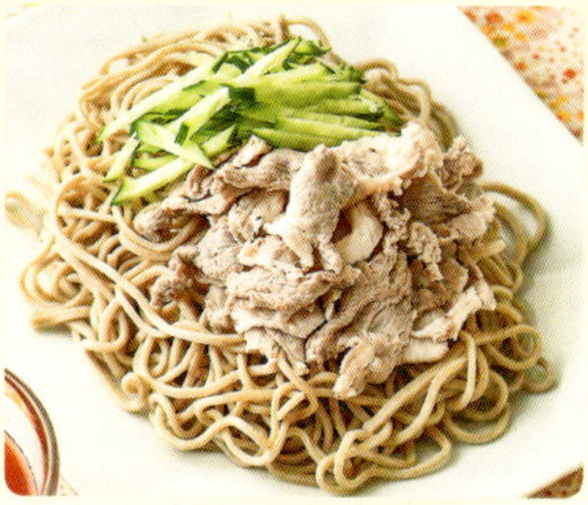

塩分、糖分を抑えたメニューを心がけましょう。自分で作る方が安心ですが、市販や外食の場合は、塩分などの表示も確認して。(写真の料理レシピp.125)

血糖値を上げにくい食材を選んで

すぐれたエネルギー源である炭水化物を多く含む白米や食パン、うどんなどの白い食品は、血糖値を上昇させやすいので、**玄米や雑穀米、ライ麦パンなど血糖値を急上昇させない**食品がおすすめ。**食物繊維は糖質の吸収をゆるやかにする**ので、野菜やきのこ類、海藻なども取り入れましょう。

チョコレートやアイスクリームなど糖分が多いお菓子類は基本的には控えますが、たまにならOK。ストレスにならない程度に控えましょう。

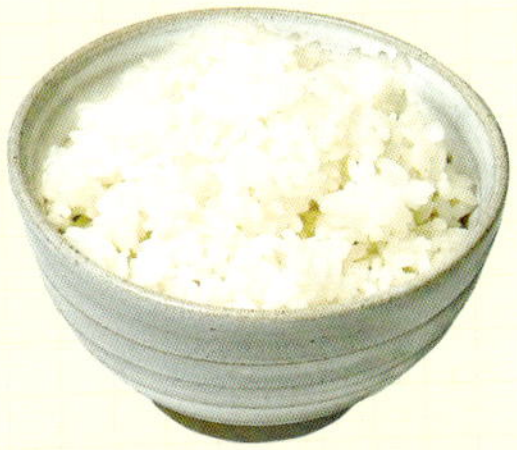

白米のごはんは控えめに。白米の場合は、量を減らすことを心がけて。玄米、雑穀米などがおすすめです。

食べる順番にルールづくりを

血糖値は食事のときの食べる順番でコントロールすることが可能です。まずは食物繊維が多い野菜類などの**副菜**から食べはじめ、**続いて主菜**（肉や魚、大豆製品、卵）**→主食**（ごはんやパン）**の順で食べると糖の吸収がゆるやか**になり血糖値の急上昇を避けられます。

また主食、主菜、副菜の和定食は、栄養バランスが整っており、血糖値が上がりにくく脂質も少ないので、減塩さえ心がければ血糖値を安定させる食事としておすすめです。

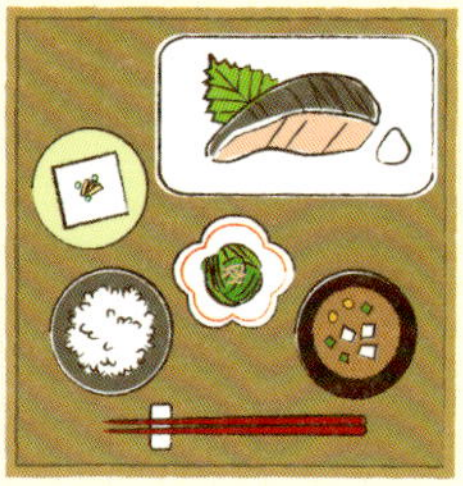

和定食は栄養バランスもよく、血糖値が上がりにくいので◎。副菜→主菜→主食の順に食べましょう。

血糖値が気になるときのメニュー

血糖値の急激な上昇を防ぎながら、全体の糖質量を抑えられる主食のメニューです。

主食

きのこのうまみをたっぷり感じられる

きのこのリゾット

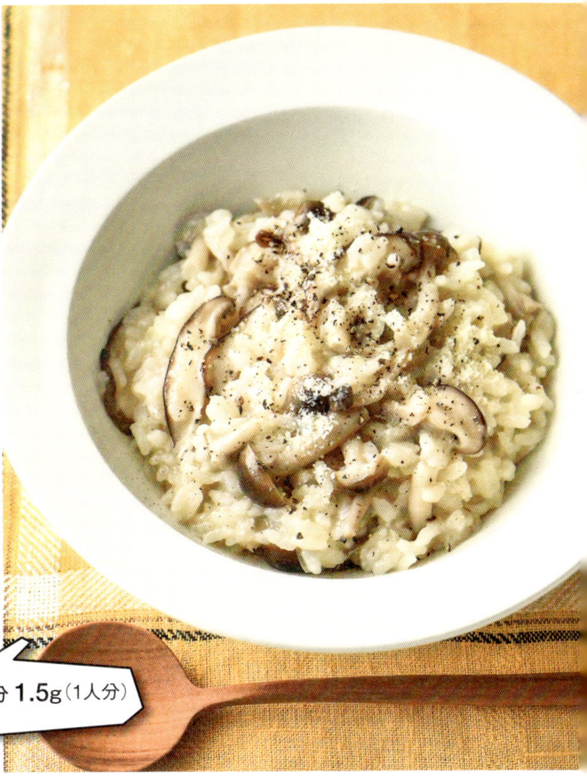

材料（2人分）

- ごはん … 200g
- しいたけ … 2枚（30g）
- しめじ … 1/2パック（45g）
- 玉ねぎ … 1/4個（50g）
- にんにく … 1かけ（5g）
- 顆粒コンソメ … 2カップ
- 粉チーズ … 大さじ2
- 塩 … 少々
- 粗びき黒こしょう … 少々
- バター … 大さじ1

作り方

1 しいたけは軸を裂き、かさの部分は薄切りにする。しめじは石づきを切り落とし、小房に分ける。
2 玉ねぎ、にんにくはみじん切りにする。
3 深さのあるフライパンにバターを熱し、2を炒める。玉ねぎがしんなりしたら、1を加えてさっと炒め、コンソメ、ごはんを加えて汁けが少なくなるまで煮る。塩で味をととのえる。
4 器に盛り、粉チーズ、黒こしょうをふる。

266kcal／塩分 1.5g（1人分）

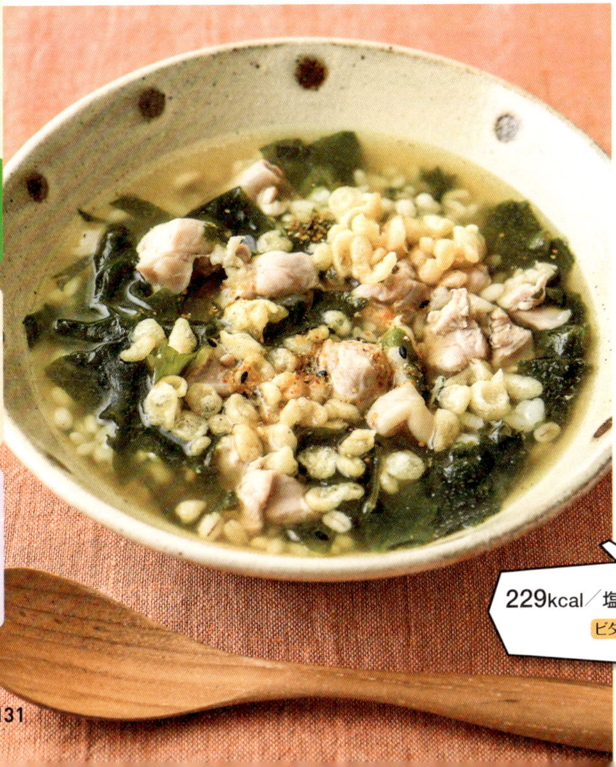

主食

揚げ玉でコクをプラス

わかめもち麦雑炊

材料（2人分）

- もち麦ごはん（p.34） … 150g
- 鶏ももこま切れ肉 … 100g
- わかめ（乾燥・カット） … 4g
- だし汁 … 2カップ
- 揚げ玉 … 大さじ2
- 七味唐辛子 … 少々

作り方

1 鍋にだし汁、もち麦ごはん、わかめを入れて火にかけ、煮立ったら鶏肉を加え、肉の色が変わるまで煮る。
2 器に盛り、揚げ玉を散らして、七味唐辛子をふる。

229kcal／塩分 0.8g（1人分）
ビタミンB12

栄養MEMO

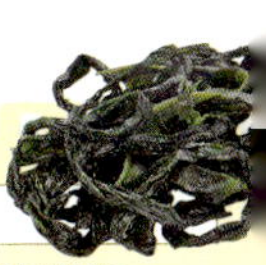

わかめ

食物繊維とミネラルが豊富な海藻類

海藻類の多くは、水に溶けやすい水溶性食物繊維を含み、腸内環境を整える作用があります。カルシウムやビタミンKも含み、骨の形成を助けます。

主食

具だくさんがうれしい。造血効果も

ボンゴレえのきパスタ

343kcal／塩分 2.1g（1人分）

食物繊維　ビタミンB12

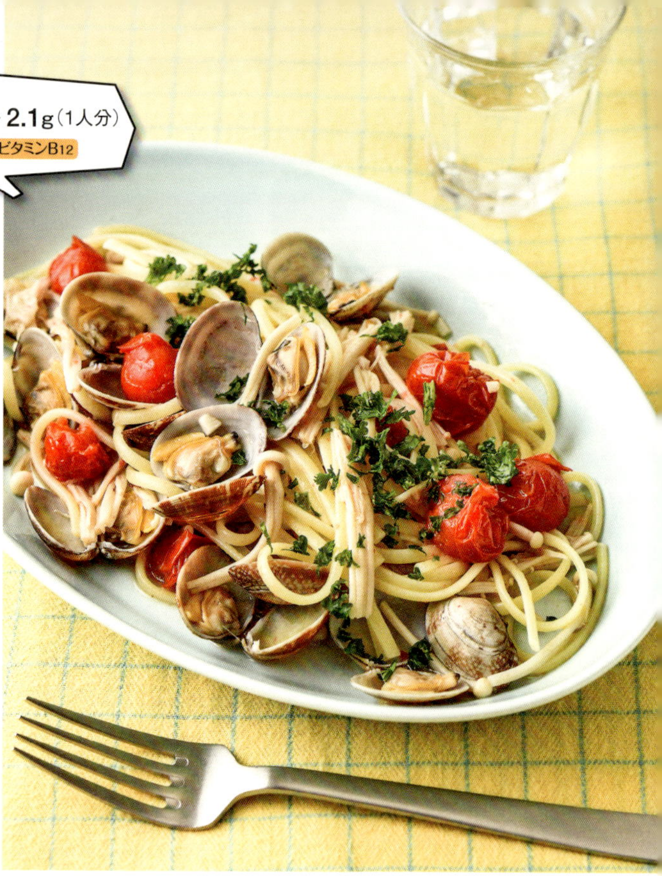

材料（2人分）

スパゲッティ … 100g
あさり（殻つき） … 250g
えのきだけ … 1パック（80g）
ミニトマト … 10個（100g）
にんにくのみじん切り
… 小1かけ分（4g）
白ワイン … 1/4カップ
オリーブ油 … 大さじ2
パセリ（みじん切り） … 適量

作り方

1 あさりは砂抜きする。ミニトマトはへたを取って半分に切る。

2 えのきだけは根元を切り落とし、半分の長さに切ってほぐす。

3 鍋にたっぷり湯をわかし、塩（分量外）を加えてスパゲッティを表示時間通りにゆでる。ゆであがりの1分前に2を加え、ゆであがったらざるにあげる。ゆで汁はとっておく。

4 フライパンにオリーブ油、にんにくを入れて弱火で炒め、香りが立ったら、1、白ワインを加え、ふたをして蒸し焼きにする。あさりの口が開いたら、3のゆで汁を50mℓ加えてとろりとさせ、4を加えてあえる。器に盛り、パセリをふる。

382kcal／塩分 5.1g（1人分）

たんぱく質　食物繊維　ビタミンB12　ビタミンC

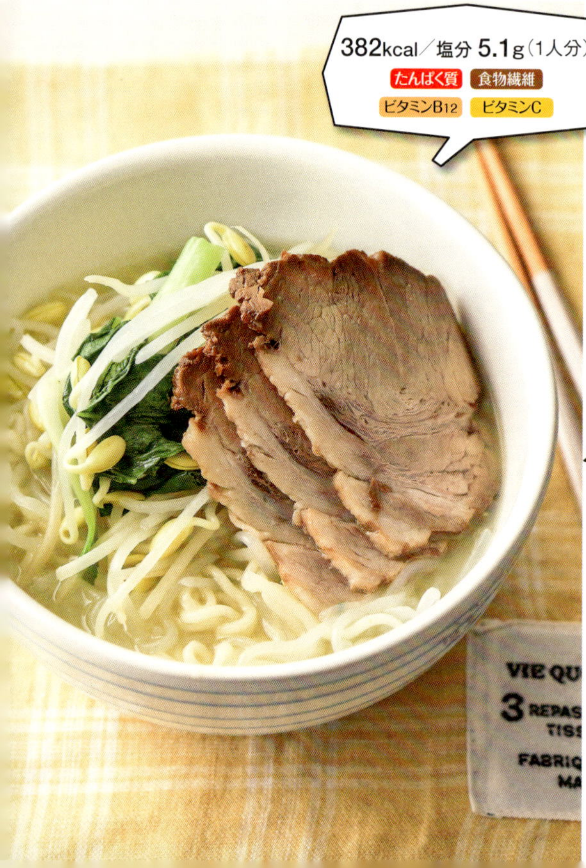

主食

しらたき効果で麺がぷりぷりに！

しらたきラーメン

材料（2人分）

インスタントラーメン
（スープの素付き） … 1袋
しらたき … 1玉（200g）
チンゲン菜 … 1株（100g）
豆もやし … 1/2袋（100g）
焼豚（スライス） … 100g
塩 … 少々
ごま油 … 少々

調理のコツ　めんとほぼ同量のしらたきを使う

しらたきの主成分は食物繊維で低カロリー。しらたきの凝固剤である水酸化カルシウムの作用で、麺がもちもちになります。

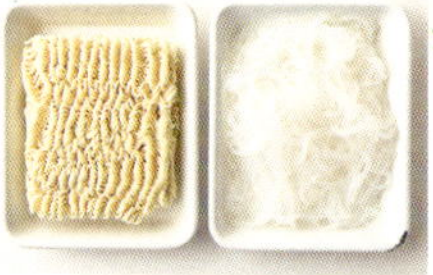

作り方

1 しらたきは食べやすい長さに切る。

2 チンゲン菜は軸と葉に分け、軸は縦に細切り、葉はざく切りにする。

3 鍋に豆もやし、もやしがかぶるくらいの水、塩、ごま油を入れて火にかけ、沸騰したら2を加えてしんなりするまでゆでてざるにあげる。

4 水3カップ（分量外）をわかして1を加え、煮立ったらめんを加えて表示時間通りにゆで、添付のスープの素を加える。

5 器に盛り、豆もやし、チンゲン菜、焼豚をのせる。

主食

カロリーオフでも高い満足感

切り干し大根入り焼きうどん

材料（2人分）

- うどん（ゆで）… 1玉（230g）
- 切り干し大根 … 30g
- 牛こま切れ肉 … 100g
- 小松菜 … 1株（50g）
- にんじん … 小1/3本（50g）
- A
  - 焼き肉のたれ（市販またはp.157 Ⓗ）… 大さじ2
  - 酒 … 大さじ1
- サラダ油 … 大さじ2

作り方

1. 切り干し大根は水に約15分漬けて戻し、食べやすい長さに切る。戻し汁は1/4カップとっておく。
2. 牛肉は1㎝幅に切る。
3. 小松菜はざく切り、にんじんはせん切りにする。
4. フライパンにサラダ油を熱して2を炒め、肉の色が変わったら3を加えて炒める。野菜がしんなりしたら、1の切り干し大根、うどんをほぐしながら炒め合わせ、混ぜ合わせたA、1の戻し汁を加えて味をととのえる。

調理のコツ　切り干し大根はたっぷり使う

切り干し大根は歯ざわりがよく、かみごたえがあり、かさ増しが可能。糖質量を抑えながら食事の満足感を出すことができます。

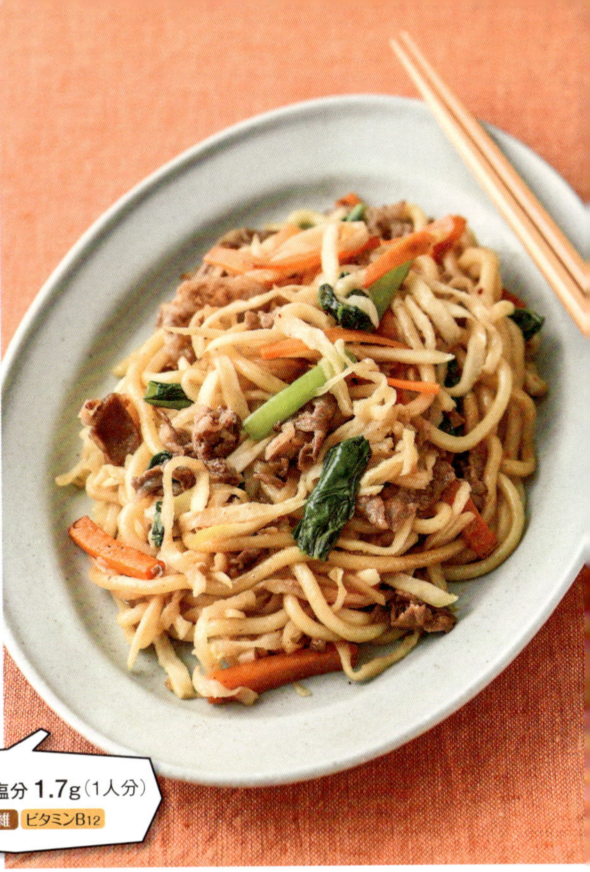

474kcal／塩分 1.7g（1人分）

食物繊維　ビタミンB12

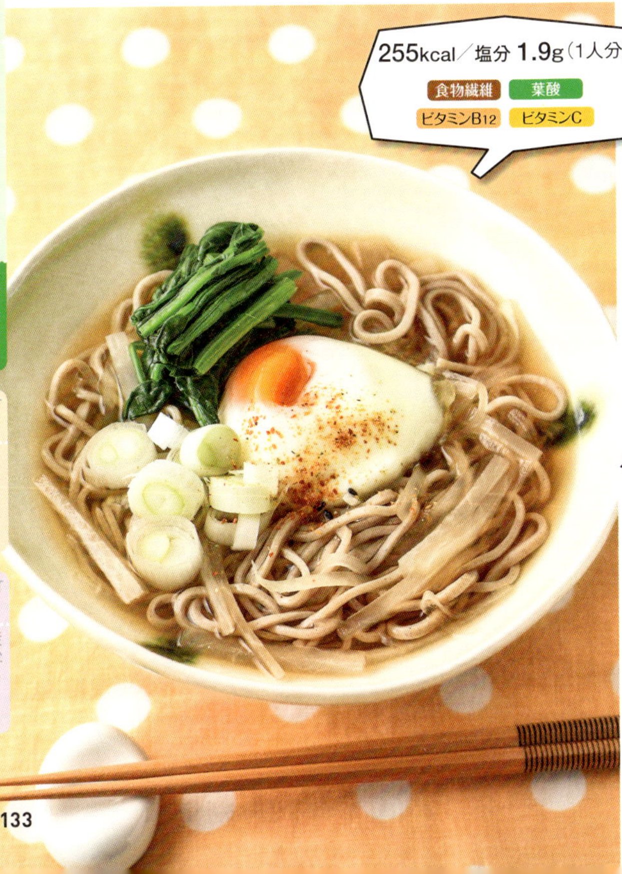

255kcal／塩分 1.9g（1人分）

食物繊維　葉酸　ビタミンB12　ビタミンC

主食

食物繊維が豊富な大根を味方に！

大根月見そば

材料（2人分）

- そば（ゆで）… 1玉（150g）
- 大根 … 1/6本（150g）
- ほうれん草 … 1/3束（100g）
- 万能ねぎ … 少々
- 卵 … 2個（100g）
- めんつゆ … 1/6カップ
- 水 … 1カップ
- 七味唐辛子 … 適量

作り方

1. 大根は縦にせん切りにする。
2. ほうれん草は塩少々（分量外）を加えた熱湯でさっとゆでて、食べやすい長さに切る。万能ねぎは小口切りにする。
3. 鍋にめんつゆ、水、そば、1を入れ、大根がすき通るまで煮立てたら卵を割り落とし、好みの固さまで火を通す。
4. 器に盛り、2をのせ、七味唐辛子をふる。

調理のコツ　大根を繊維にそって切る

大根は繊維を断つように横向きにせん切りにすると、やわらかくなり過ぎてしまいます。縦向きでせん切りするようにしましょう。

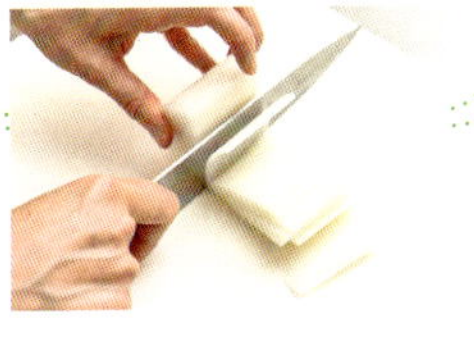

気になる不調

その他の症状

さまざまなトラブルが起こる妊娠中。食事の面でも改善できるようにしましょう。

妊娠中は体が大変化 さまざまなトラブルが

妊娠中には、気になるけれど、とくに治療する必要がない「マイナートラブル」という不快症状が現れます。これらはおなかの赤ちゃんがママの内臓を圧迫したり、妊娠中に大量に分泌されるホルモンの影響がおもな原因なので、出産を終えればなくなります。**食事内容を工夫したり、適度な運動を心がける**などして、乗りきりましょう。

ただし症状がひどいときは、医師や助産師、栄養士などに相談して、指導を仰ぐことをおすすめします。

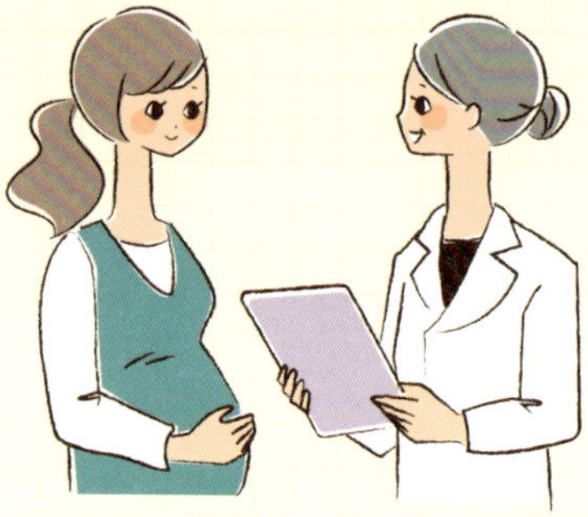

妊娠中は、市販薬の使用ができない場合も。少しの不調でも、健診のときなどに医師や助産師に相談しておいて。

疲れやすくなり エネルギー不足に

妊娠中は、大量に分泌されるホルモンの影響と、自律神経の乱れで、だるさや疲れやすさを感じます。また血液量が増えることから心臓に負担がかかったり、大きくなった子宮に横隔膜《おうかくまく》が押し上げられ、動悸《どうき》や息ぎれが起こることも。**疲れを感じたらこまめに休み、食事では、たんぱく質やたんぱく質の代謝を助け、糖質をエネルギーに変えるビタミンB_1**（豚ひれ肉、うなぎ、玄米ごはんなどに多く含まれる）を積極的にとりましょう。

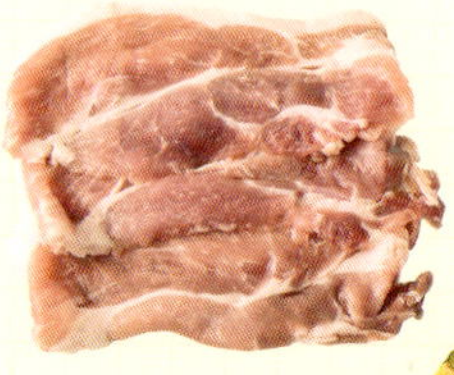

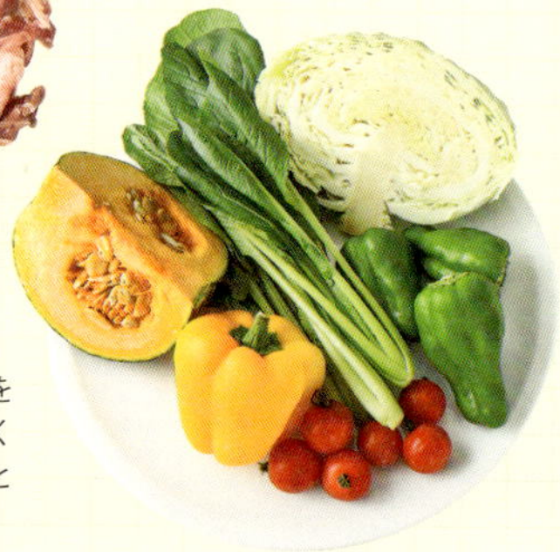

だるさ、疲れを感じたら、たんぱく質、ビタミンB_1を含む豚肉、ビタミンを多く含む緑黄色野菜を多めにとりたいもの。

足がつることが 多くなる

妊娠中は、大きいおなかが足の筋肉や腱《けん》に負担をかけ、下半身の血行を悪化させます。また栄養が赤ちゃんに移行するため、カルシウムやカリウム、マグネシウムなどのミネラルが不足する、汗や頻尿《ひんにょう》になることで脱水になりがちになるなどの原因で足がつりやすくなります。頻繁に足がつる人は、**食事でミネラルを補給し、十分に水分補給**をしましょう。ふくらはぎをストレッチしたり、足湯などで足を温めることも効果的です。

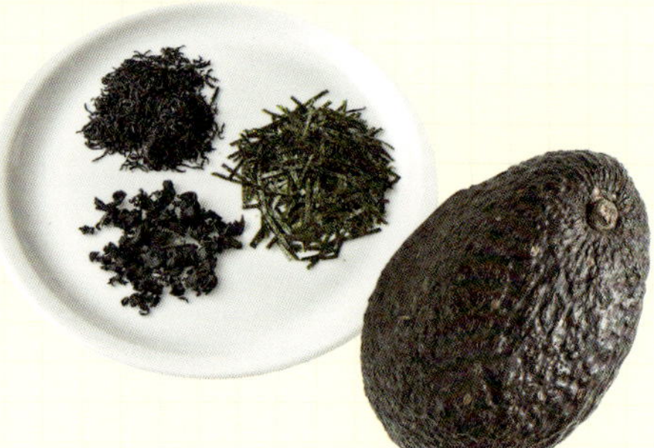

アボカドやバナナにはカリウム、海藻類にはカリウム、マグネシウムが多く含まれています。食事でミネラル補給を。

肌あれやシミ・ソバカスも起こりがち

妊娠中は、ホルモンバランスの変化の影響で肌があれたり、メラニン色素が沈着しやすくなります。栄養不足や睡眠不足、便秘、ストレスも原因になります。シミ・ソバカスは紫外線対策を念入りにして予防しましょう。

食事では、**皮膚を形成するたんぱく質や、たんぱく質の働きを助けるビタミンC、皮膚の健康を保つビタミンB群をとると効果的。**症状がひどい場合は、肝機能の低下が原因のこともあるので、主治医に相談しましょう。

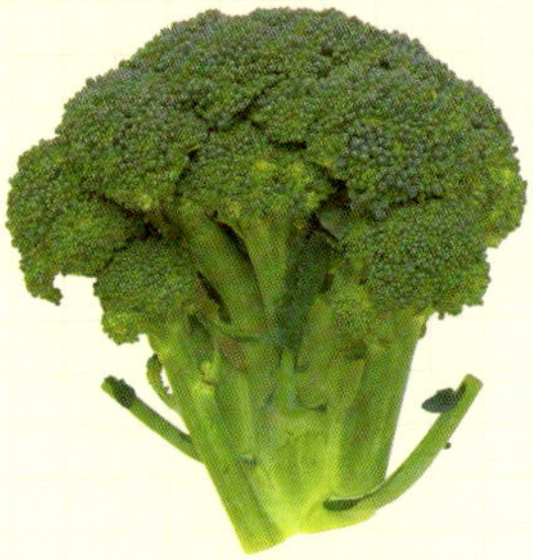

ブロッコリーにはビタミンCが多く含まれるだけでなく、葉酸も。妊娠初期から積極的にとりたい野菜のひとつ。

肩こり・腰痛がひどくなることが

おなかが大きくなって前にせり出してくると、腰を反るなどの無理な姿勢をとってしまい、肩や腰への負担が大きくなります。大きくなった乳房も肩に負担をかけ、体を動かすことが億劫《おっくう》になるため、運動不足につながります。妊娠中はこれからの育児に不安を感じたり、お産が近づくと緊張したり、妊娠前のように動き回ることができなかったりと、ストレスを感じやすいので、肩こりや腰痛が慢性化してしまうことも。とくに肩こりはひどくなると頭痛を招くこともあるので、早めに解消しましょう。

肩こりや腰痛を改善するには、ウォーキングなどの運動やストレッチで血行を改善したり、こまめに筋肉をほぐすのがおすすめです。蒸しタオルを肩や首に巻くのも心地よく、肩こり改善に効果的。おふろにゆっくり入って体を温めるのもいいでしょう。のぼせやすい人は、足湯でも十分です。

体重が増えない、減らないときは

ともに共通するのは、**3食をバランスよく食べ、適度な運動を習慣にする**こと。体重が減らない場合は、油っこいものや甘いものを控えたり、ゆでる、蒸すの調理法を中心にして油は極力使わないようにします。食材は同じ栄養素でも低カロリーなものを選びましょう。体重が増えなくても、とくに赤ちゃんの発育不良を指摘されていなければ大丈夫。1日3回、栄養バランスのよい食事と目安量を参考に食事をとりましょう。

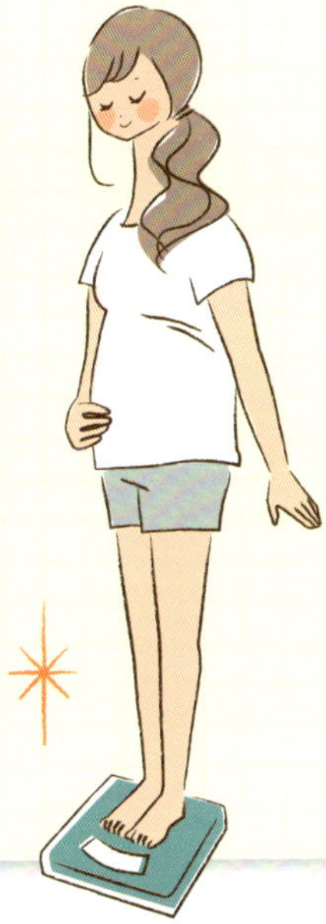

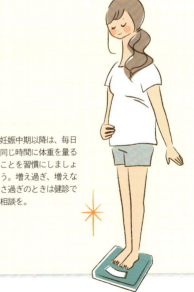

妊娠中期以降は、毎日同じ時間に体重を量ることを習慣にしましょう。増え過ぎ、増えなさ過ぎのときは健診で相談を。

その他の症状が気になるときのメニュー

ここでは、「疲れやすい・だるい」「足がつる」「肌あれ」の予防・改善が期待できるメニューをご紹介します。

疲れやすい・だるい

エネルギー不足を解消するために、主食で糖質をとることが大切ですが、とった糖質を素早くエネルギーに変換するためには、ビタミンB_1が必要です。

主菜

ビタミンB_1が豊富な豚肉で疲労解消!

ねぎの豚肉巻き

272kcal／塩分 0.7g（1人分）
たんぱく質　ビタミンB_6

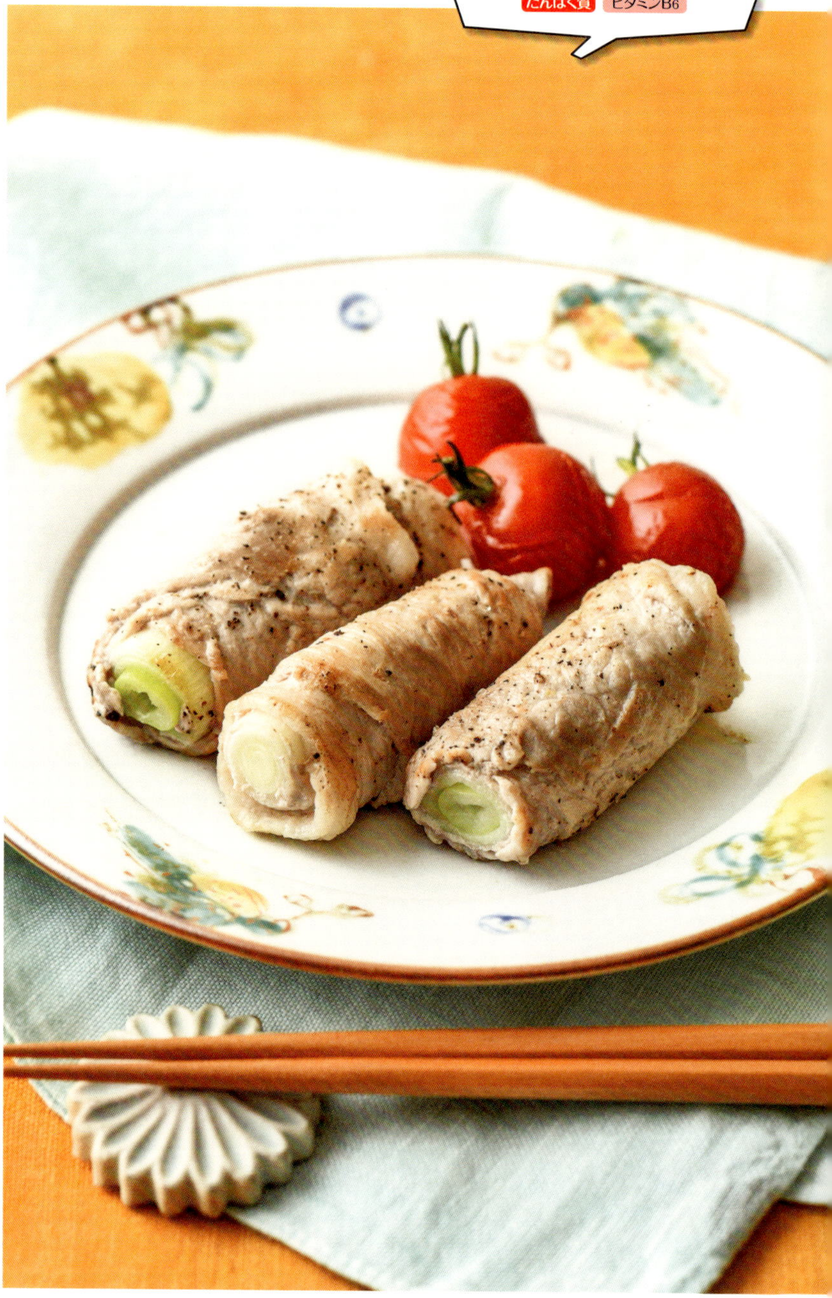

材料（2人分）

豚しゃぶしゃぶ用肉 … 150g
長ねぎ（白い部分）… 1本（100g）
ミニトマト … 小6個（48g）
片栗粉 … 少々
塩 … 小さじ1/5
粗びき黒こしょう … 少々
サラダ油 … 小さじ2

作り方

1 長ねぎは白い部分の長さを6等分して、切れ目を入れる。
2 豚肉を広げて片栗粉をまぶし、1を巻く。
3 フライパンにサラダ油を熱し、2の巻き終わりを下にして、菜ばしでころがしながら焼く。ミニトマトを加えて焼き、ふたをして蒸し焼きにし、皮が破けてきたらミニトマトを取り出す。
4 3の豚肉がこんがり焼けたら、塩、黒こしょうをふり、味をととのえる。
5 器に盛り、3のミニトマトを添える。

調理のコツ　長ねぎに切れ目をいれる

長ねぎに細かく斜めに切れめをいれると、火の通りが早くなり、やわらかい食感に仕上がります。

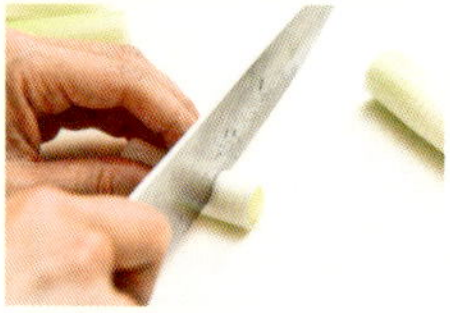

おすすめ献立例

+さやいんげんとちくわのごまあえ（p.71）
+ごはん（180g）
【総615kcal／総塩分 1.5g（1人分）】

177kcal／塩分 0.8g（1人分）
食物繊維

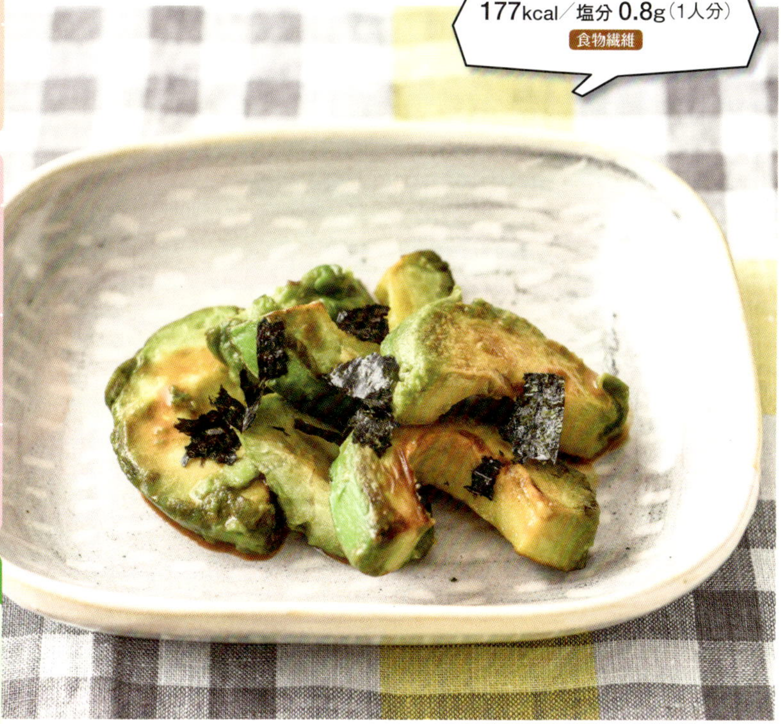

足がつる

ミネラル不足が原因の場合は、こまめに水分を
ることも重要ですが、むくみも気になるため、
リウムをとるとよいでしょう。

副菜

ミネラルたっぷりの組み合わせ

焼きアボカドのからしあえ

材料（2人分）

アボカド … 1個（140g）
焼きのり … 1/2枚（1.5g）
A しょうゆ … 大さじ1/2
A ねりからし … 小さじ1/2
A だし汁 … 大さじ1/2
ごま油 … 小さじ2

作り方

1 アボカドは縦半分に切り、種と皮を除いて
に1㎝厚さに切る。フライパンにごま油を
し、焼き色がつくまで焼く。
2 ボウルにAを入れて混ぜ、1を加えてあえ
3 器に盛り、のりをちぎってのせる。

肌あれ

肌のもとになるたんぱく質や、皮脂の分泌を調整するビタミンB群をしっかりとったうえで、肌を保湿するビタミンA、細胞の老化を防ぐビタミンEをプラスするのもおすすめです。

141kcal／塩分 0.2g（1人分）
ビタミンC

副菜

ビタミンAとビタミンEの最強コンビ

かぼちゃとナッツのサラダ

材料（2人分）

かぼちゃ … 1/11個（150g）
スライスアーモンド … 大さじ1
レーズン … 大さじ1
A フレンチドレッシング（p.156 Ⓑ）… 大さじ1
A カレー粉 … 小さじ1/4

作り方

1 かぼちゃはひと口大に切り、耐熱皿にのせてラップをかけ、電子レンジで2分加熱する。
2 フライパンにスライスアーモンドを入れ、ほんのり焼き色がつくまで乾煎りする。
3 ボウルにAを入れて混ぜ、1、2、レーズンを加えてあえる。

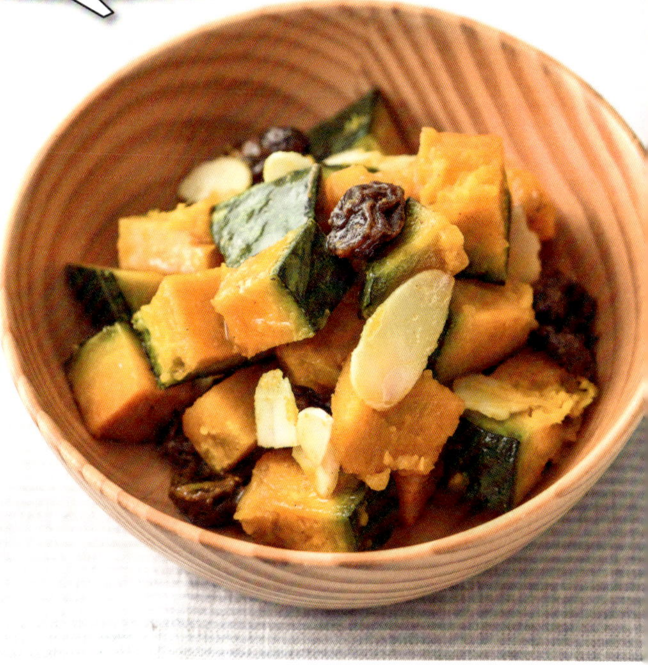

Column 3

おいしい！ラクラク！

ヘルシーおやつ＆ドリンク

市販品や外食のスイーツでは、糖分や脂肪分をとり過ぎてしまうことも。手作りスイーツなら、糖分や脂肪分を控えられるので、安心して食べられます。

もちもちした食感で満足感アップ！

もち麦入りパンケーキ

材料（8枚分）

もち麦…40g
ホットケーキミックス…100g
卵…1個（50g）
牛乳…1/4カップ
メープルシロップ…適量
サラダ油…適量

作り方

1 鍋に湯をわかし、もち麦を入れて、15分ゆでてざるにあげる。
2 ボウルに卵を割り入れ、牛乳を加えて泡立て器などでなめらかに混ぜる。ホットケーキミックスを加えて粉っぽさがなくなるまで混ぜたら、1を加える。
3 フライパンにサラダ油を熱し、2を直径10㎝の円になるよう流し入れ、両面をこんがり焼く。残りも同様に、全部で8枚焼く。
4 器に3を2枚盛り、メープルシロップをかける。

調理のコツ　もち麦は沸騰した湯に入れてゆでる

もち麦をお湯からゆでると、もちもちした食感が味わえます。ゆでたあとにさっと水で洗って、ぬめりをとりましょう。

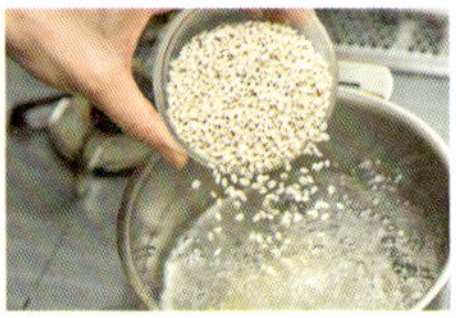

176kcal／塩分 0.3g（1人分·2枚）

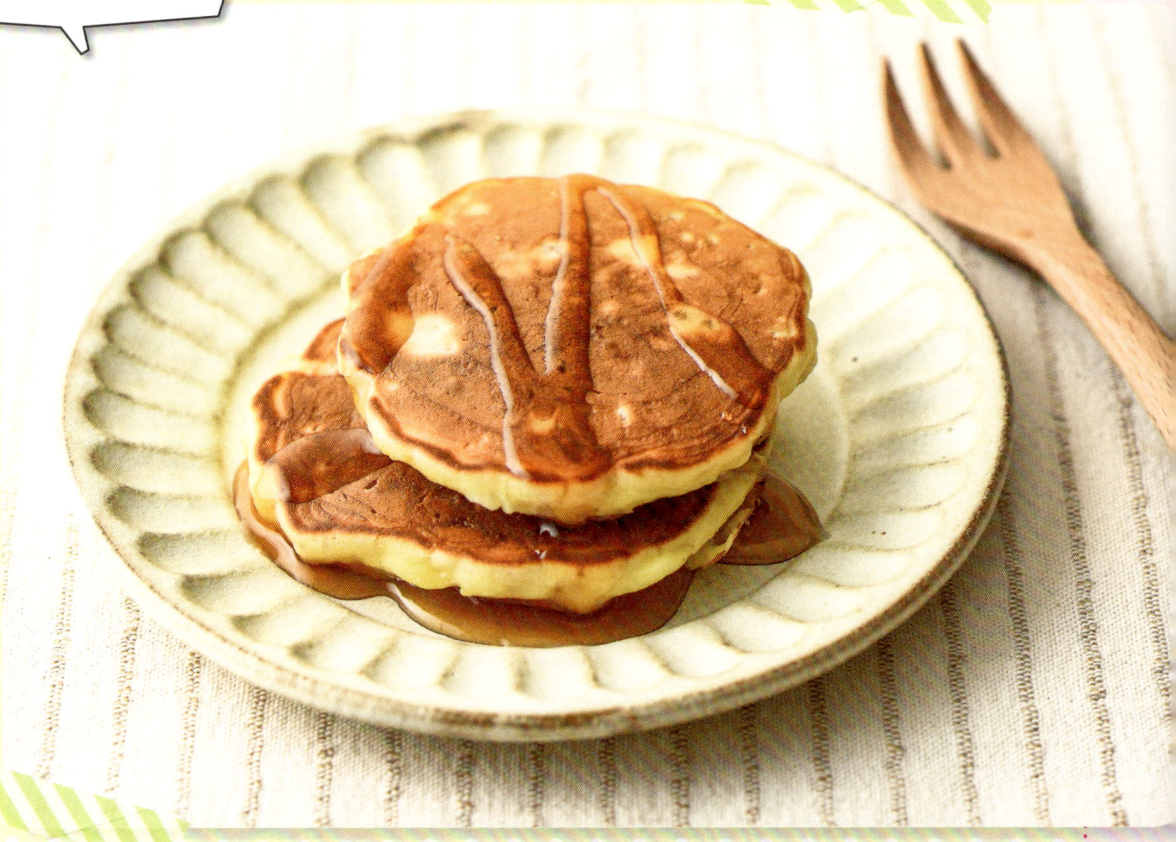

114kcal／塩分 0.0g（1人分）

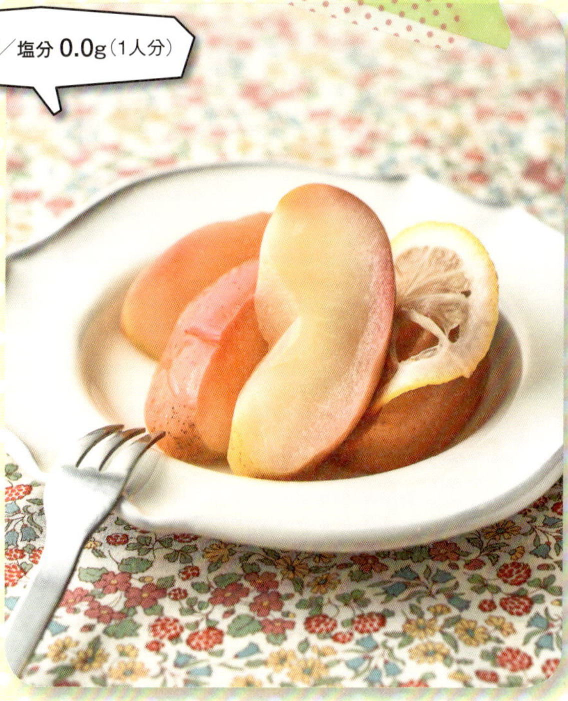

レンジで簡単！ 煮込む必要なし!!

皮ごとりんごのコンポート

材料（2人分）

りんご … 1個（420g）
レモン（薄切り） … 4枚
砂糖 … 大さじ2
白ワイン … 大さじ1

作り方

1 りんごはきれいに洗い、皮ごと、くし形に切って芯を取る。
2 耐熱ボウルに1、レモン、砂糖、白ワインを入れ、ラップをかけて電子レンジで3分30秒加熱して約10分蒸らす。

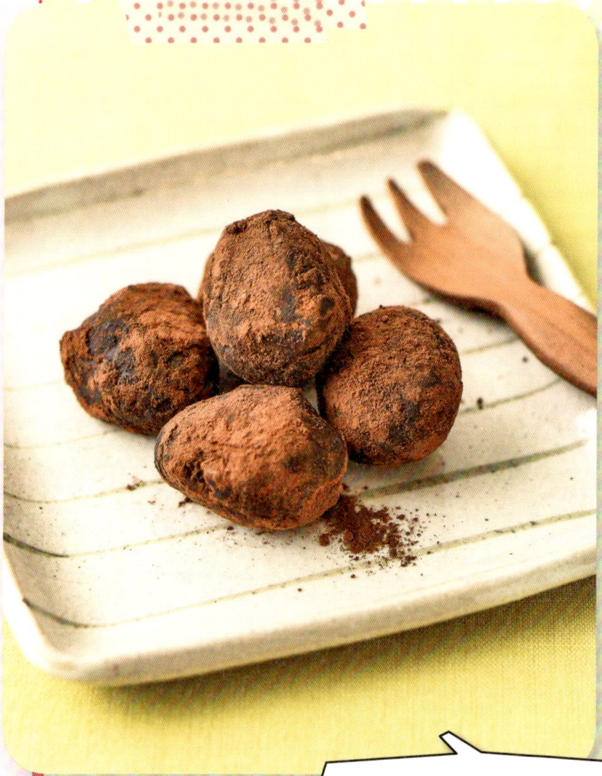

152kcal／塩分 0.1g（1人分·4個）

さつまいもが洋風スイーツに

さつまいものトリュフ風

材料（16個分）

さつまいも … 1/3本（100g）
板チョコレート（市販） … 40g
バター … 20g
砂糖 … 大さじ2
ココア（無糖） … 適量

作り方

1 さつまいもは皮をむいて厚さ3cmほどの輪切りにし、ゆでて粉ふきにしてつぶす。
2 熱いうちにくだいたチョコレート、バター、砂糖を加えてよく混ぜ、全体がなじんだらひと口大に丸める。
3 2にココアをまぶす。

調理のコツ さつまいもの熱でチョコレートを溶かす

さつまいもの余熱で、チョコレートやバターを溶かし、なじませます。将来、お子さんと一緒に丸めると楽しいでしょう。

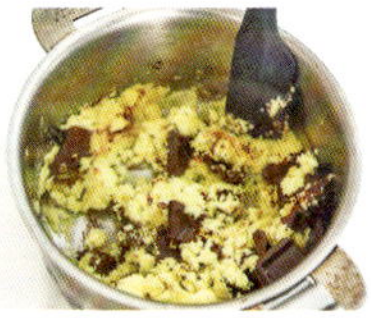

126kcal／塩分 0.1g（1人分）

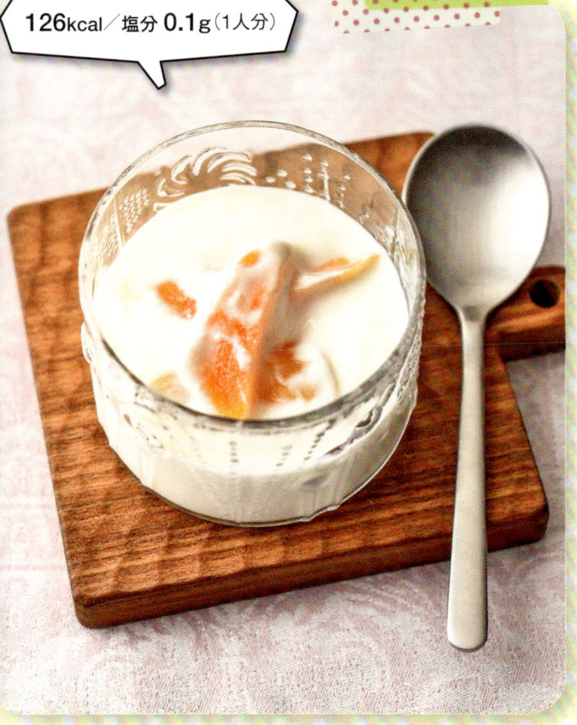

ほどよい甘さのフルーツデザート

ドライフルーツのヨーグルト漬け

材料（2人分）

ドライマンゴー … 30g
プレーンヨーグルト
… 1と1/4カップ（250g）

作り方

1 ドライマンゴーはひと口大に切る。
2 1をヨーグルトに漬け、ひと晩ねかせる。

調理のコツ　ドライフルーツをヨーグルトに沈める

漬けるときは、ドライフルーツ全体がヨーグルトに漬かるようにします。市販のプレーンヨーグルトの紙パック（400g）に直接ドライフルーツを漬けて作りおきする場合は、ドライフルーツ50gが適量です。お好みのドライフルーツで召し上がれ。

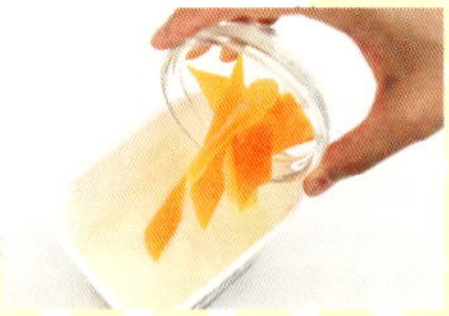

手でもむだけで本格的な味に！

バナナキウイジェラート

材料（8食分）

バナナ … 1本（100g）
キウイ … 1個（85g）
プレーンヨーグルト
… 1カップ（200g）
コンデンスミルク … 大さじ2

作り方

1 バナナ、キウイは皮をむき、冷凍用保存袋に入れてよくもんでつぶす。プレーンヨーグルト、コンデンスミルクを加えてよく混ぜ合わせる。
2 冷凍庫で2～3時間、凍らせる。

調理のコツ　先に果物をつぶす

袋に材料をすべて入れてしまうと、果物がつぶれづらくなります。空気をたくさん含ませると、ふわっとした食感に。

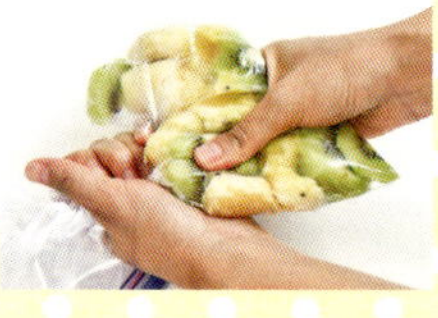

49kcal／塩分 0.0g（1人分）

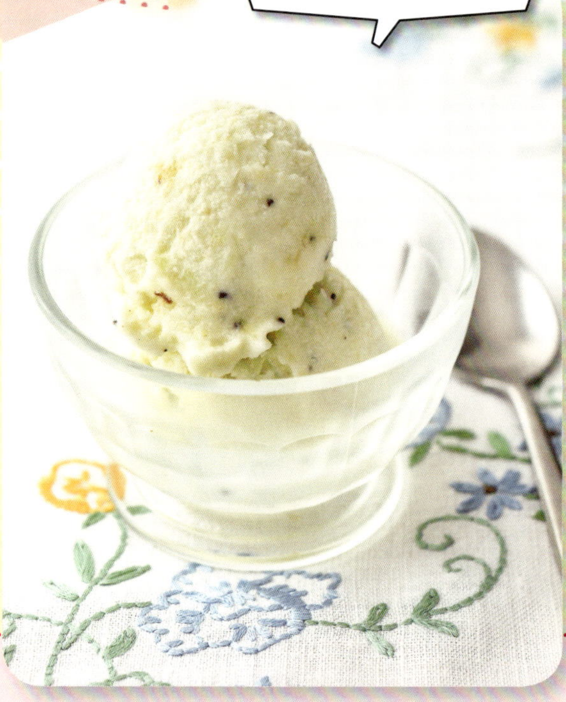

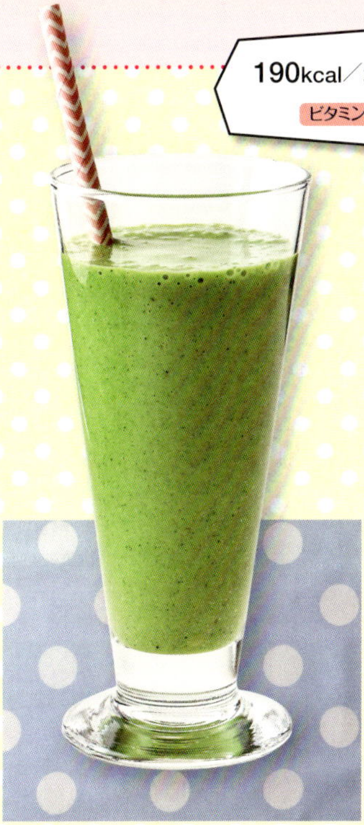

190kcal／塩分 0.2g（1人分）
ビタミンB6　ビタミンC

調理のコツ　**ミキサーには軽い材料から入れる**

重いものはミキサーの刃の下に入り込んで、かたまりのまま残りがちです。軽いものを下にすると攪拌《かくはん》しやすくなります。

バナナの甘みがやさしい
小松菜とバナナのスムージー

材料（1人分・350mℓ）

小松菜 … 1株（50g）
バナナ … 1本（100g）
プレーンヨーグルト … 1/2カップ
牛乳 … 1/4カップ

作り方

1 小松菜はざく切りにする。バナナは適当な大きさに手で折る。
2 1、ヨーグルト、牛乳をミキサーに入れて攪拌《かくはん》する。

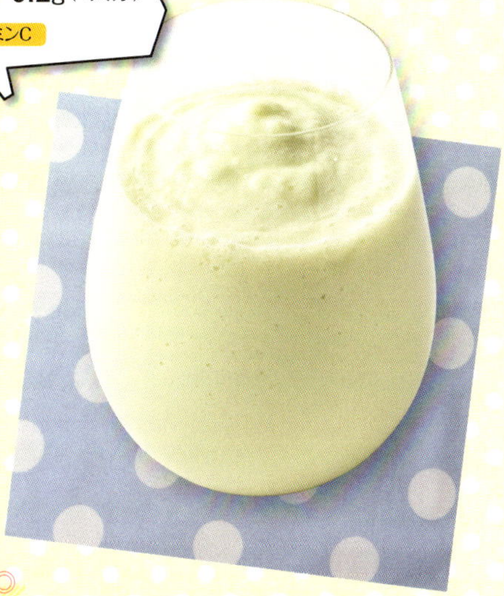

252kcal／塩分 0.2g（1人分）
ビタミンC

野菜と果実の味をしっかり感じられる
キャベツとりんごのスムージー

材料（1人分・350mℓ）

キャベツ … 2枚（100g）
りんご … 1/2個（120g）
プレーンヨーグルト … 1/2カップ（100g）
牛乳 … 1/4カップ
はちみつ … 大さじ1

作り方

1 キャベツは適当な大きさにちぎる。りんごは皮をむいてひと口大に切る。
2 1、ヨーグルト、牛乳、はちみつをミキサーに入れて攪拌《かくはん》する。

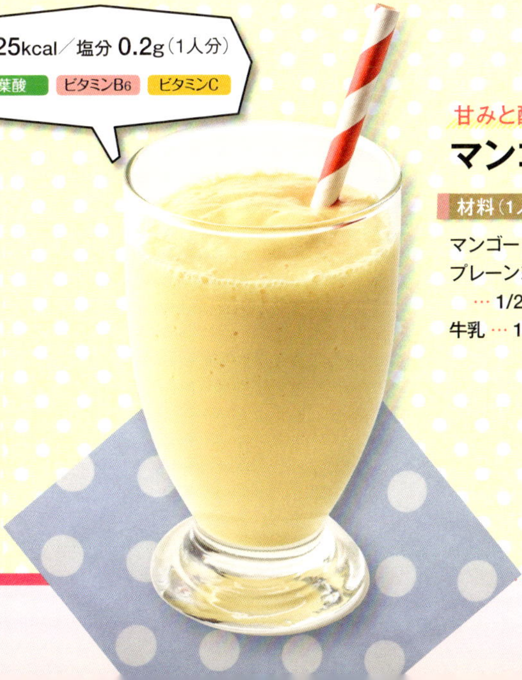

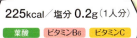

225kcal／塩分 0.2g（1人分）
葉酸　ビタミンB6　ビタミンC

甘みと酸味のバランスが◎
マンゴーラッシー

材料（1人分・300mℓ）

マンゴー … 1個（正味200g）
プレーンヨーグルト … 1/2カップ（100g）
牛乳 … 1/4カップ

作り方

1 マンゴーは適当な大きさに切る。
2 1、ヨーグルト、牛乳をミキサーに入れて攪拌《かくはん》する。

arrange

マンゴー ➡ 桃、パイナップル

生のフルーツが手に入らない場合は、冷凍や缶詰でもOK。ドリンクタイプのヨーグルトを使う場合は、糖分の量に気をつけて。

100kcal／塩分 0.2g（1人分）

ほっと落ち着くまろやかな甘み

甘酒豆乳

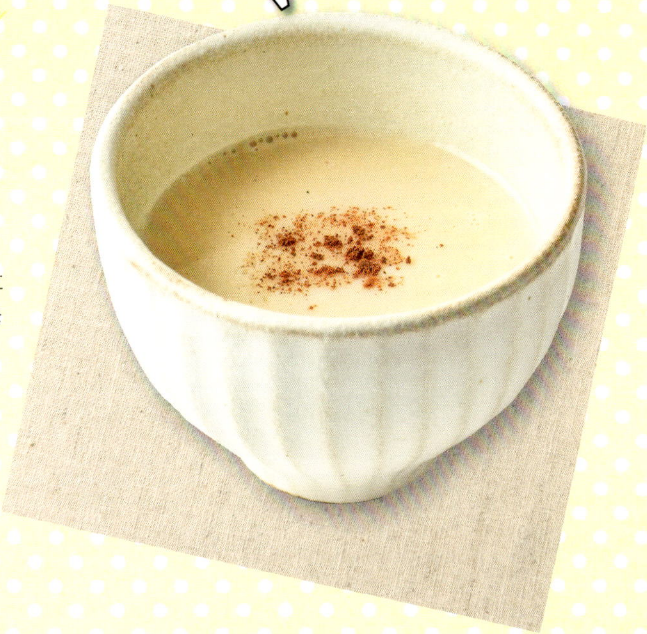

材料（1人分）

甘酒 … 3/4カップ
豆乳（無調整） … 3/4カップ
シナモンパウダー … 少々

作り方

1 鍋に甘酒、豆乳を入れてひと煮立ちさせ、飲み頃に冷ます。シナモンパウダーをふる。

調理のコツ 酒粕は使わない

酒粕が原料の甘酒はアルコールに注意が必要です。必ず米こうじが原料で、砂糖を加えていない甘酒を使いましょう。

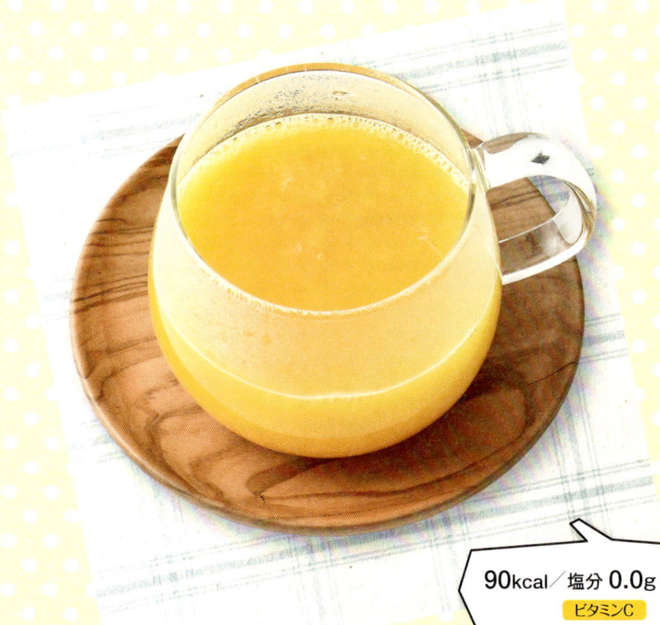

しょうががたっぷり、体ぽかぽか

ホットジンジャーオレンジジュース

材料（2人分）

オレンジジュース（果汁100％）
… 2カップ
しょうが … 1かけ（15g）

作り方

1 しょうがはすりおろす。
2 鍋にオレンジジュース、1を入れ、ひと煮立ちさせ、飲み頃に冷ます。

90kcal／塩分 0.0g（1人分）
ビタミンC

PART 4

簡単ラククラク
妊娠中のお助けレシピ

作りおきのメニューや缶詰などを活用した簡単で栄養満点のメニューを集めました。忙しかったり、具合が悪くて調理ができなかったりするときに、役立ててください。

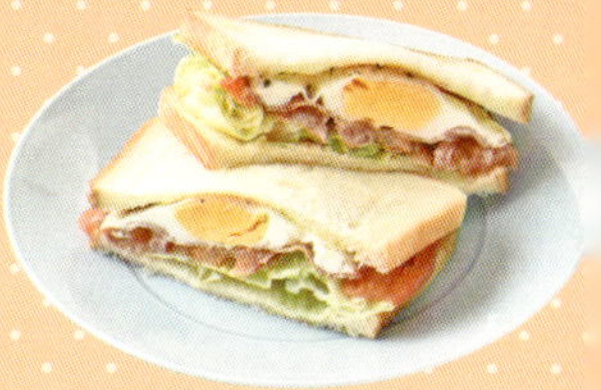

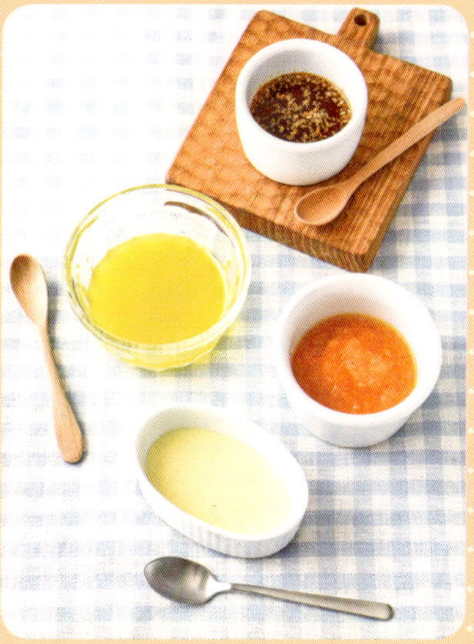

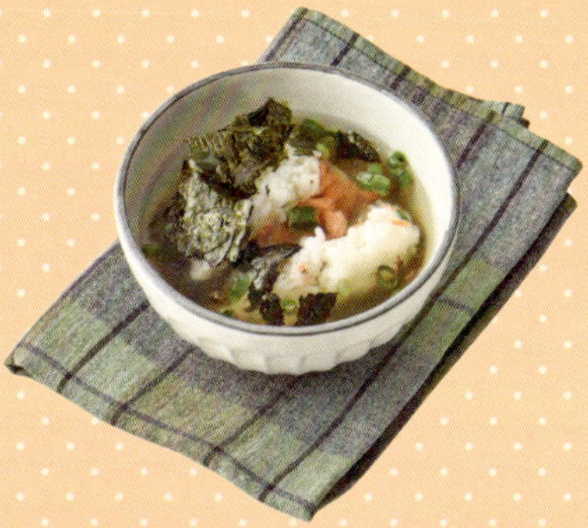

安心！便利な

作りおきおかず

まとめて作れて日持ちする作りおきおかずは、忙しいときや体調がすぐれないときに大活躍！体の抵抗力が弱くなっている時期なので、保存方法や期間は必ず守って。

アレンジ自在。ゆで汁も使えます

ゆで豚

冷蔵2～3日
冷凍2週間
（冷凍する場合は、煮汁と分ける）

材料（作りやすい分量）

豚ももかたまり肉…350g
長ねぎ（青い部分）…1本分（30g）
しょうがの薄切り…2～3枚
塩…小さじ1/2
水…3カップ

作り方

1 豚肉に塩をまんべんなくすり込み、ポリ袋に入れて冷蔵庫に1時間ほどおく。

2 鍋に1、長ねぎ、しょうが、塩、酒、水を加えて強火にかけ、煮立ったらアクを取る。弱火にしてふたをずらして30分ほど煮て、そのまま冷ます。長ねぎ、しょうがを取り出し、汁ごと保存容器に入れて保存し、食べるときに切り分ける。

117kcal／塩分 0.8g（1/4量）
たんぱく質

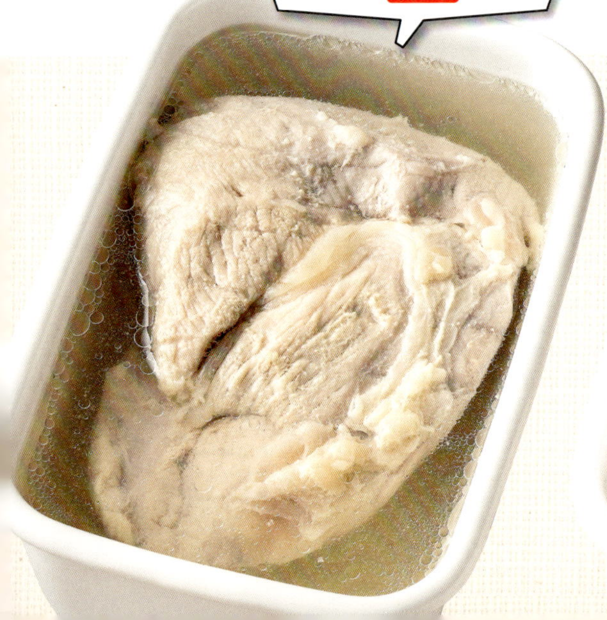

肉と野菜がバランスよくとれます

ドライカレー

冷蔵3～4日
冷凍2週間

材料（作りやすい分量）

豚ひき肉…400g
玉ねぎ…大2個（560g）
ピーマン…4個（120g）
干しぶどう…2/3カップ
トマトジュース（無塩）
…小2缶（320mℓ）
A［塩…小さじ1
カレー粉…小さじ1］
B［カレー粉…大さじ2
砂糖…小さじ2
塩…小さじ1
こしょう…少々］
カレー粉…小さじ1
塩…少々
こしょう…少々
サラダ油…大さじ2

作り方

1 豚肉にAをもみ込む。

2 玉ねぎ、ピーマンはみじん切りにする。干しぶどうはぬるま湯に5分ほど漬けて水けをきる。

3 フライパンにサラダ油を熱し、玉ねぎをきつね色になるまでよく炒め、ピーマンを加えてさっと炒め、1を加え、肉の色が変わってほぐれるまで炒める。

4 トマトジュース、B、干しぶどう加えてよく混ぜ、ふたをして弱火で汁けが少し残るまで20分ほど煮る。仕上げにカレー粉を加え、塩、こしょうで味をととのえる。

311kcal／塩分 2.1g（1/6量）
ビタミンB6　ビタミンC

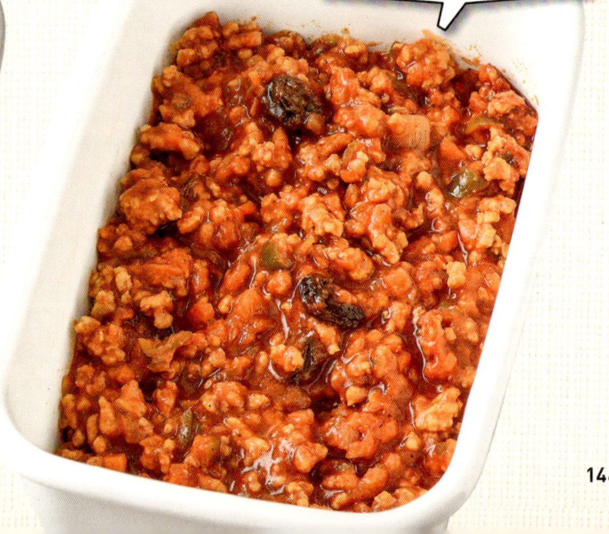

保存の基本

冷蔵保存 急に冷やすと水分が出ていたみやすくなるため、あら熱をとってから冷蔵庫に入れます。プラスチック製のものは色移りやにおい移りしやすいので気をつけて。

冷凍保存 あら熱をとってから冷凍庫で保存すると電気の消費量が抑えられます。容器によっては急激な温度変化で変形や破損する場合があるため、食品保存袋やホーロー製の容器がおすすめ。

解凍 常温による自然解凍は菌が繁殖しやすいため、冷蔵庫解凍や流水解凍、電子レンジの解凍機能での解凍が一般的。高温での解凍は、熱ムラができやすいため、低温で解凍して。

温め 電子レンジが便利。温めるときは必ず耐熱性の容器にうつしましょう。鍋などを使って火にかける際は、焦がさず、中まで温まるよう火加減に気をつけて。

ほどよい塩加減とえびの甘みがベストマッチ

えびのねぎ塩炒め

冷蔵3～4日
冷凍2週間

材料(作りやすい分量)

えび(殻つき) … 12尾(300g)
ねぎ塩だれ(p.157 E) … 大さじ2
サラダ油 … 小さじ1

作り方

1 えびは殻をむいて尾を取り、背に切り込みを入れて背ワタを取り除く。
2 フライパンにサラダ油を熱し、えびを炒める。えびの色が変わったら、ねぎ塩だれを加えて炒め合わせる。

arrange

えび➡白身魚、豚肉、鶏肉

手作りのねぎ塩だれは、白身魚や肉とも合います。豚薄切り肉や鶏むね肉など、比較的あっさりした素材と合わせるとよいでしょう。

83kcal／塩分 0.4g(1/4量)
ビタミンB_{12}

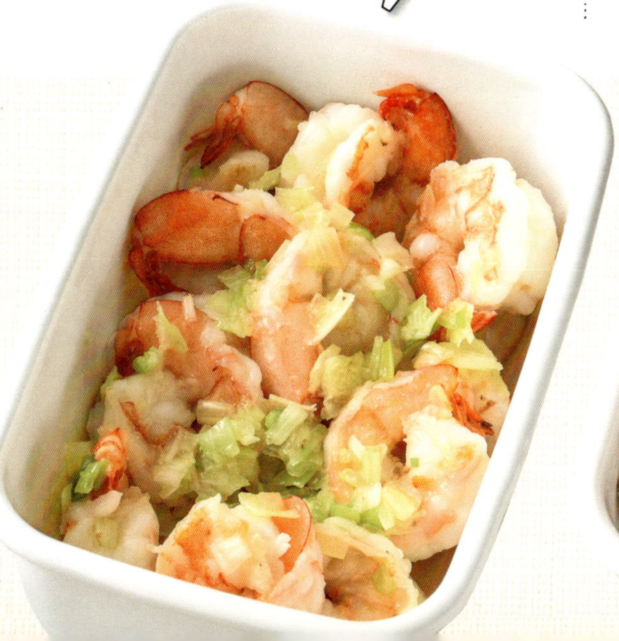

サクサクが続くから、お弁当にも大活躍！

鮭の塩から揚げ

冷蔵3～4日
冷凍2週間

材料(作りやすい分量)

生鮭 … 4切れ(320g)
塩 … 少々
酒 … 少々
片栗粉 … 適量
揚げ油 … 適量

作り方

1 鮭は1切れを3等分に切り、塩、酒をふって約5分おく。
2 1の水けをペーパータオルでふいて片栗粉をまぶし、170度の揚げ油でカラリと揚げる。

調理のコツ 魚の汁けをふき、片栗粉を薄くまぶす

2で水けをふき取るところが、カラッとさせるコツ。このひと手間で、冷めてもおいしく食べられます。

162kcal／塩分 0.6g(1/4量)
たんぱく質 ビタミンB_6 ビタミンB_{12}

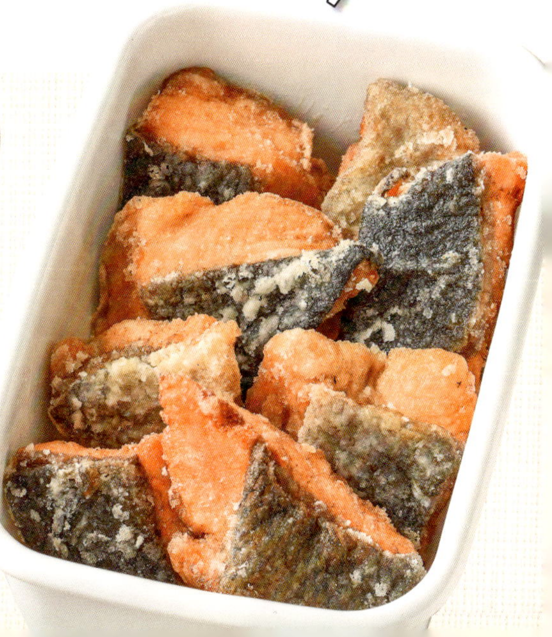

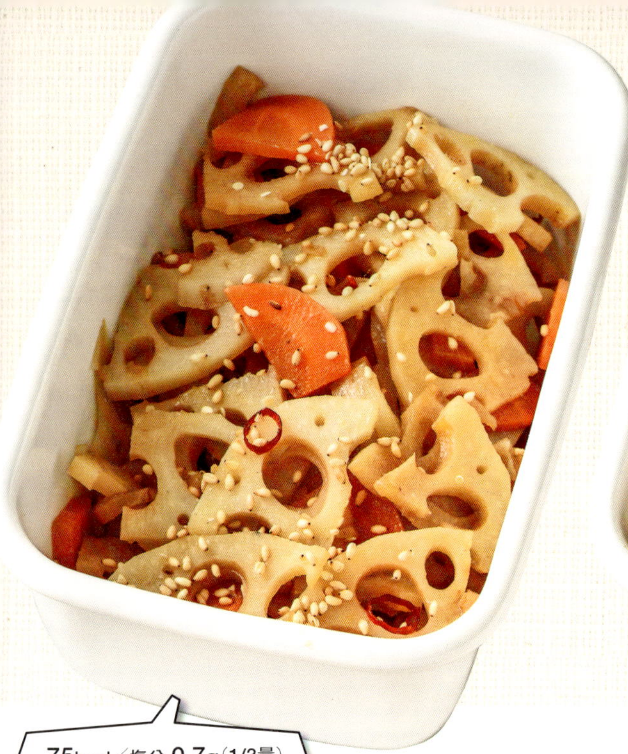

75kcal／塩分 0.7g（1/3量）

ビタミンC

ごま油のコクがきいています

冷蔵3〜4日

冷凍2週間

薄味きんぴら

材料（作りやすい分量）

れんこん … 大1節（180g）
にんじん … 1/3本（60g）
赤唐辛子（輪切り）… 少々
だし汁 … 1/2カップ
しょうゆ … 小さじ2
みりん … 小さじ2
白いりごま … 小さじ2
ごま油 … 小さじ1

作り方

1 れんこん、にんじんは3㎜厚さのいちょう切りにする。

2 フライパンにごま油と赤唐辛子を入れて熱し、1を炒める。だし汁、しょうゆ、みりんを加えて汁けがなくなるまで煮て、白ごまをふる。

arrange

しらたきやこんにゃくをプラス

しらたきやこんにゃくは根菜に比べて1食分のエネルギーが低いので、摂取エネルギーを抑えながらたくさんの量が食べられます。

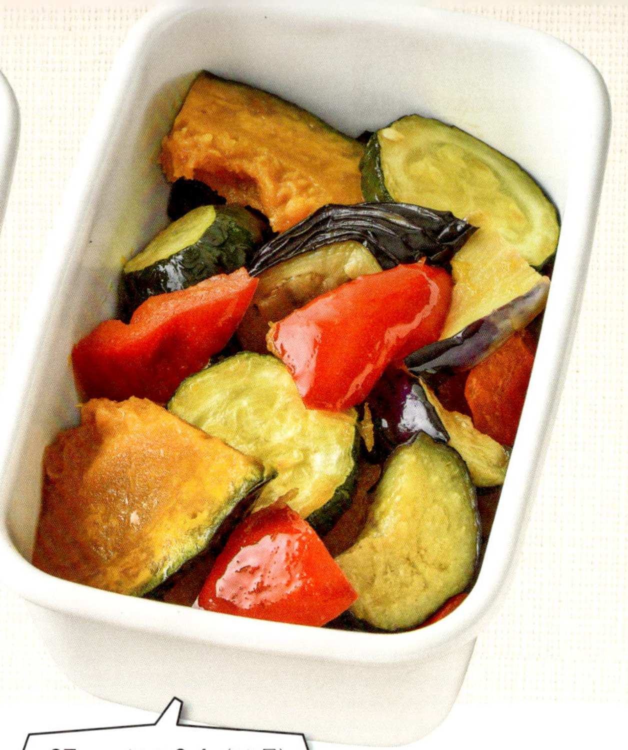

97kcal／塩分 0.4g（1/4量）

ビタミンC

色とりどりの野菜を一度にとれます

冷蔵3〜4日

野菜の揚げびたし

材料（作りやすい分量）

なす … 1本（80g）
パプリカ（赤）… 1/4個（30g）
ズッキーニ … 1/2本（100g）
かぼちゃ … こぶし大（90g）
A［ぽん酢しょうゆ … 大さじ1
　 だし汁 … 大さじ2
揚げ油 … 適量

作り方

1 なすは斜めに切れ目を入れてひと口大に切る。パプリカは乱切り、ズッキーニは7〜8㎜厚さの輪切り、かぼちゃは7〜8㎜厚さのいちょう切りにする。

2 160度の揚げ油で1を素揚げする。合わせたAに漬ける。

3 保存容器に合わせたAを入れ、2を漬ける。冷めるまでなじませる。

arrange

オクラ、しし唐辛子、長いも

上記の野菜でもおいしくいただけます。Aの漬けだれに赤唐辛子を加えると、ピリ辛味になり、ごはんがすすみます。

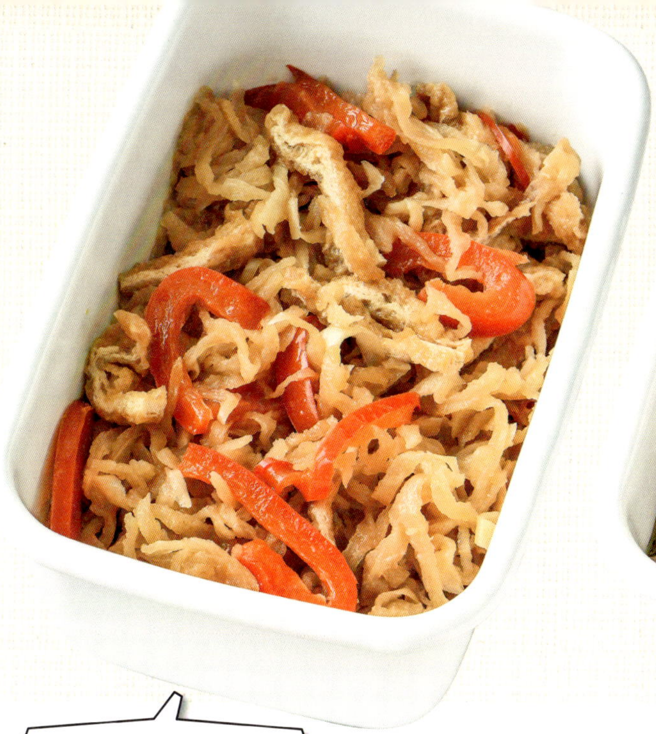

77kcal／塩分 1.0g（1/4量）

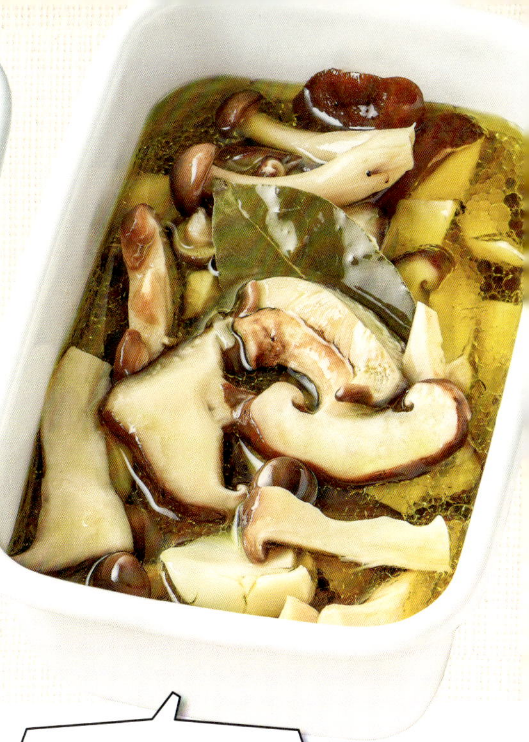

184kcal／塩分 0.5g（1/4量）

栄養価が高いので、毎日食べたい

切り干し大根と油揚げの煮もの

冷蔵3～4日
冷凍2週間

材料（作りやすい分量）

- 切り干し大根 … 40g
- 油揚げ … 1/2枚（15g）
- パプリカ（赤） … 1/4個（30g）
- しょうゆ … 大さじ1
- 酒 … 大さじ1
- みりん … 大さじ1
- だし汁 … 1カップ

作り方

1. 切り干し大根は水に15分ほど漬けて戻し、食べやすい長さに切る。
2. 油揚げは短冊切り、パプリカは薄切りにする。
3. 鍋にすべての材料を入れ、落としぶたをして、水分が少なくなるまで煮る。

意外とさっぱり食べられる！

きのこのオイルマリネ

冷蔵7日

材料（作りやすい分量）

- エリンギ … 1パック（100g）
- しいたけ … 6枚（90g）
- しめじ … 1パック（90g）
- ローリエ … 1枚
- 塩 … 小さじ1/3
- 白ワイン … 1/2カップ
- 酢 … 1/4カップ
- 水 … 1/2カップ
- オリーブ油 … 80mℓ

作り方

1. エリンギは短冊切り、しいたけは石づきを取って薄切り、しめじは石づきを切り落として小房に分ける。
2. 鍋にオリーブ油以外の材料を入れて火にかける。穴杓子で押しつけながら5分ほど煮て、火を止めて保存容器に移し、オリーブ油を注ぐ。

調理のコツ　きのこを沈めながら煮る

煮ているときのこが浮いてくるので、押しつけながら煮ると火の通りが早くなります。

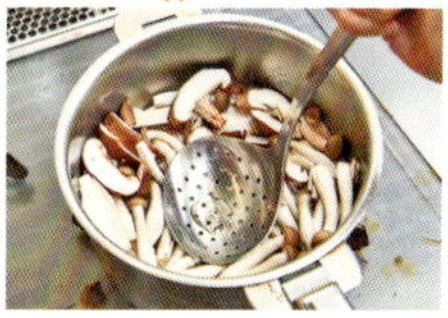

缶詰&コンビニ食材でお気軽レシピ

調理済みの素材をアレンジするだけで、大満足の一品に！産後にも重宝するメニューです。手軽でおいしいので、忙しいときの定番メニューにおすすめです。

缶詰

おつまみ缶詰がボリューム満点の食事に!!

魚が苦手でもふんわり卵で食べやすい

さんま缶の卵とじ丼

材料（2人分）

さんま水煮缶 … 1缶（150g）
卵 … 2個（100g）
ごはん … 300g
万能ねぎ（小口切り） … 少々
だし汁 … 1/2カップ
粉山椒 … 少々

使ったのはコレ!!

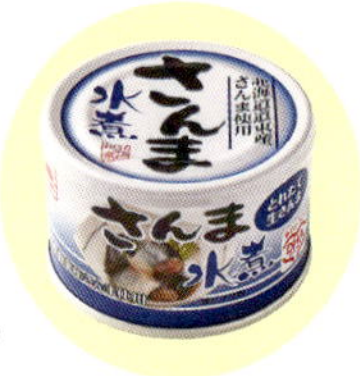

作り方

1 鍋にだし汁を入れて温め、さんま缶を汁ごと加えてほぐす。煮立ったら溶きほぐした卵をまわし入れ、半熟状に仕上げる。
2 器にごはんを盛って 1 をのせ、万能ねぎを散らして粉山椒をふる。

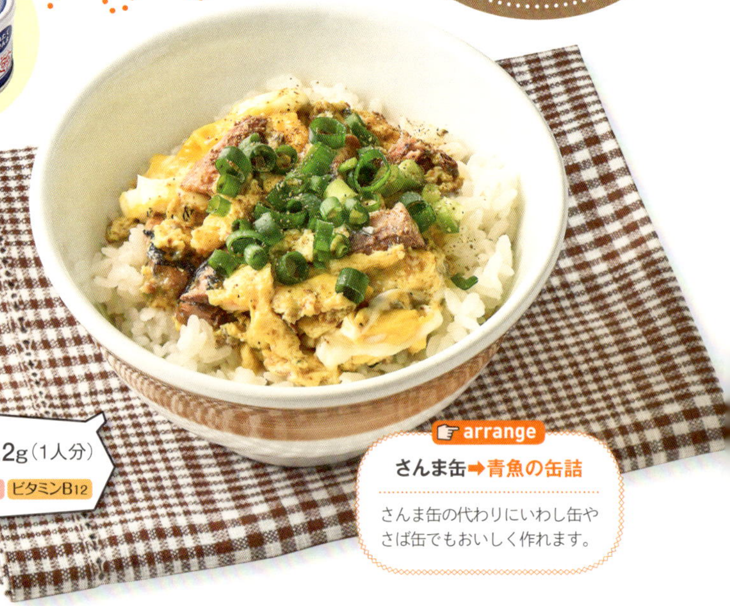

491kcal／塩分 1.2g（1人分）

たんぱく質　ビタミンB6　ビタミンB12

arrange

さんま缶➡青魚の缶詰

さんま缶の代わりにいわし缶やさば缶でもおいしく作れます。

使ったのはコレ!!

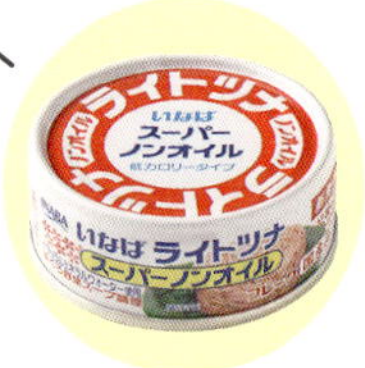

ピリ辛味で、食がすすむ！

ツナキムチ焼きそば

材料（2人分）

中華蒸しめん … 2玉（300g）
ツナ水煮缶（ノンオイル） … 1缶（70g）
にら … 4束（40g）
白菜キムチ … 100g
しょうゆ … 小さじ1
塩 … 少々
サラダ油 … 大さじ2

作り方

1 にらはざく切りにする。キムチは食べやすい大きさに切る。
2 フライパンにサラダ油大さじ1を熱し、中華蒸しめんを炒め、軽く焼き色がついたら取り出す。
3 フライパンにサラダ油大さじ1を熱し、汁けをきったツナ、キムチをさっと炒めたら、にらを加えて混ぜ合わせ、しょうゆ、塩で味をととのえる。

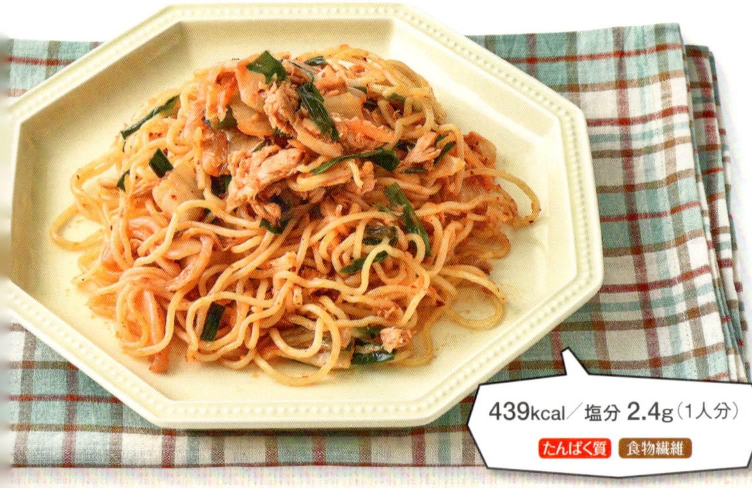

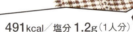

439kcal／塩分 2.4g（1人分）

たんぱく質　食物繊維

2種類の缶詰で本格的なイタリア風のひと皿に

焼鳥缶のトマト煮

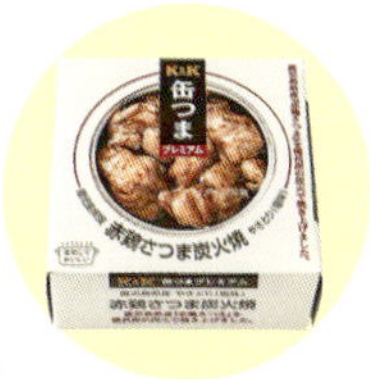

使ったのはコレ!!

237kcal／塩分 1.4g（1人分）
食物繊維　ビタミンB_6　ビタミンC

材料（2人分）

焼鳥缶（塩味）… 2缶（140g）
玉ねぎ … 1/2個（100g）
にんにく … 小2かけ（8g）
トマト水煮缶 … 1缶（400g）
パセリ（みじん切り）… 少々
オリーブ油 … 大さじ1

作り方

1 玉ねぎは薄切り、にんにくはつぶす。
2 フライパンにオリーブ油、にんにくを入れて弱火で炒め、香りが立ったら玉ねぎを炒める。玉ねぎがしんなりしたら、焼鳥缶、フォークなどでつぶしたトマト缶を加えて弱火で5分煮る。
3 器に盛り、パセリをふる。

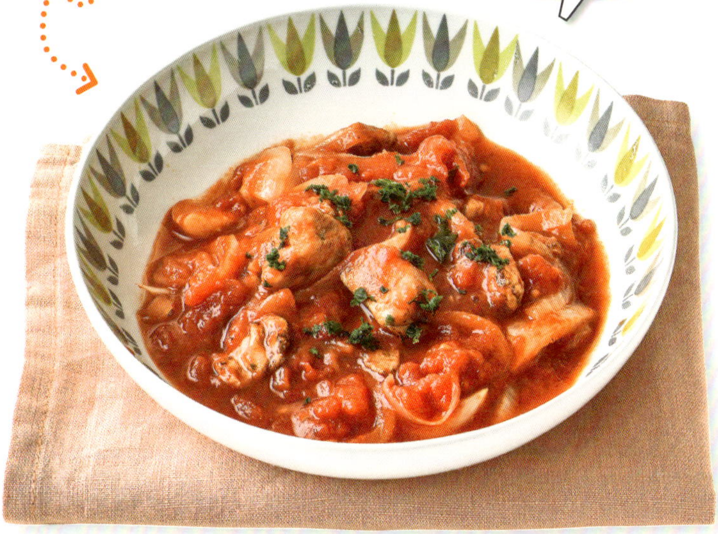

使ったのはコレ!!

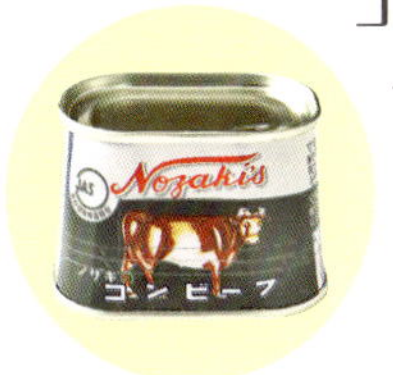

257kcal／塩分 2.1g（1人分）
たんぱく質　ビタミンB_{12}　ビタミンC

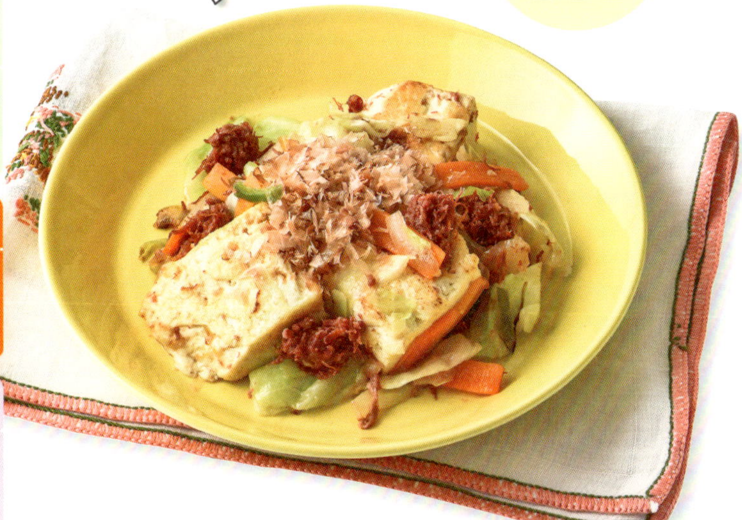

コンビーフのうまみをすった豆腐が絶品！

コンビーフと炒め野菜のチャンプルー

材料（2人分）

コンビーフ … 1缶（100g）
木綿豆腐 … 小1丁（200g）
炒め野菜ミックス … 1袋（200g）
塩 … 少々
こしょう … 少々
しょうゆ … 小さじ1/4
かつお節 … 小1/2パック（1.5g）
ごま油 … 大さじ1

作り方

1 木綿豆腐は水切りし、1cm厚さに切る。
2 フライパンにごま油大さじ1/2を熱し、1を焼きつけ、塩、こしょうをふって取り出す。
3 フライパンにごま油大さじ1/2を熱し、野菜を炒め、しんなりしたらコンビーフを加える。コンビーフがほぐれたら2を戻し入れて炒め合わせ、しょうゆで味をととのえる。
4 器に盛り、かつお節をふる。

コンビニ食材

身近なコンビニの定番商品がパパッと変身！

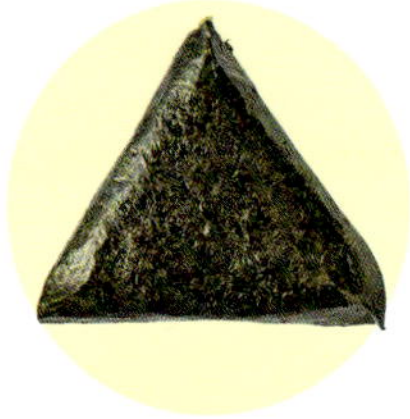

使ったのはコレ!!

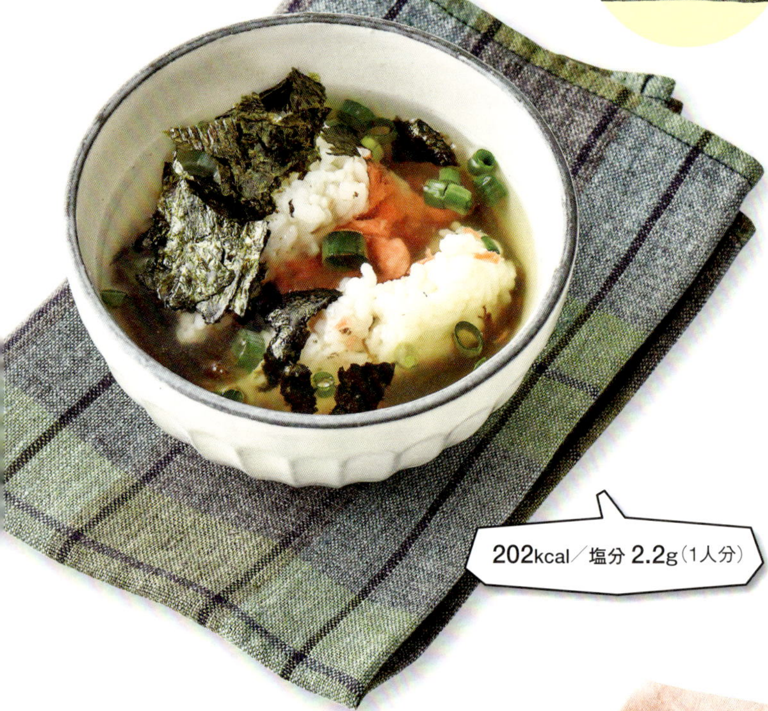

202kcal／塩分 2.2g（1人分）

ほんのり酸味がきいたさっぱり味

おにぎりもずく茶漬け

材料（1人分）

おにぎり（鮭）… 1個（110g）
もずく酢（味付け）… 1パック（50g）
万能ねぎ（小口切り）… 適量
だし汁 … 1/2カップ

作り方

1 だし汁は温めておく。おにぎりは、ごはんとのりを分ける。
2 茶碗に1のごはんを割って入れ、もずく酢、だし汁をかけ、万能ねぎ、1ののりを散らす。

調理のコツ **具入りのおにぎりをチョイス**

おにぎりはたんぱく質を補給するためにも、肉や魚の具入りを選びましょう。ごはんが炊けるにおいが苦手なときにもぜひ。

市販のハムサンドにひと手間加えるだけ

クロックムッシュ —サラダ添え—

材料（2人分）

ハムサンド … 1パック（120g）
【卵液】
卵 … 1個（50g）
牛乳…1/2カップ
塩…少々
バター … 大さじ1
ベビーリーフ … 20g

作り方

1 ボウルに卵液の材料を入れ、混ぜ合わせる。
2 ハムサンドを食べやすい大きさに切り、1をからめてなじませる。
3 フライパンにバターを熱し、2の両面を焼きつける。
4 器に盛り、ベビーリーフを添える。

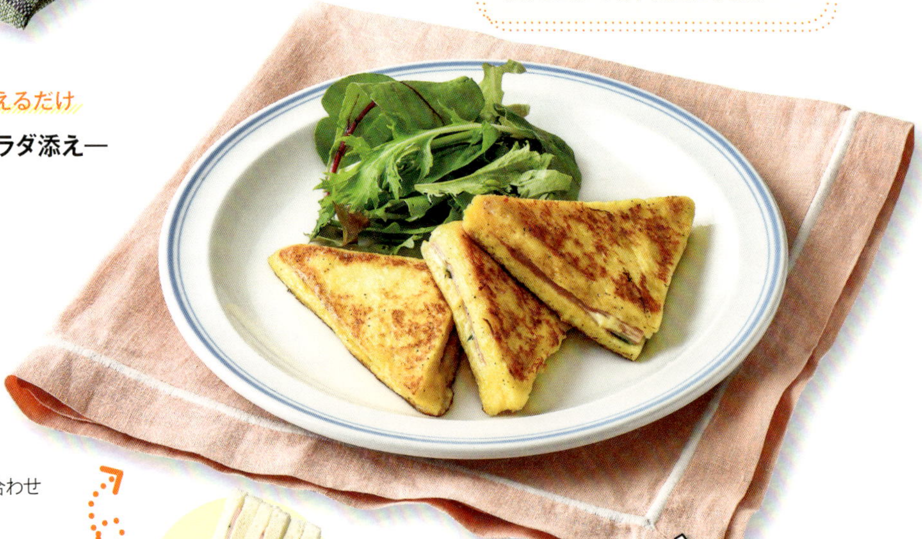

323kcal／塩分 1.6g（1人分）
ビタミンB_{12}

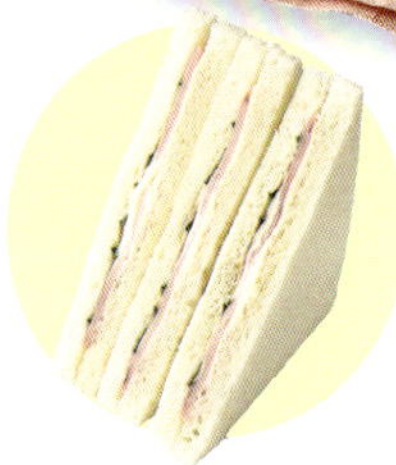

使ったのはコレ!!

使ったのはコレ!!

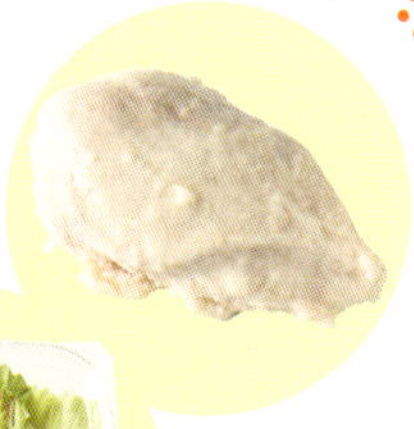

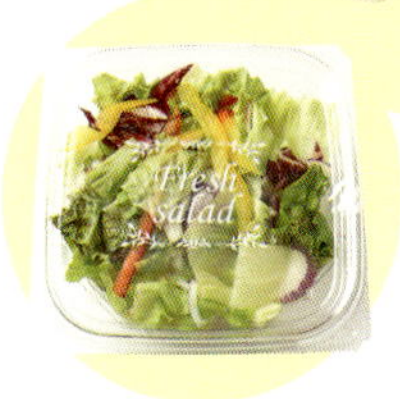

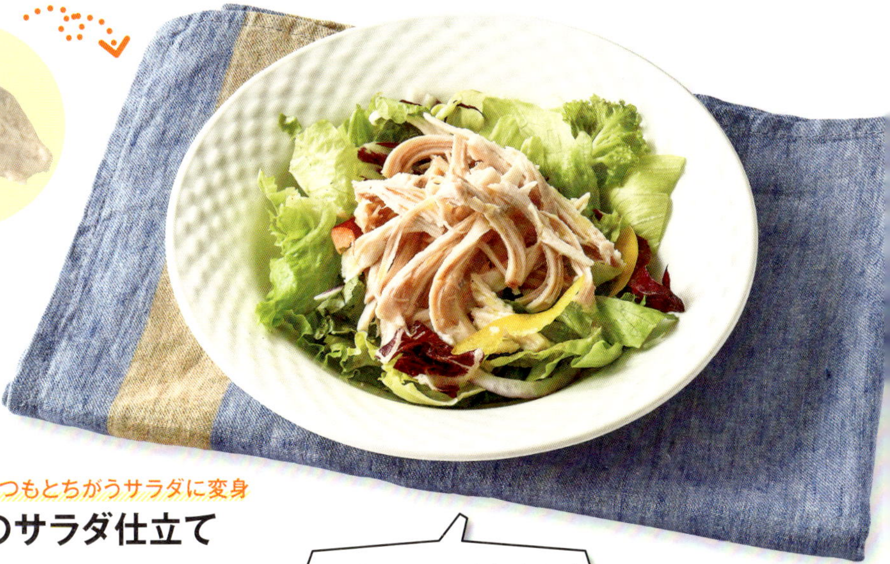

自家製ドレッシングでいつもとちがうサラダに変身

サラダチキンのサラダ仕立て

140kcal／塩分 1.2g（1人分）

材料（2人分）

サラダチキン … 1パック（110g）
サラダ野菜ミックス（またはカップのサラダ） … 100g
フレンチドレッシング（p.156 Ⓑ） … 大さじ2

作り方

1 サラダチキンは食べやすく裂く。
2 器に野菜、1を盛り、フレンチドレッシングをかける。

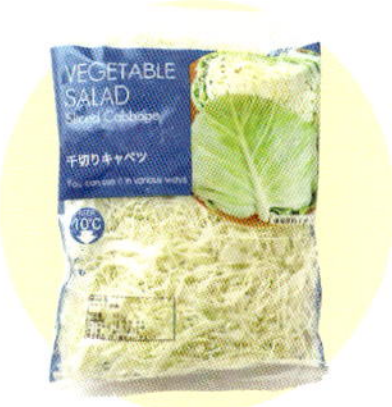

使ったのはコレ!!

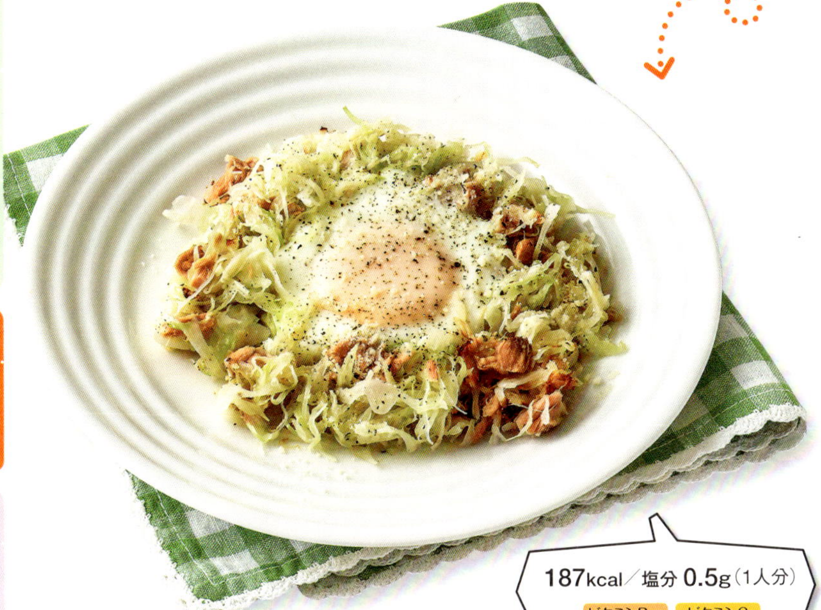

187kcal／塩分 0.5g（1人分）
ビタミンB12　ビタミンC

ツナのうまみで塩分ひかえめ

せん切りキャベツのすごもり卵

材料（2人分）

せん切りキャベツ … 1パック（150g）
ツナ油漬缶 … 小1缶（70g）
卵 … 2個（100g）
粗びき黒こしょう…少々
粉チーズ … 少々

作り方

1 フライパンにツナの油を熱し、キャベツとツナを炒め、キャベツがしんなりしたら中央にくぼみを作り、真ん中に卵を割り入れる。ふたをして、黄身が好みの固さになるまで焼く。
2 器に盛り、黒こしょう、粉チーズをふる。

お手軽！お弁当にも

おにぎり&サンドイッチ

忙しいからといって、お昼が毎日コンビニでは、栄養バランスがくずれやすくなります。簡単にできて栄養たっぷりのおにぎりとサンドイッチは、持ち運びにも便利です。

おにぎり

具だくさんで食べごたえバツグン！

鮭と塩昆布のうまみがぎっしり

鮭塩昆布

272kcal／塩分 0.9g（1人分）

ビタミンB12

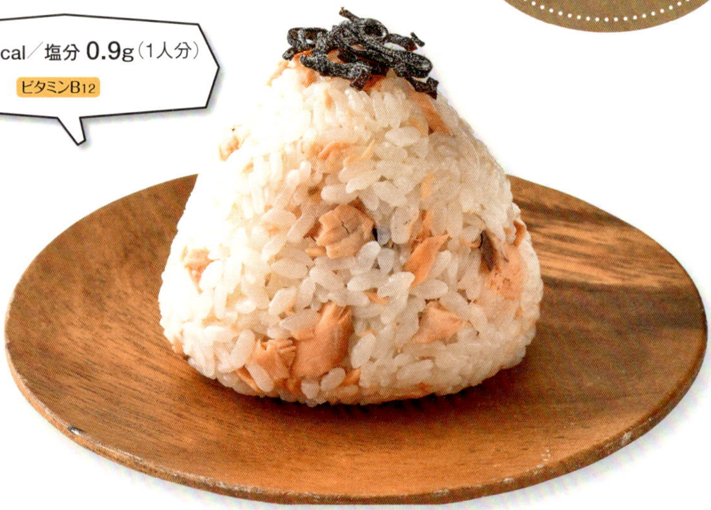

材料（1人分）

ごはん … 130g
【鮭フレーク … 30g（できあがり85g）】
- 生鮭 … 1切れ（100g）
- 塩 … 小さじ1/5
- 酒 … 大さじ1
- みりん … 大さじ1/2
- しょうゆ … 少々

塩昆布 … 2g

作り方

1. 鮭フレークを作る。鮭に塩、酒をふり、耐熱皿にのせてラップをかけ、電子レンジで1分30秒加熱する。あら熱がとれたら皮と骨を取り除き、はしで粗くほぐす。フライパンに蒸し汁ごと入れて、みりん、しょうゆを加える。汁けが少なくなるまで炒る。
2. ごはんに1を混ぜ、真ん中に塩昆布を入れて三角形ににぎる。

292kcal／塩分 0.9g（1人分）

ビタミンB12

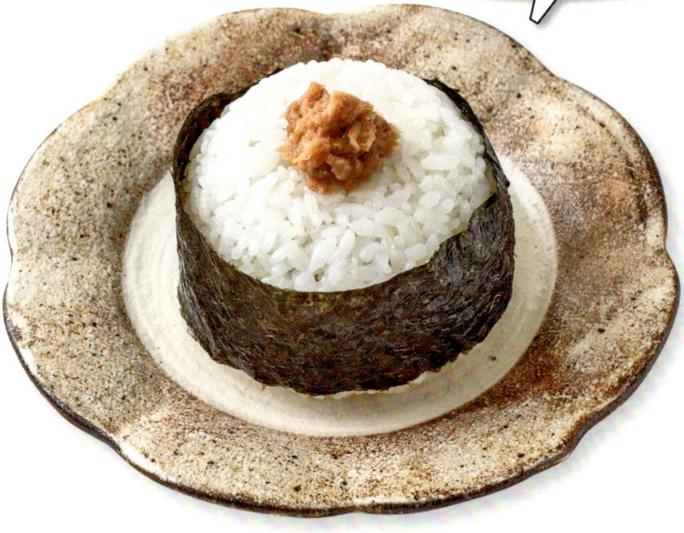

みそのコクがあとをひくおいしさ

ツナみそ

材料（1人分）

ごはん … 130g
【ツナみそ … 25g（できあがり85g）】
- ツナ油漬缶 … 1缶（70g）
- しょうが（せん切り） … 少々
- A みそ … 大さじ1
- A 酒 … 大さじ1
- A みりん … 大さじ1

焼きのり … 適量

作り方

1. ツナみそを作る。フライパンにツナを油ごと入れて軽く火を通し、しょうが、合わせたAを加えて汁けがなくなるまで炒める。
2. ごはんの真ん中にツナみそを入れて丸くにぎり、のりを巻く。

もちもちごはんがねぎとたらこの風味を包み込む

ねぎたらこ

229kcal／塩分 0.9g（1人分）

食物繊維 ビタミンB12

材料（1人分）

もち麦ごはん（p.34）… 130g
【焼きたらこ … 1/3腹（20g）（できあがり60g）】
　たらこ … 1腹（60g）
　酒 … 大さじ1
万能ねぎ … 1本（5g）
焼きのり … 適量

作り方

1 焼きたらこを作る。アルミホイルにたらこをのせて酒をふって包む。魚焼きグリルで5分焼き、薄皮を取り除いてほぐす。
2 万能ねぎは小口切りにする。
3 ごはんに1、2を混ぜ、俵形ににぎり、のりを巻く。

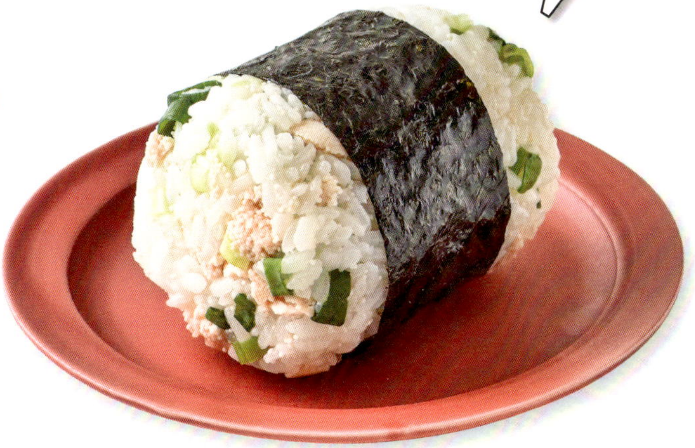

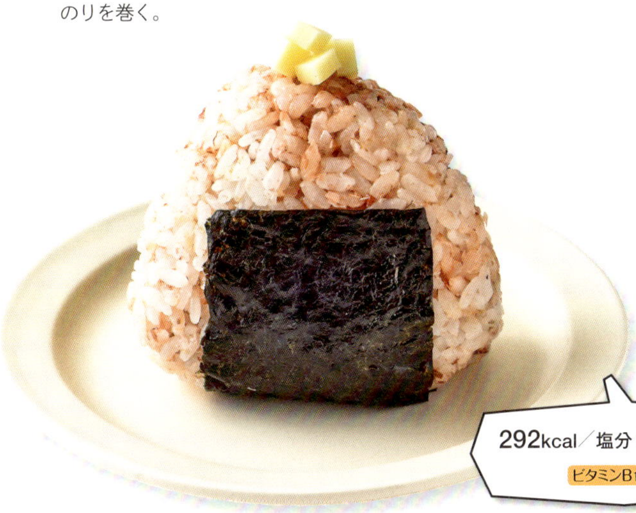

発酵食品どうしは相性ばっちり

おかかチーズ

材料（1人分）

ごはん … 130g
プロセスチーズ … 20g
かつお節
　… 小1/2パック（1.5g）
焼きのり … 適量

作り方

1 チーズはさいの目に切る。
2 ごはんの真ん中にかつお節、1をのせ、三角形ににぎり、のりを巻く。

292kcal／塩分 0.6g（1人分）

ビタミンB12

カリカリした食感がおいしい

ちりめんしば漬け

材料（1人分）

ごはん … 130g
ちりめんじゃこ … 5g
しば漬け … 15g

作り方

1 しば漬けは細かく刻む。
2 ごはんに1、ちりめんじゃこを混ぜ、三角形ににぎる。

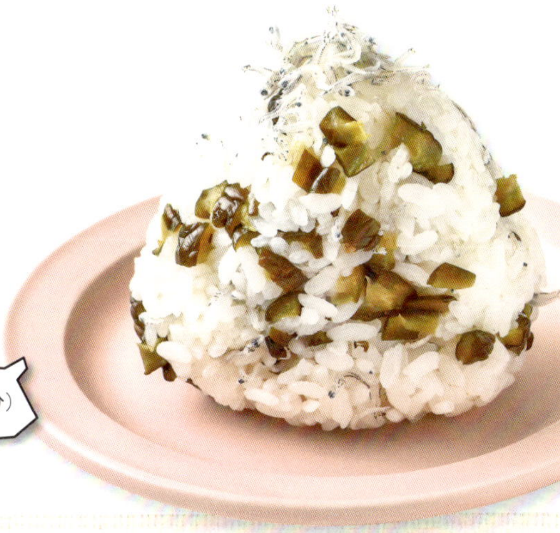

233kcal／塩分 0.9g（1人分）

サンドイッチ
たんぱく質・野菜も同時にとれる！

肉、野菜、卵が一度にとれる

BLTEサンドイッチ

材料（2人分）

- 食パン（12枚切り）… 4枚
- ベーコン … 2枚（40g）
- トマト … 1個（150g）
- レタス … 2枚（40g）
- 卵 … 2個（100g）
- バター … 小さじ4
- マヨネーズ … 小さじ2
- オリーブ油 … 大さじ1
- 粗びき黒こしょう … 少々

作り方

1. ベーコンは半分の長さに、トマトは輪切りにする。レタスは食べやすい大きさにちぎる。
2. フライパンにオリーブ油を熱し、ベーコンをのせて卵を割り入れる。黄身が好みの固さになるまで焼いて黒こしょうをふり、ベーコンエッグを２つ作る。
3. 食パンはオーブントースターで焼き、１枚ずつバター小さじ１を塗る。
4. パン１枚にレタス、トマトをのせてマヨネーズをかけ、ベーコンエッグ1つ分をのせて、もう１枚のパンを重ねる。食べやすい大きさに切る。同様にもう１人分作る。

調理のコツ　持ち運ぶときは食材から出る水分に注意！

サンドイッチをお弁当に持っていくときは、野菜の水分をしっかりきることが大切。パンにバターを塗っておくと水分をはじいて、パンが水っぽくなりません。また、冷ましてから容器に入れるようにします。

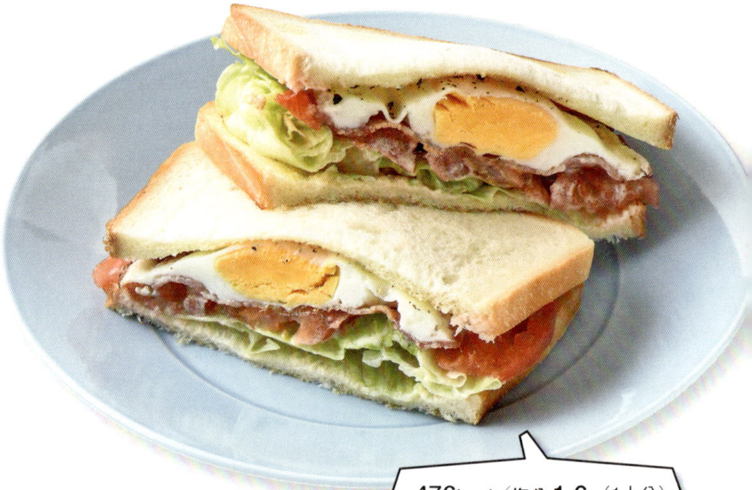

476kcal／塩分 1.6g（1人分）
たんぱく質　ビタミンB12

ボリューム満点！ ごちそうサンド

照り焼きチキンとサラダ菜のサンドイッチ

材料（2人分）

- ライ麦食パン（6枚切り）… 2枚
- 【照り焼きチキン】
  - 鶏もも肉 … 小1枚（180g）
  - A
    - しょうゆ … 大さじ1
    - 酒 … 大さじ1
    - みりん … 大さじ1
  - サラダ油 … 小さじ1
- サラダ菜 … 4枚（40g）
- バター … 小さじ4
- 粒マスタード … 小さじ1
- マヨネーズ … 小さじ2

作り方

1. 照り焼きチキンを作る。鶏肉はめん棒などで全体をたたいて厚みを均一にする。フライパンにサラダ油を熱して皮側から焼く。両面をこんがり焼いたらAを加えてからめ、そぎ切りにする。
2. パン1枚にバター、もう１枚に粒マスタードを塗る。
3. 2のパン１枚にサラダ菜をのせ、マヨネーズをかけて1をのせ、もう１枚のパンを重ねる。食べやすい大きさに切る。

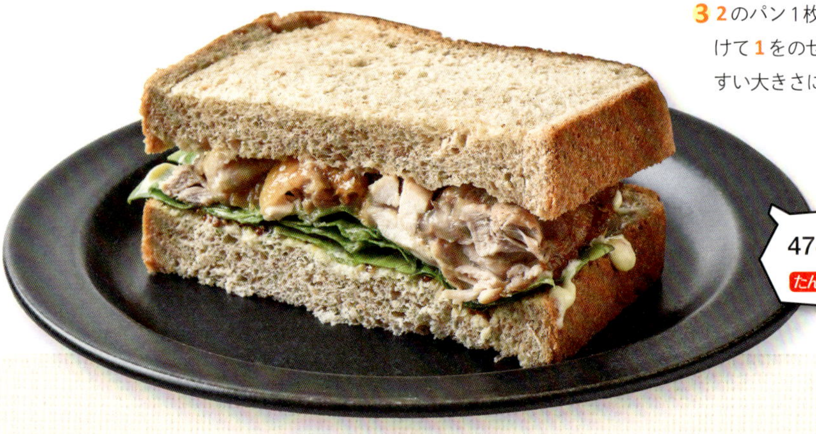

474kcal／塩分 2.5g（1人分）
たんぱく質　食物繊維　ビタミンB6

甘いキャベツとジューシーなコンビーフが絶妙

キャベツとコンビーフのソテーサンドイッチ

390kcal／塩分 2.0g（1人分）
たんぱく質　ビタミンB12

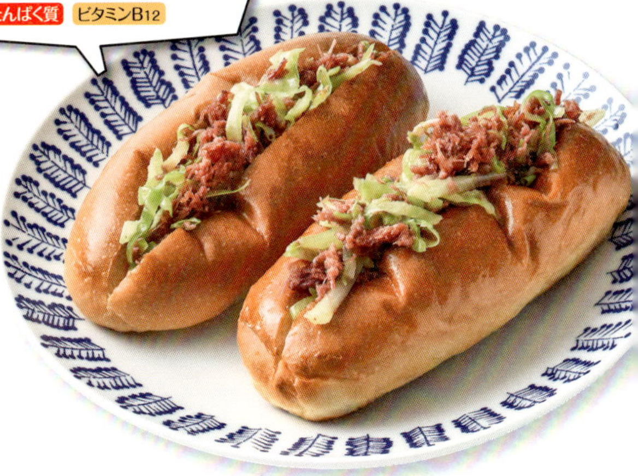

材料（2人分）

ドッグパン … 4本（150g）
キャベツ … 2枚（100g）
コンビーフ … 1缶（100g）
粗びき黒こしょう … 少々
バター … 小さじ4
オリーブ油 … 小さじ1

作り方

1 キャベツはせん切りにする。
2 フライパンにオリーブ油を熱し、1、コンビーフを炒めて、黒こしょうをふる。
3 ドッグパンは真ん中に切れ目を入れてオーブントースターで温める。1本ずつバター小さじ1を塗る。
4 ドッグパンに2をはさむ。

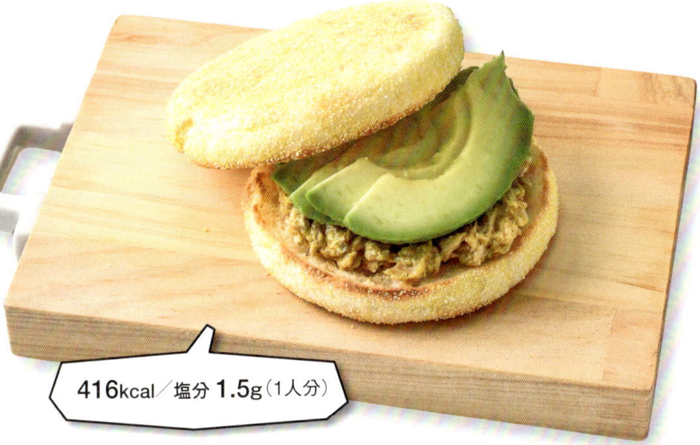

416kcal／塩分 1.5g（1人分）

ツナにスパイシーな香りをまとわせて

ツナとアボカドのサンドイッチ

材料（2人分）

マフィン … 2個（160g）
ツナ油漬缶 … 1缶（70g）
A ┌ カレー粉 … 小さじ1
　 └ マヨネーズ … 大さじ1
アボカド … 1/2個（70g）
バター … 小さじ2

作り方

1 ボウルに、軽く油をきったツナと、混ぜ合わせたAを入れ、あえる。
2 アボカドは薄切りにする。
3 マフィンは厚みを半分にしてオーブントースターで焼き、1枚にバター小さじ1を塗る。
4 3のマフィン1枚に1、2をのせてもう1枚を重ねる。同様にもう1人分作る。

栄養たっぷり、食べ応え抜群！

さば缶とにんじんサラダのサンドイッチ

材料（2人分）

バゲット … 1/2本（120g）
さば水煮缶 … 1/2缶（95g）
にんじん … 2/3本（120g）
サニーレタス … 適量
砂糖 … 小さじ1強
A ┌ 酢 … 大さじ1弱
　 │ ナンプラー … 小さじ2/3
　 └ 砂糖 … 小さじ2/3
バター … 小さじ4

作り方

1 さば缶は汁けをきってほぐす。
2 にんじんは斜め薄切りにしてからせん切りにする。砂糖をなじませてしんなりしたら、Aを加えてあえる。
3 バゲットは長さを2等分し、厚さが半分になるように切れ目を入れる。オーブントースターで焼き、1本にバター小さじ2を塗る。
4 バケットの片側にサニーレタス、2をのせ、最後に1をのせてはさむ。

arrange

さば缶➡生のさば

生のさばをソテーしてもおいしいです。塩、こしょうをふり、小麦粉をまぶしてこんがりと焼きます。カレー粉をまぶしても◎。

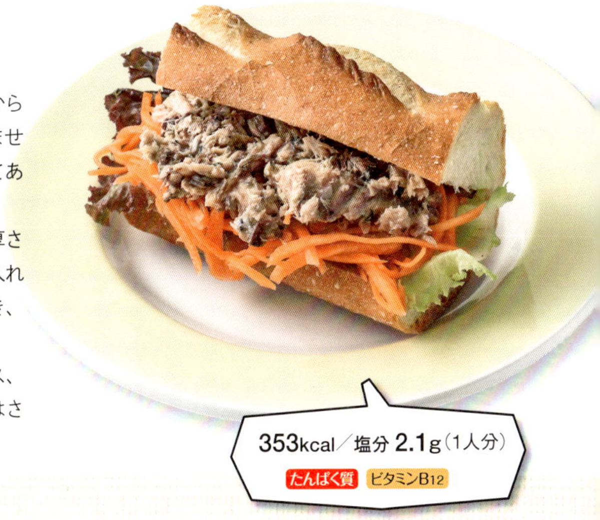

353kcal／塩分 2.1g（1人分）
たんぱく質　ビタミンB12

いろいろ使える！

手作りドレッシング＆たれ

市販のドレッシングやたれは、油分や塩分の多さが心配です。酸味や香味をきかせた自家製ドレッシングやたれは、ヘルシーなうえ、ふだんの味付けにも活躍します。

ドレッシング
サラダのほか、炒めものの味付けにも。

基本のドレッシング。ハーブを加えても◎

B フレンチドレッシング

材料(作りやすい分量)

酢 … 1/3カップ
塩 … 小さじ1
砂糖 … 小さじ1/2
こしょう … 少々
オリーブ油 … 1/2カップ

作り方

1 ボウルにオリーブ油以外の材料を加え、泡立て器でよく混ぜる。
2 1にオリーブ油を少しずつ加えながら混ぜ合わせ、とろみがつけば完成。

海藻類や豆腐にもよく合うノンオイルタイプ

A 和風低カロリードレッシング

材料(作りやすい分量)

酢 … 大さじ2
しょうゆ … 大さじ2
白すりごま … 大さじ1

作り方

1 すべての材料を混ぜ合わせる。

魚や肉のソテーにかけても美味

C 野菜おろしドレッシング

材料(作りやすい分量)

玉ねぎ … 1/10個(20g)
にんじん … 1/9個(20g)
フレンチドレッシング(p.156 B) … 大さじ2

作り方

1 玉ねぎ、にんじんはすりおろす。
2 1とフレンチドレッシングを混ぜ合わせる。

パスタとあえてもおいしい！

D シーザードレッシング

材料(作りやすい分量)

フレンチドレッシング(p.156 B) … 大さじ1
マヨネーズ … 大さじ1
粉チーズ … 大さじ1
おろしにんにく … 少々

作り方

1 すべての材料を泡立て器で混ぜ合わせる。

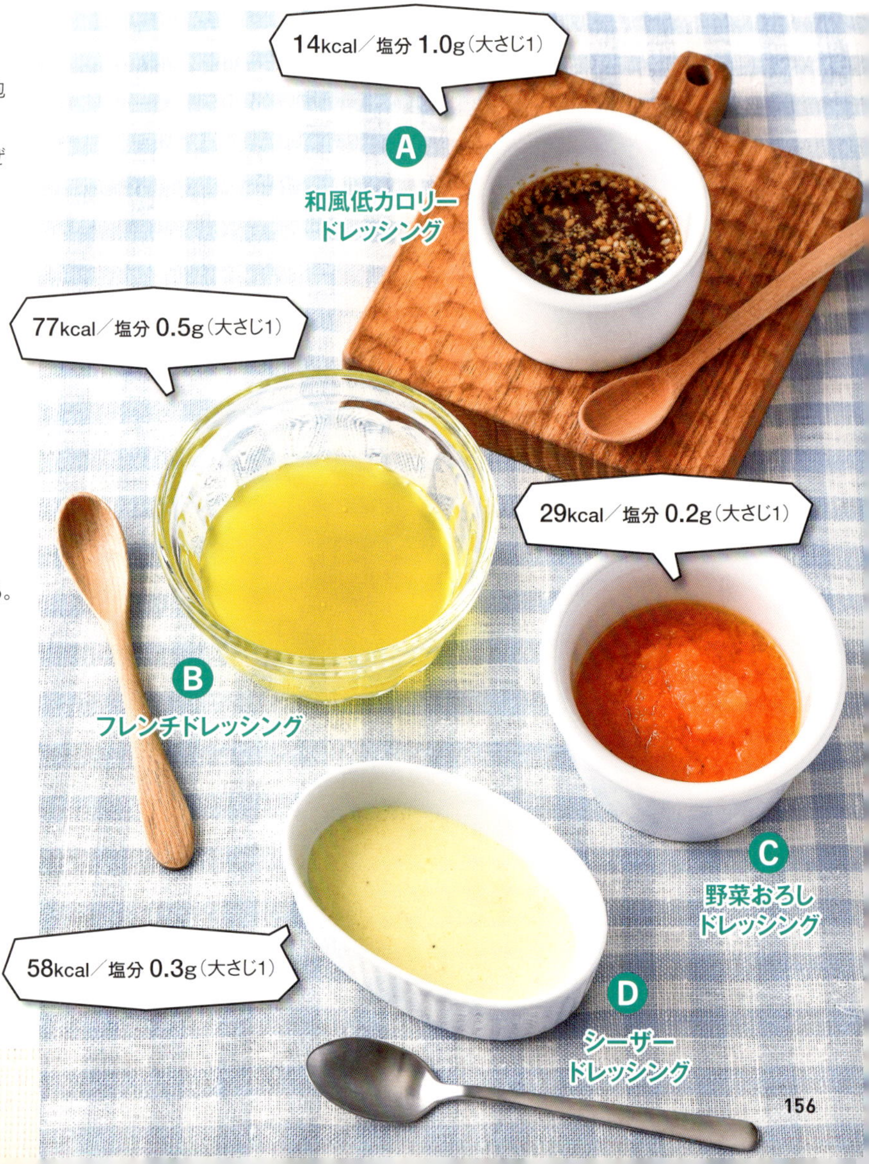
14kcal／塩分 1.0g(大さじ1)
A 和風低カロリードレッシング
77kcal／塩分 0.5g(大さじ1)
B フレンチドレッシング
29kcal／塩分 0.2g(大さじ1)
C 野菜おろしドレッシング
58kcal／塩分 0.3g(大さじ1)
D シーザードレッシング

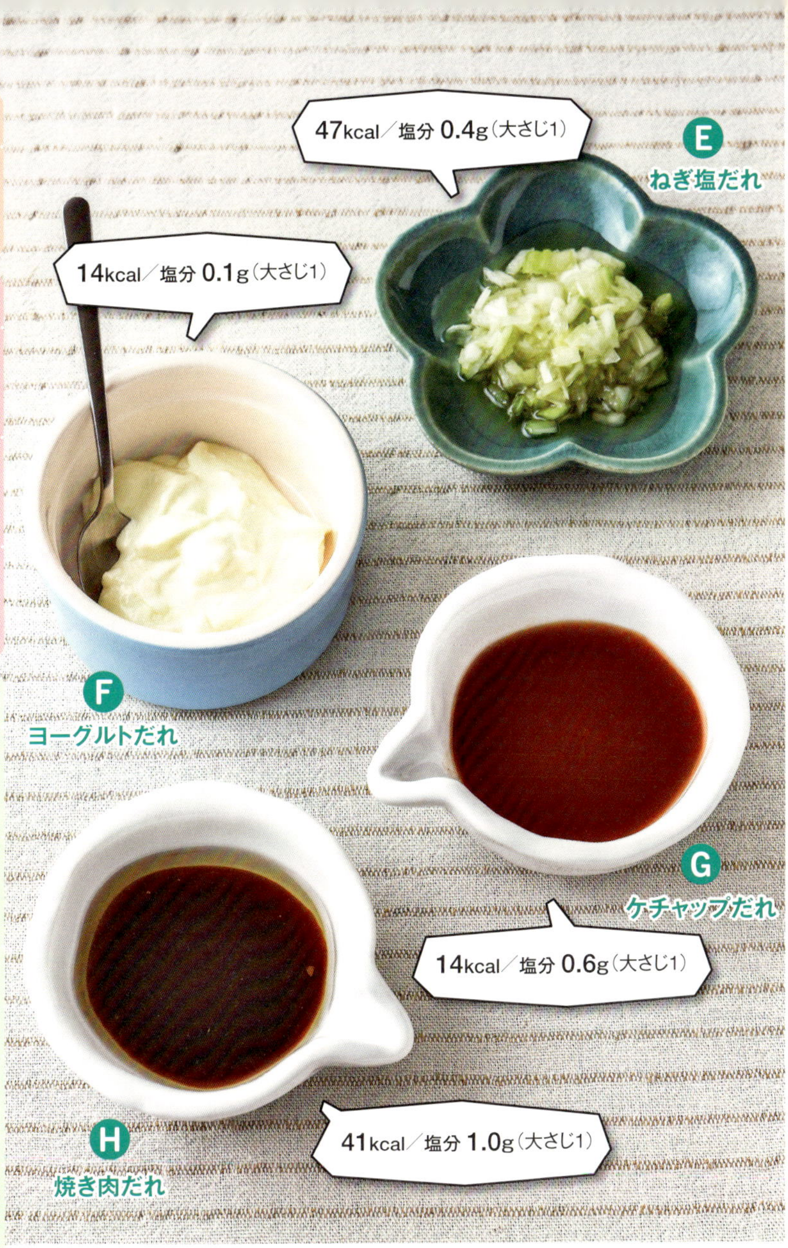
47kcal／塩分 0.4g（大さじ1）
E
ねぎ塩だれ
14kcal／塩分 0.1g（大さじ1）
F
ヨーグルトだれ
G
ケチャップだれ
14kcal／塩分 0.6g（大さじ1）
H
焼き肉だれ
41kcal／塩分 1.0g（大さじ1）

たれ

主菜にも副菜にも使えます。

アレンジ無限大の万能だれ

E ねぎ塩だれ

材料（作りやすい分量）

長ねぎ … 1本（100g）
塩 … 小さじ1/2
こしょう … 少々
ごま油 … 大さじ3

作り方

1 長ねぎはみじん切りにする。
2 1に塩、こしょうをなじませ、ごま油を混ぜ合わせる。

クリームチーズのような濃厚な味わい

F ヨーグルトだれ

材料（作りやすい分量）

ヨーグルト … 100g
塩 … 小さじ1/10
おろしにんにく … 少々
オリーブ油 … 小さじ1

作り方

1 ヨーグルトは水きりする。
2 1、塩、にんにくを混ぜ、オリーブ油を加えて混ぜ合わせる。

肉との相性がバツグンです

H 焼き肉だれ

材料（作りやすい分量）

しょうゆ … 大さじ4
はちみつ … 大さじ2
酢 … 大さじ2
ごま油 … 大さじ2
おろしにんにく … 少々
おろししょうが … 少々

作り方

1 はちみつを酢でのばし、しょうゆ、ごま油、にんにく、しょうがを加えて、泡立て器で混ぜ合わせる。

揚げ物にかけたり、炒めものの味付け

G ケチャップだれ

材料（作りやすい分量）

トマトケチャップ … 大さじ3
酢 … 大さじ2
しょうゆ … 大さじ1
酒 … 大さじ1

作り方

1 ケチャップを酢でのばし、しょうゆ、酒を加えて混ぜ合わせる。

※ケチャップ、マヨネーズ、はちみつなどもすりきりの量です。軽量スプーンからこそげて入れてください。
※塩は油に溶けにくいので、油を使うものはほかの調味料で塩を溶かしてから、最後に油を加えてください。

Column 4

外食メニューの選び方・食べ方

外食メニューはエネルギーや塩分が多くなりがち。賢い選び方、食べ方を知っておきましょう。

基本は、主食、主菜、副菜を意識

外食メニューは、一般的に、味付けが濃い単品メニューが多い傾向にあり、野菜が不足しがちです。そこでまずは、できるだけ定食のような、主食、主菜、副菜がそろったメニューが食べられるお店を選びましょう。エネルギーや塩分をメニュー表に表示しているところもあります。そちらを参考にしてメニューを選ぶとよいでしょう。

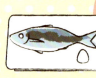

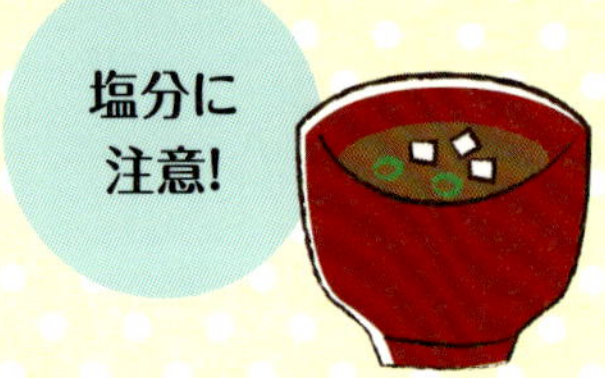

漬けもの、汁ものは残す

定食メニューには、漬けものやみそ汁がついてくることがありますが、どちらも塩分が多いメニュー。妊娠中はぐっとがまんして、残すか少量のみとるようにします。ラーメンなどのスープを飲み干すこともやめましょう。

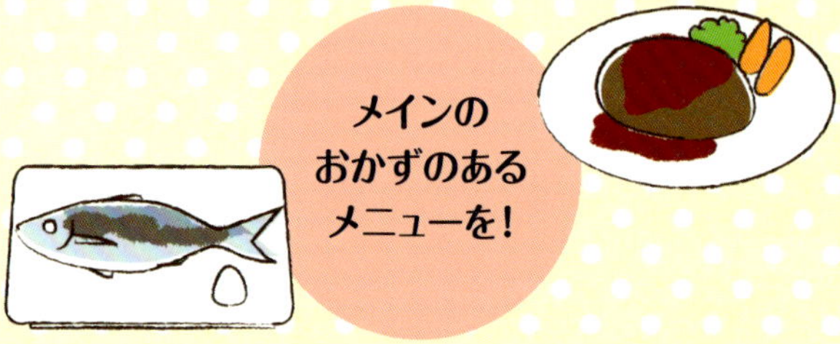

加工食品に注意して

肉や魚を原料としたソーセージや練り製品、インスタント食品なども塩分が高め。また、ミネラルのひとつであるリンや食品添加物が多量に含まれていることがあります。リンをとり過ぎると、体内にカルシウムが吸収されにくくなります。食品添加物は、赤ちゃんは体外に排出することができないため、体の中に蓄積されてしまいます。どちらも赤ちゃんの成長に影響をおよぼすことがあるため、気をつけましょう。食品添加物を排出する働きのある食物繊維をたっぷりとって、早めに体の中から外に出すことを心がけるとよいでしょう。

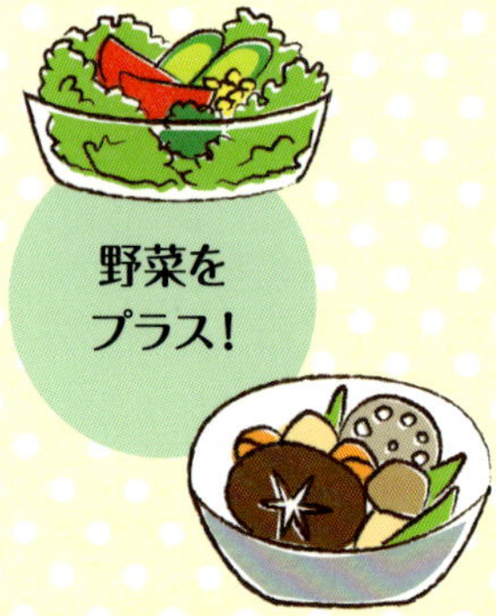

PART 5

産後&授乳期のレシピ

お産で消耗した体の回復を助け、赤ちゃんにあげる母乳をつくるためには、栄養たっぷりの食事が必要です。妊娠中とは配慮するところが少し変わることを、知っておきましょう。

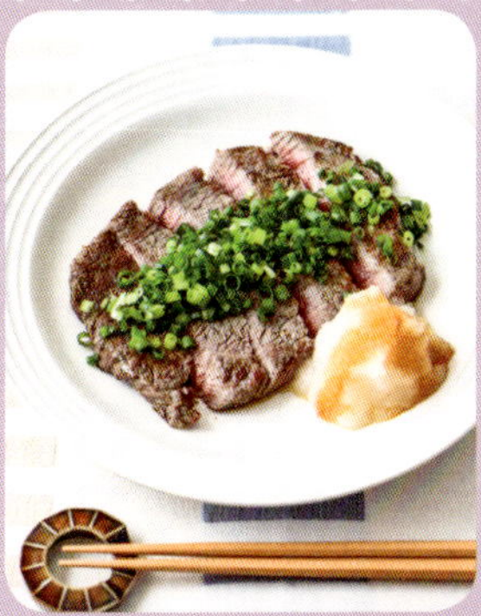

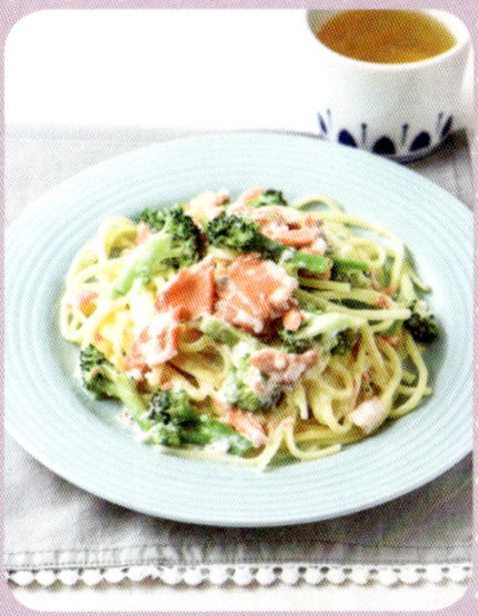

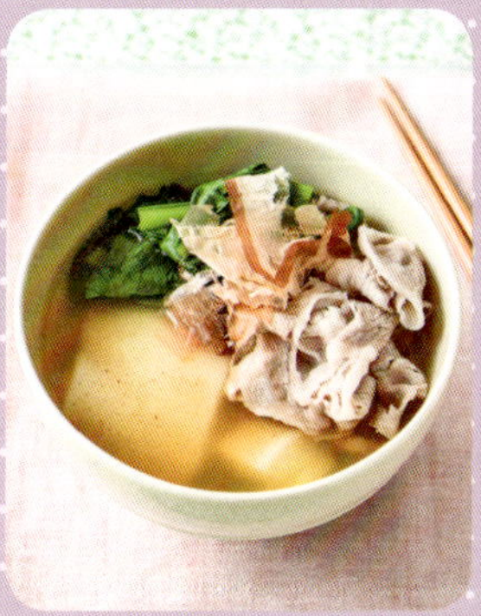

産後&授乳期

授乳期に必要な栄養（1日）

必要エネルギー

18〜29歳 ▶ **2,300** kcal

30〜49歳 ▶ **2,350** kcal

たんぱく質

70 g

鉄

18〜29歳 ▶ **8.5** mg

30〜49歳 ▶ **9.0** mg

葉酸

340 μg

ママの体はじょじょに妊娠前に戻っていく時期。母乳の場合は注意が必要。

ママの様子

産後1カ月間は体を休ませる

大きくなった子宮が少しずつ小さくなって妊娠前の大きさに戻り、悪露《おろ》と呼ばれる出血が透明なおりものになるのは産後1カ月ごろ。この1カ月間は、赤ちゃんのお世話と自分の身のまわりのことをするだけにし、横になるなどして体を休ませましょう。

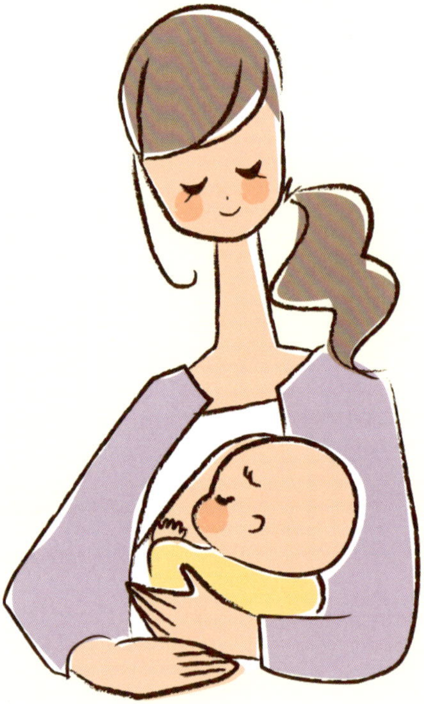

ママの食事

産後の食事はヘルシーな和食に

食事は1日3食とりましょう。母乳育児の場合、おいしい母乳をスムーズに出すためにも穀類や野菜を十分にとり、脂肪分を控えられる和食がおすすめ。体重は4〜6カ月でもとに戻せばOK。育児に必要な体力を維持するためにも無理なダイエットはやめて。

母乳育児の場合、赤ちゃんに十分な栄養を与えるためにも食事制限はNG。体に負担をかけるような無理な運動も避けましょう。

※必要エネルギーは、厚生労働省「日本人の食事摂取基準」(2015年版）をもとに「身体活動レベルⅡ（ふつう）」の女性の摂取量として算定しています。生活の大部分が座位で、静的な活動が中心の「身体活動レベルⅠ（低い）」の場合は、18〜29歳は300kcal、30〜49歳は250kcalを引いて考えてください。

食事のポイント 産後＆授乳期

あまり神経質にならないで

授乳期間中に避けたほうがいい食材はいろいろありますが、神経質に何もかも制限していると疲れてしまいますし、ストレスを感じることもあります。**毎日食べたり、大量に食べることは避けるべきですが、少量をたまに食べる程度なら問題ありません**。あまりストイックにならず、リラックスして育児にのぞみましょう。

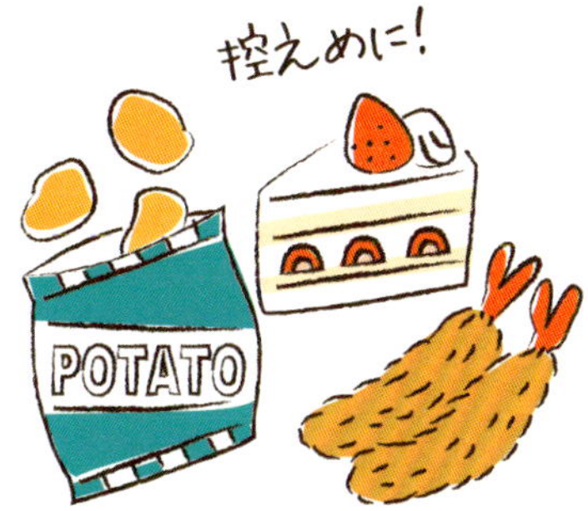

生ものは注意

授乳期もママの体調はくずさないようにしたいもの。**刺身などの生ものは、ママの食中毒の原因になることがある**ので、食べるときは鮮度に注意し、食べ過ぎに気をつけましょう。食品添加物が多く含まれるインスタント食品や加工食品、また母乳の味が変化するともいわれている、キムチなどの**刺激物は胃の負担にもなるのでなるべく避けて**。

アルコールはNG 脂肪分も控えて

母乳をたっぷりと出すためにカフェインや糖分を含まない飲み物で水分をたっぷりとりましょう。ただしアルコールは赤ちゃんに移行するのでNGです。また高脂肪・高カロリーな食品は、母乳に影響することもあります。乳腺がつまって乳腺炎の原因になるともいわれています。食生活を見直しましょう。

産後うつ、マタニティブルーズに注意

待望の赤ちゃんを迎えて幸せいっぱいなはずなのに、なぜか涙があふれたり、イライラしたり、眠れなくなったりすることがあります。産後2、3日ごろから1週間ぐらいまでの間に起こる、こうした状態を「マタニティブルーズ」といいます。

急激なホルモン変化によって起こる一過性の症状で、時間がたてば自然に治まっていきますので心配ありません。不安や心配はひとりで抱え込まず、パパや実母、先輩ママなど信頼できる人に話を聞いてもらいましょう。出産した病産院の助産師や、母乳育児相談、保健師訪問などで相談するのもひとつの方法です。

症状が長引いたら早めに受診を

一方、産後1～3カ月ごろに出はじめる、妊娠や出産、子育てへの不安やストレスから起こるのが「産後うつ」。継続的な不眠や疲労感、イライラや不安、強い罪悪感などの症状が出る病気で医師の診察が必要です。ママがまじめで完璧主義だったり、何でも自分でこなしたいタイプだったりするとなりやすいといわれています。

だいたい1年ほどで症状が治まることが多いといわれますが、重症化してしまうと本格的なうつ病に移行してしまう危険もあるので、早期発見が重要です。不眠や疲労感、イライラなどが長引いていると感じたら、早めにメンタルクリニックを受診しましょう。赤ちゃん健診時に医療機関や病産院で相談してもOKです。

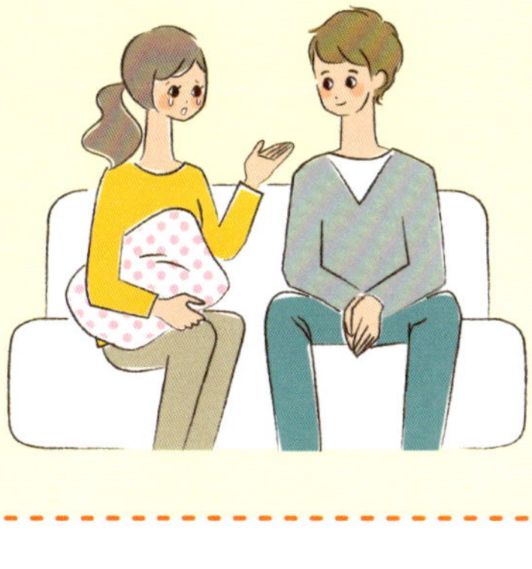

産後&授乳期 献立例

まずは体力の回復を図るために、エネルギーの元となる炭水化物やタンパク質をとりましょう。

献立のポイント

- 主菜で**たんぱく質**をしっかりとる。
- **ごはん**は良質なエネルギー源。
- いろいろなものを食べて**栄養素をまんべんなくとる。**

副菜

塩昆布とオリーブ油で絶品サラダに

トマトとツナ、塩昆布サラダ

材料（2人分）

トマト … 1個（150g）
ツナ油漬缶 … 小1缶（70g）
塩昆布 … 3g
エキストラバージンオリーブ油 … 小さじ1

作り方

1 トマトはざく切りにする。
2 ボウルに1、ツナ、塩昆布を入れてさっと混ぜ、オリーブ油を加えてあえる。

主食

押し麦を混ぜて、栄養をプラス

麦ごはん

材料（作りやすい分量）

米 … 1合　押し麦 … 50g

作り方

1 米は洗ってざるにあげる。
2 炊飯器に1、目盛りまで水を入れてから、押し麦と表示の水を加えて軽くかき混ぜ、炊く。

主菜

骨付き肉と大きめの野菜で満足度アップ！

鶏手羽元のポトフ

材料（2人分）

鶏手羽元 … 6本（360g）
にんじん … 小1本（150g）
玉ねぎ … 1個（200g）
A［水 … 2と1/2カップ
　塩 … 小さじ1/2］
粒マスタード … 大さじ1/2

作り方

1 鶏手羽元は骨に沿ってキッチンばさみで切れ目を入れる（p.43参照）。にんじんは横半分に切ってから縦半分に切り、玉ねぎはくし形に切る。
2 鍋に1、Aを入れ、強火で煮立ててアクを取る。弱火にしてふたをし、30分ほど煮る。
3 器に盛り、粒マスタードを添える。

調理のコツ　野菜を大きく切る

野菜は小さく切るよりも大きく切って煮込んだほうがやわらかくなります。豚や牛のかたまり肉でもおいしく作れます。

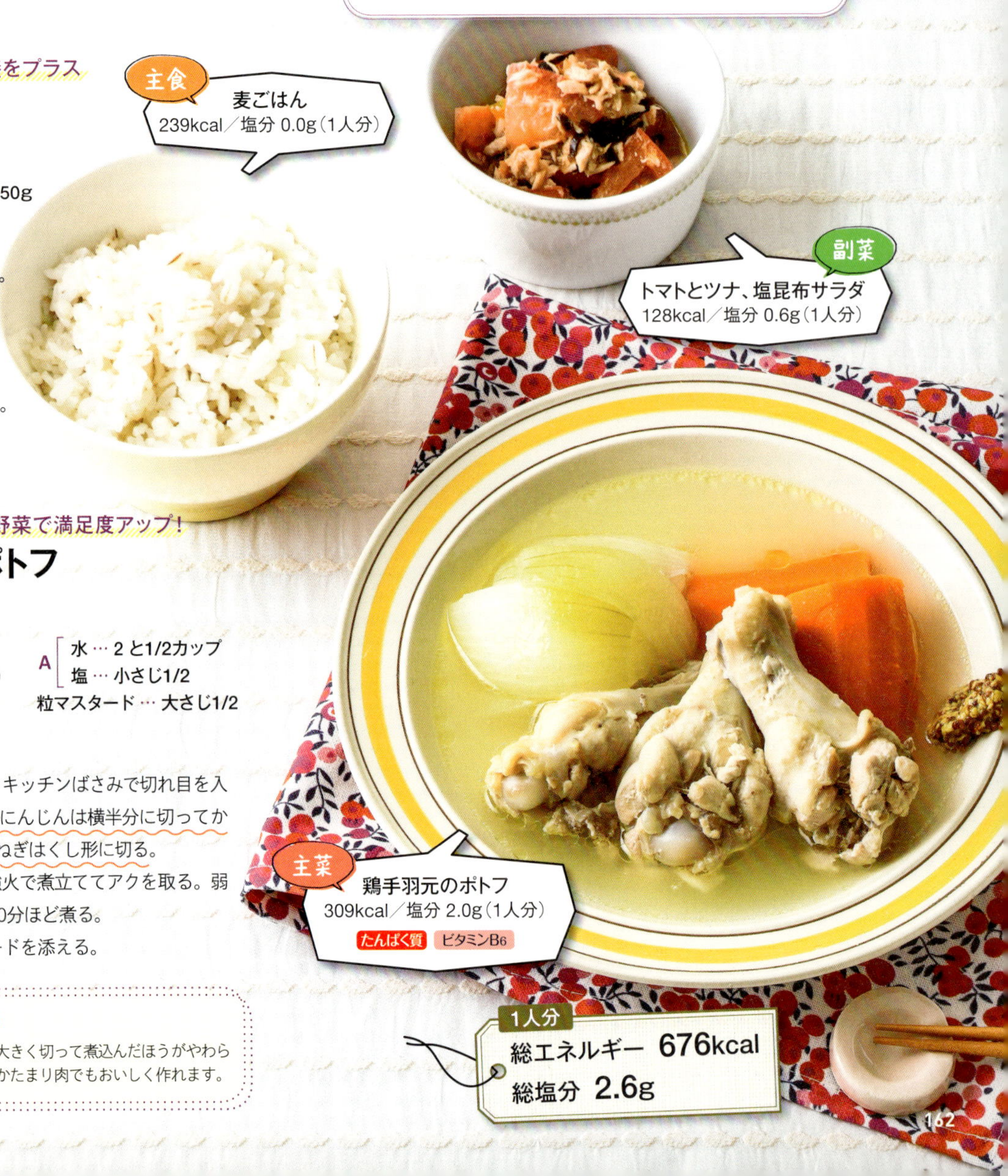
主食
麦ごはん
239kcal／塩分 0.0g（1人分）
副菜
トマトとツナ、塩昆布サラダ
128kcal／塩分 0.6g（1人分）
主菜
鶏手羽元のポトフ
309kcal／塩分 2.0g（1人分）
たんぱく質　ビタミンB6
1人分
総エネルギー 676kcal
総塩分 2.6g

主食は大切なエネルギー補給源。体の回復のためにしっかりとりましょう。脂質や塩分のとり過ぎには気をつけて。

スクランブルエッグ状の卵がとろり

しらすオムライス

材料（2人分）

ごはん … 360g
卵 … 4個（200g）
しらす干し … 30g
ミニトマト … 8個（80g）
万能ねぎ … 2本（10g）
しょうゆ（薄口）… 小さじ2
サラダ油 … 大さじ1 1/2

作り方

1 ミニトマトは縦半分に切り、万能ねぎは小口切りにする。
2 ボウルに卵を溶きほぐして、1のねぎ、しらす干し、しょうゆを加えて混ぜる。
3 器にご飯を盛る。
4 フライパンにサラダ油を熱し、2の半量を流し入れ、大きくかき混ぜて半熟状になったら、3にのせ、ミニトマトをのせる。残りも同様に作る。

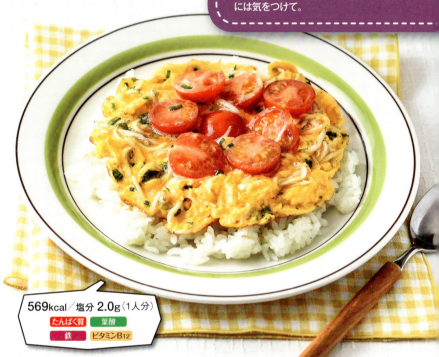

569kcal／塩分 2.0g（1人分）
たんぱく質　葉酸
鉄　ビタミンB12

味の相性抜群！ 彩りも美しい

アボカドサーモン丼

材料（2人分）

ごはん … 360g
アボカド … 1個（140g）
スモークサーモン … 80g
かいわれ大根 … 1/2パック（20g）
A ［しょうゆ … 大さじ1
　 わさび … 小さじ1/2
刻みのり … 適量

作り方

1 アボカドは縦半分に切って種と皮を取り、横に薄切りにする。
2 かいわれ大根は長さを半分に切る。
3 器にごはんを盛り、刻みのり、2を敷き、1、スモークサーモンを交互にのせ、混ぜ合わせたAをかける。

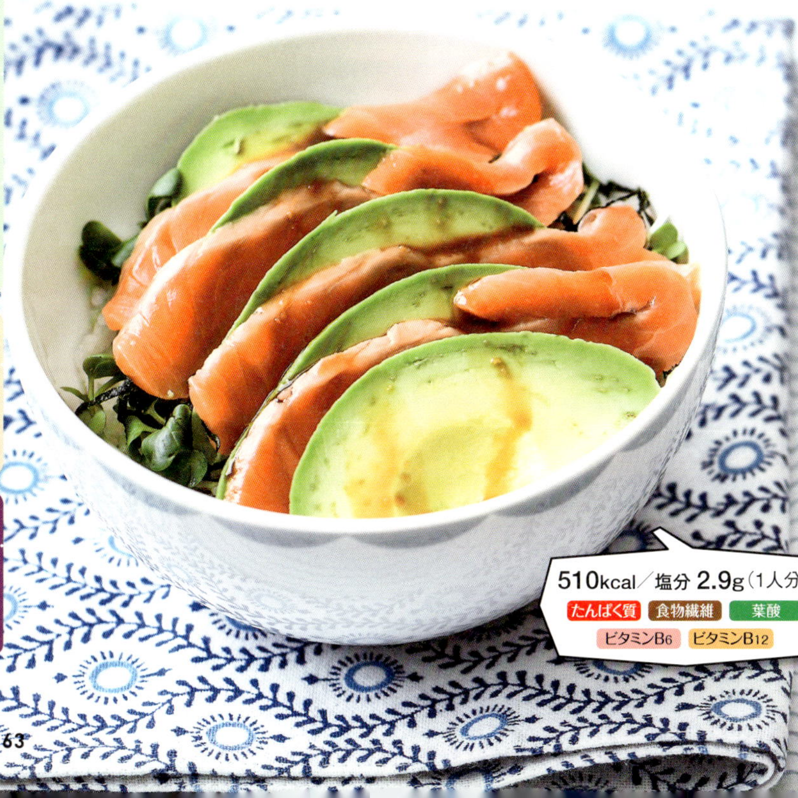

510kcal／塩分 2.9g（1人分）
たんぱく質　食物繊維　葉酸
ビタミンB6　ビタミンB12

PART 1 食生活の基本
PART 2 初期 1〜4カ月　中期 5〜7カ月　後期 8〜10カ月
PART 3 つわり　貧血　便秘・下痢　むくみ・高血圧　血糖値が高い・その他の症状
PART 4 お助けレシピ
PART 5 産後＆授乳期の食事

栄養バランスのよい、おかずいらずの一杯

小松菜雑煮

材料（2人分）

もち … 小4個（200g）
豚しゃぶしゃぶ用肉
… 100g
小松菜 … 1/3束（100g）
だし汁 … 4カップ
しょうゆ（薄口） … 大さじ1
塩 … 小さじ1/5（1.2g）
かつお節（だし用）
… ひとつかみ

作り方

1 豚肉は熱湯でさっとゆで、ざるにあげる。
2 小松菜はざく切りにする。
3 鍋にだし汁を入れて温め、しょうゆ、塩を加えて味をととのえる。
4 3にもちを加え、やわらかくなったら2を加えてさっと煮る。1を加えてひと煮する。
5 器に盛り、かつお節をのせる。

arrange

小松菜➡ほうれん草など青菜

小松菜はほうれん草に変えてもおいしくいただけます。時期は限られますが、菜花も葉酸やビタミンCが豊富なので、おすすめです。

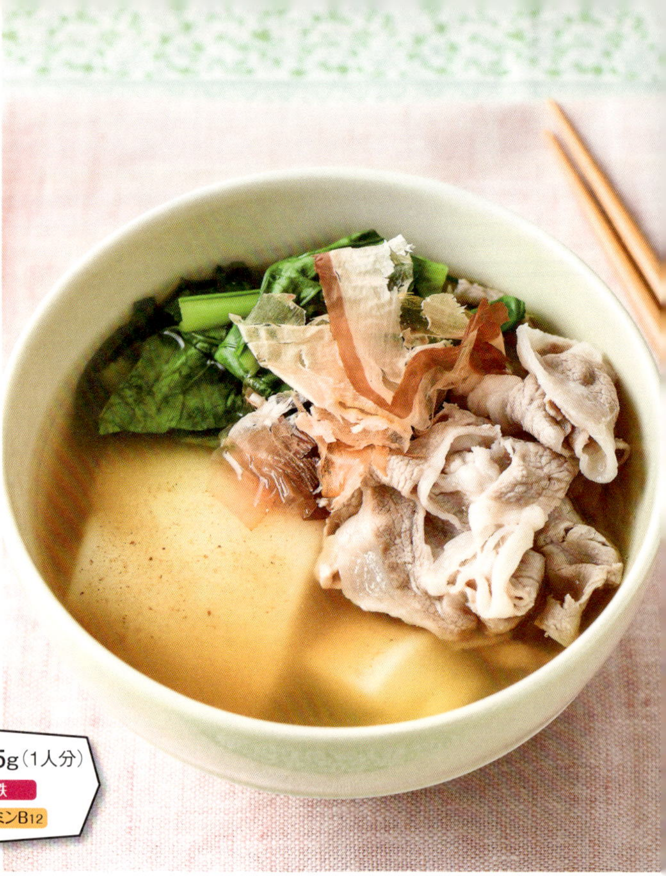

403kcal／塩分 2.5g（1人分）
たんぱく質　鉄
ビタミンB_6　ビタミンB_{12}

ふんわりした口どけと甘みに顔がほころぶ！

フレンチトースト

材料（2人分）

バゲット … 1/2本（120g）
卵 … 1個（50g）
A ［牛乳 … 1/4カップ
　 砂糖 … 大さじ1
バター … 大さじ1
メープルシロップ … 大さじ2

作り方

1 バゲットは3㎝厚さの斜め切りにする。
2 ボウルに卵を入れて溶きほぐし、Aを加えて混ぜ合わせる。1を漬けて卵液を吸うまでなじませる。
3 フライパンにバターを熱し、2を入れて焼き目がついたら返し、ふたをして弱火で蒸し焼きにする。
4 器に盛り、メープルシロップをかける。

調理のコツ **蒸し焼きにする**

片面に焼き目をつけたあとに裏返し、ふたをして火を落として、蒸し焼きにすることで、ふわふわの食感に仕上がります。

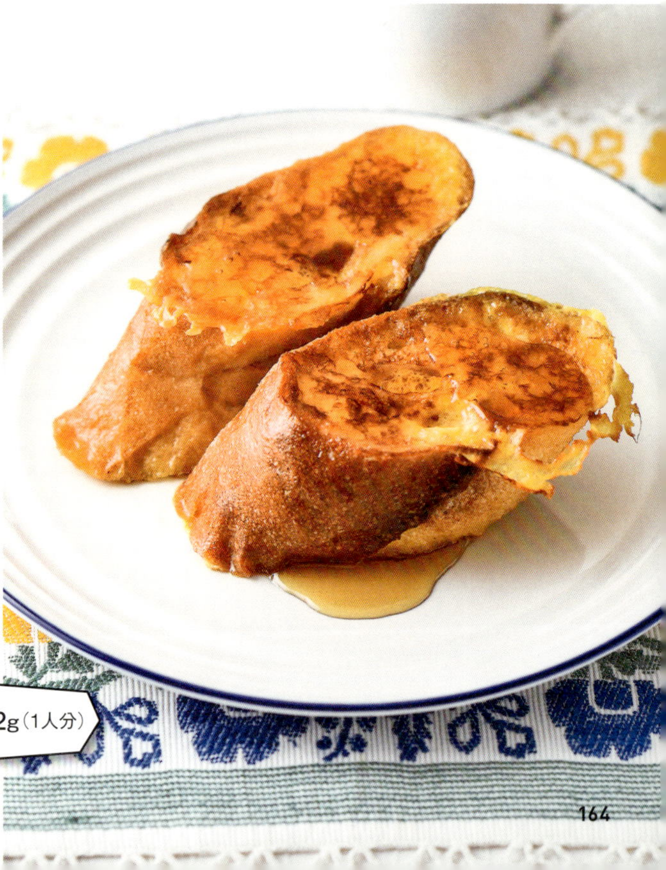

339kcal／塩分 1.2g（1人分）

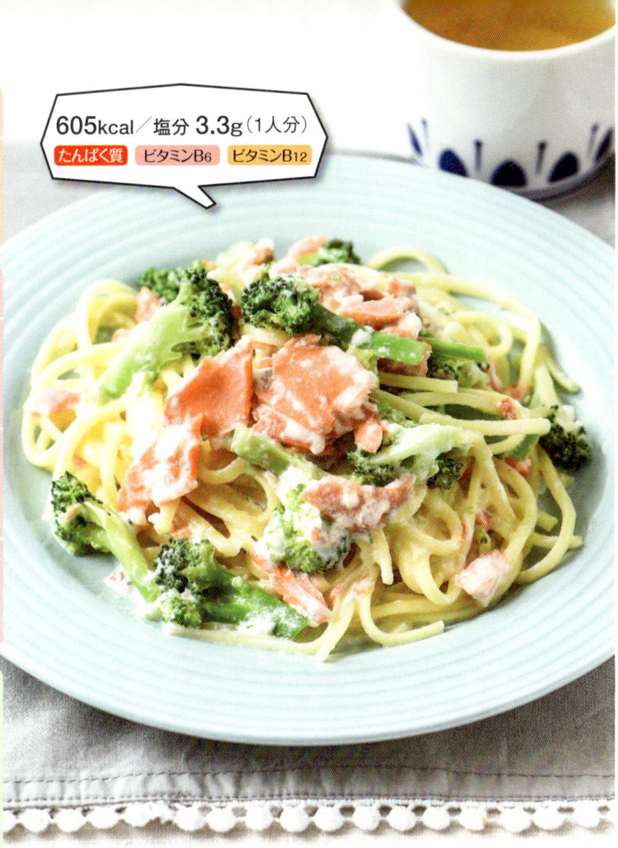

605kcal／塩分 3.3g（1人分）
たんぱく質　ビタミンB6　ビタミンB12

チーズと牛乳で作るから栄養満点！

鮭クリームパスタ

材料（2人分）

- リングイネ … 150g
- 甘塩鮭 … 小2切れ（140g）
- ブロッコリー … 大1/3株（100g）
- にんにく … 1かけ（5g）
- 白ワイン … 大さじ2
- A［牛乳 … 1カップ／ピザ用チーズ … 30g］
- 塩 … 少々
- こしょう … 少々
- オリーブ油 … 大さじ1

作り方

1. ブロッコリーは小房に分ける。
2. にんにくはみじん切りにする。
3. 鍋にたっぷり湯をわかし、(分量外) を加えてリングイを表示時間通りにゆでる。ゆ上がり3分前になったら1を加えてゆで、一緒にざるにあげ
4. 耐熱皿に甘塩鮭をのせて白ワンをふり、ラップをかけて電レンジで2分加熱し、はしでぐす。
5. フライパンにオリーブ油、2を入れて弱火で炒め、きつね色になったら4を加えてさっと炒める。合わせたAを加えてとろりとするまで煮て、3を加えてえる。塩、こしょうで味をとのえる。

arrange

鮭 ➡ かじき、えび、ツナ

クリームパスタはクセの少ない味の魚介と相性が◎。

トリプルのねばねば食材で腸が快調に！

オクラめかぶ混ぜうどん

材料（2人分）

- うどん（ゆで） … 2玉（460g）
- オクラ … 6本（60g）
- めかぶ（味付け） … 2パック（100g）
- 納豆（たれ・からし付き） … 2パック（100g）
- うずら卵 … 2個（20g）

作り方

1. うどんはゆでて冷水にとり、るにあげて水けをきる。
2. オクラはガクを取り除いて熱でさっとゆで、小口切りにす納豆は添付のたれ、からしをぜ合わせる。
3. 器に1を盛り、2、めかぶ、ずら卵をのせる。全体を混ぜていただく。

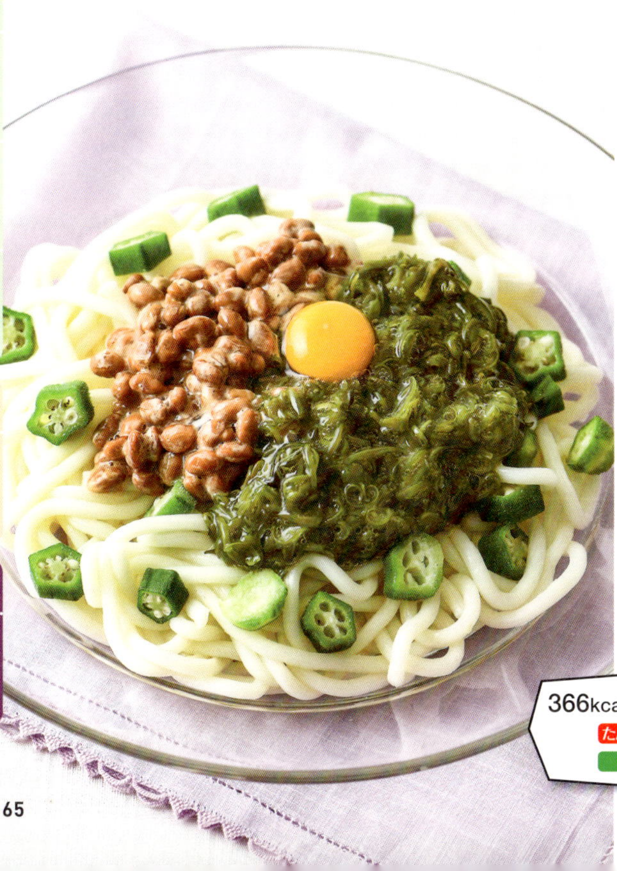

366kcal／塩分 3.1g（1人分）
たんぱく質　食物繊維　葉酸　鉄

産後＆授乳期 主菜

産後・授乳中も妊娠期と同様、たんぱく質は欠かせません。動物性、植物性どちらのたんぱく質もとるようにします。

豚肉は疲労回復を促すビタミンB_1の宝庫

ポークソテー

材料（2人分）

豚ロースソテー用肉 … 2枚（200g）
じゃがいも … 小1個（90g）
クレソン … 1束（50g）
塩 … 小さじ1/5
こしょう … 少々
A ［ トマトケチャップ … 大さじ1
　 ［ 中濃ソース … 大さじ1
粒マスタード … 小さじ1
小麦粉 … 適量
サラダ油 … 大さじ1

作り方

1 豚肉は筋切りし、塩、こしょうをふって小麦粉を薄くまぶす。じゃがいもは7㎜厚さの輪切りにして、水に軽くさらす。
2 クレソンはざく切りにする。
3 フライパンにサラダ油を熱し、1を入れる。両面を押さえながらこんがり焼き色がつくまで焼いて、取り出す。
4 フライパンの余分な脂をペーパータオルでふき取り、Aを加えて煮立て、粒マスタードを加えて混ぜる。
5 3を器に盛り、4のソースをかけ、2を添える。

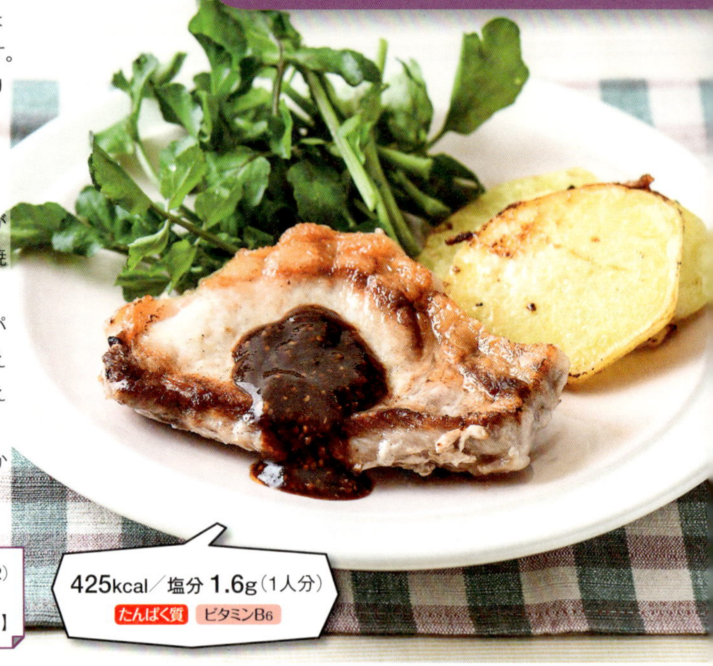

425kcal／塩分 1.6g（1人分）
たんぱく質　ビタミンB_6

理の コツ　豚肉を筋切りする

赤身と脂身の間に縦に包丁を入れ、筋を断ちます。切れ目から旨味が逃げるので、片面のみ、数カ所でOK。

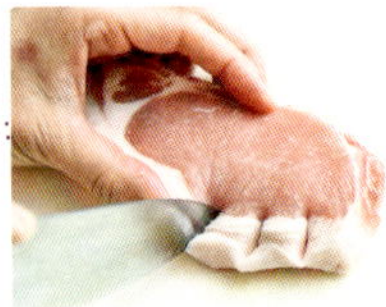

おすすめ献立例

＋ルッコラのシーザーサラダ（p.172）
＋ごはん（180g）
【総843kcal／総塩分 1.9g（1人分）】

豚肉とピーマンのビタミンたっぷりメニュー

豚こま肉とピーマンのソース炒め

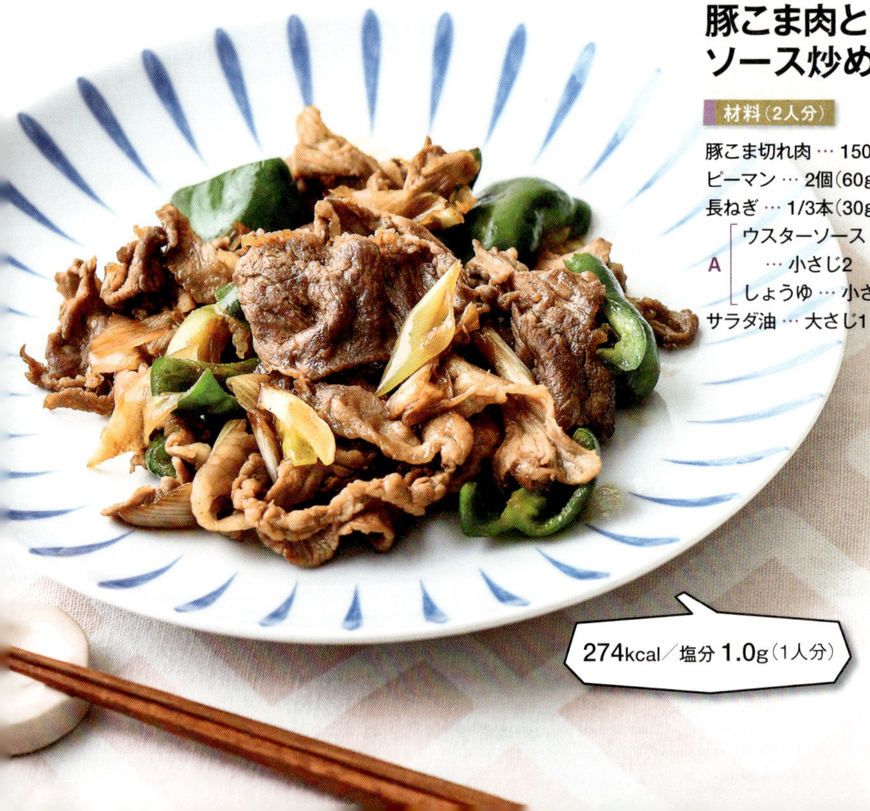

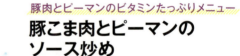

材料（2人分）

豚こま切れ肉 … 150g
ピーマン … 2個（60g）
長ねぎ … 1/3本（30g）
A ［ ウスターソース … 小さじ2
　 ［ しょうゆ … 小さじ1
サラダ油 … 大さじ1

作り方

1 ピーマンは乱切り、長ねぎは1cm幅の斜め切りにする。
2 フライパンにサラダ油を熱し、1をさっと炒めて豚肉を加えて炒める。肉の色が変わったら混ぜ合わせたAをまわしかけて全体を炒め合わせる。

274kcal／塩分 1.0g（1人分）

おすすめ献立例

＋にらとえのきの煮びたし（p.172）
＋ごはん（180g）
【総591kcal／総塩分 1.5g（1人分）】

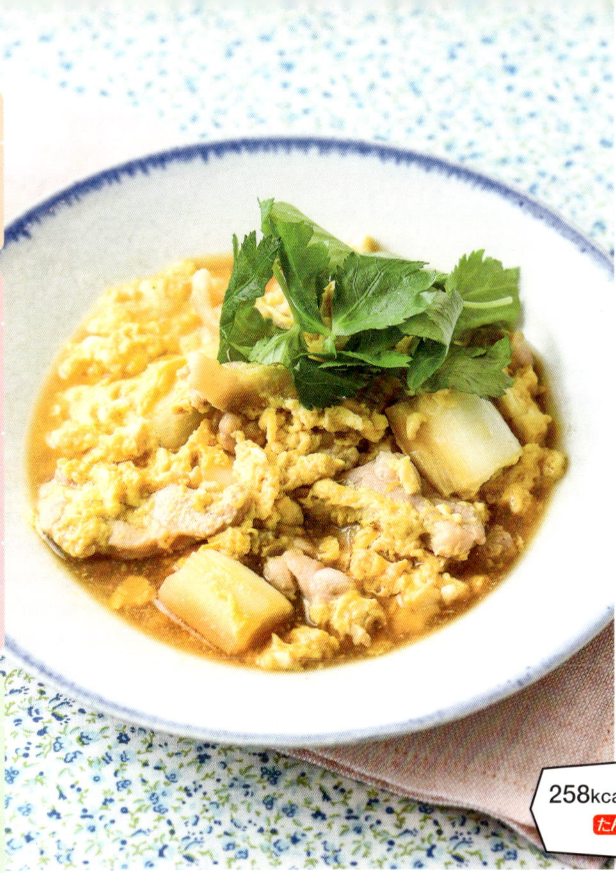

カロリー控えめでたんぱく質がしっかりとれる

鶏ねぎ親子煮

材料（2人分）

鶏もも肉 … 150g
卵 … 2個（100g）
長ねぎ … 1/2本（50g）
三つ葉 … 小1束（30g）
A
- だし汁 … 1/2カップ
- しょうゆ … 大さじ1
- 酒 … 大さじ1
- みりん … 大さじ1

作り方

1 鶏肉は2cm角に切る。長ねぎは
2cm幅に切る。
2 三つ葉はざく切りにする。
3 鍋にAを入れて煮立て、1をカ
え、煮立ったらアクを取って
～4分煮る。
4 卵を溶きほぐして3にまわした
け、ふたをして1分蒸す。
5 器に盛り2を散らす。

258kcal／塩分 1.7g（1人分）
たんぱく質　ビタミンB12

おすすめ献立例
+セロリとパプリカのきんぴら（p.174）
+ごはん（180g）
【総600kcal／総塩分 2.2g（1人分）】

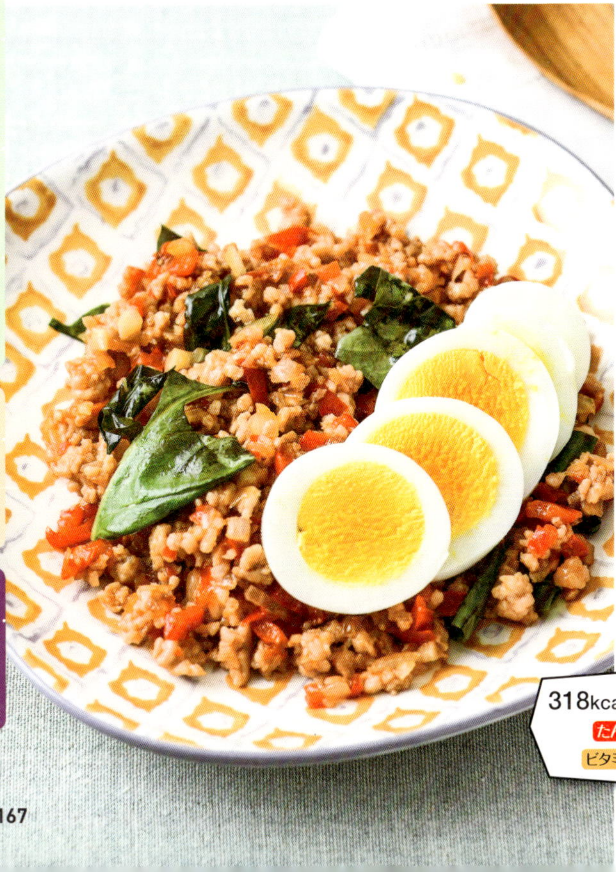

脂少なめの鶏肉にコクをプラスしたタイ料理

鶏ひき肉のガパオ風

材料（2人分）

鶏ひき肉 … 200g
玉ねぎ … 1/2個（100g）
パプリカ（赤） … 1/2個（60g）
にんにく … 1かけ（5g）
スイートバジル … 1枝（6g）
卵 … 1個（50g）
A
- ナンプラー … 大さじ1/2
- オイスターソース … 大さじ1/2

オリーブ油 … 大さじ1

作り方

1 鍋に卵と、卵がかぶるくらいの
水を入れて火にかけ、ゆで卵を
作り、輪切りにする。
2 玉ねぎ、パプリカ、にんにくは
みじん切りにする。
3 バジルは枝から葉を切り離す。
4 フライパンにオリーブ油、2の
玉ねぎ、にんにくを入れて弱
で炒める。香りが立ったら、ひ
き肉、2のパプリカを加えて
め、混ぜ合わせたAを加えて
をととのえる。3の葉を加えて
あえる。
5 器に盛り、1をのせる。

318kcal／塩分 1.7g（1人分）
たんぱく質　ビタミンB6
ビタミンB12　ビタミンC

おすすめ献立例
+オクラのサブジ（p.173）
+ごはん（180g）
【総667kcal／総塩分 1.9g（1人分）】

たっぷりの薬味でヘルシーにいただく

和風ステーキ
―大根おろし、万能ねぎ、ポン酢添え―

278kcal／塩分 2.1g（1人分）
たんぱく質　鉄　ビタミンB12

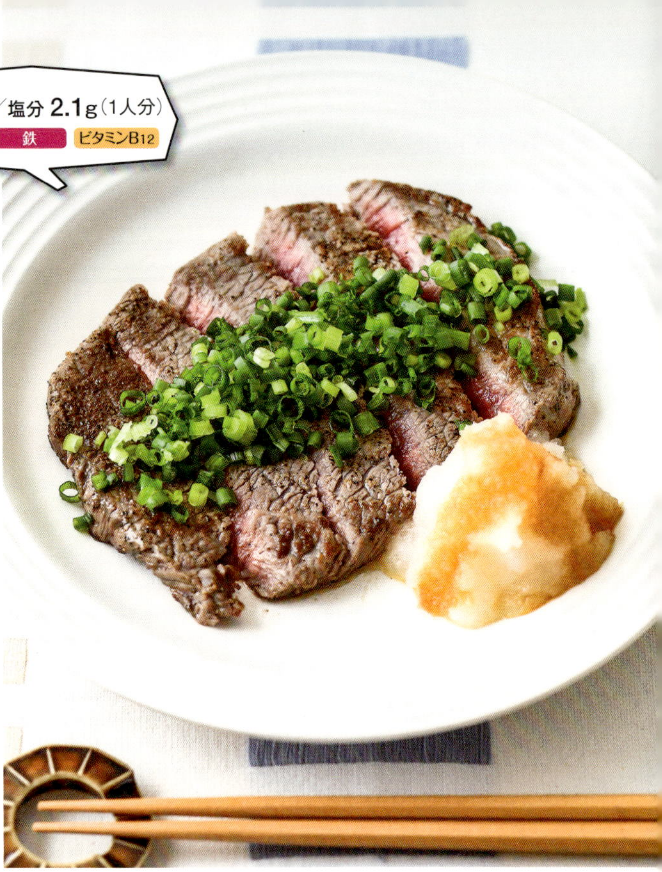

材料（2人分）

牛ももステーキ肉 … 200g
大根 … 2/9本（200g）
万能ねぎ … 4本（20g）
塩 … 少々
こしょう … 少々
ポン酢しょうゆ … 大さじ2
サラダ油 … 小さじ2

作り方

1 牛肉は常温に戻し、塩、こしょうをふる。
2 大根はすりおろして軽く水けをきる。万能ねぎは小口切りにする。
3 フライパンにサラダ油を強火で熱し、1 の両面をさっと焼いて食べやすい大きさに切る。
4 器に盛り、2 の万能ねぎを散らす。2 の大根おろしを添え、ポン酢しょうゆをかける。

調理のコツ　**焼いたあとにアルミホイルに包む**

焼き加減はお好みでOK。焼いたらアルミホイルに包んで余熱で3～4分おくと、焼き過ぎず中まで火が通ります。

おすすめ献立例
+きのこのしぐれ煮（p.175）
+ごはん（180g）
【総606kcal／総塩分 2.8g（1人分）】

にんにくの風味が食欲増進！ おいしく鉄がとれる！

牛肉とアスパラガスのオイスターソース炒め

材料（2人分）

牛切り落とし肉 … 150g
アスパラガス … 2本（40g）
たけのこ（水煮）… 50g
塩 … 少々
酒 … 小さじ1
片栗粉 … 小さじ1
A［オイスターソース … 大さじ1
　酒 … 大さじ1
　おろしにんにく … 少々］
サラダ油 … 大さじ1

作り方

1 牛肉は食べやすい大きさに切り、塩、酒をふり、片栗粉をもみ込む。
2 アスパラガスは下半分の皮をむき、5㎝幅の斜め切りに、たけのこは細切りにする。
3 フライパンにサラダ油を熱し、2 を入れて炒め、油がまわったら 1 を加える。肉の色が変わったら混ぜ合わせた A をまわしかけ、全体がなじむように炒める。

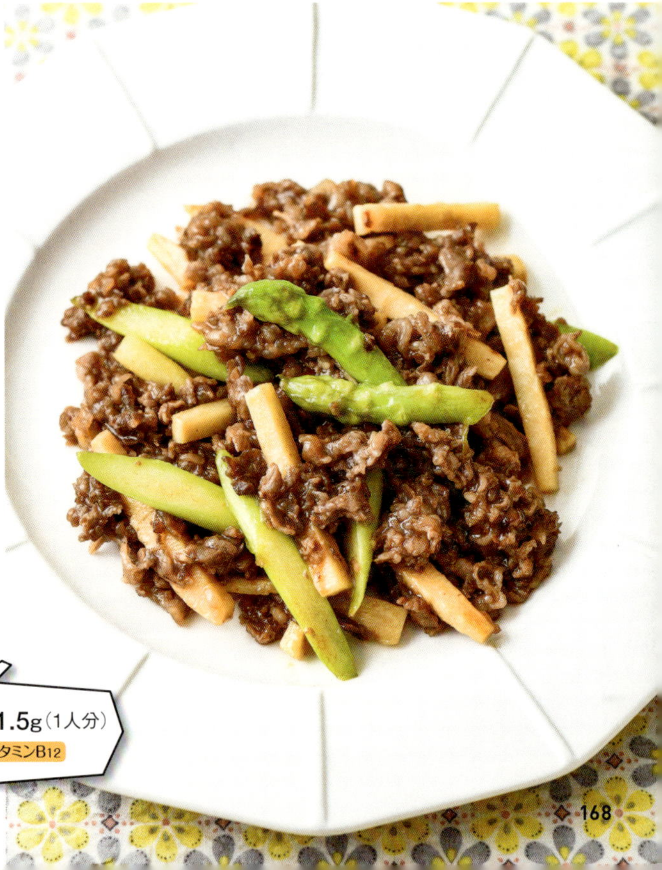

323kcal／塩分 1.5g（1人分）
たんぱく質　ビタミンB12

おすすめ献立例
+レタスとハムのサラダ（p.174）
+ごはん（180g）
【総701kcal／総塩分 2.2g（1人分）】

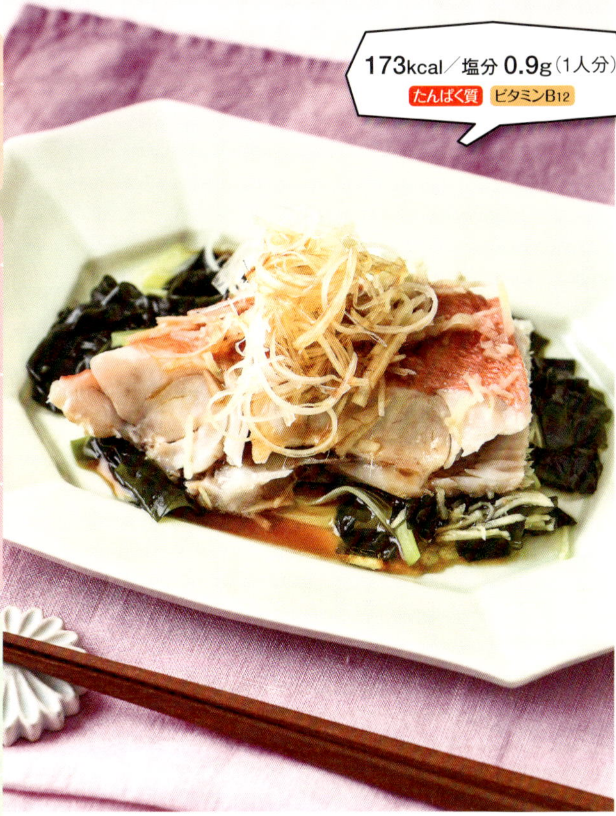

173kcal／塩分 0.9g（1人分）
たんぱく質　ビタミンB12

ビタミンB群豊富な魚を中華風に

きんめのレンジ蒸し —白髪ねぎのせ—

材料（2人分）

きんめだい … 2切れ（160g）
わかめ（塩蔵） … 20g
長ねぎ … 1/2本（50g）
しょうが … 小1かけ（10g）
酒 … 大さじ2
A しょうゆ … 大さじ1/2
A 酢 … 大さじ1/2
A ごま油 … 大さじ1/2

作り方

1 きんめだいは皮に十字に切れ目を入れる。
2 わかめはよく水洗いして、食べやすい大きさに切る。長ねぎの外側は白髪ねぎにし、芯は細切りにする。しょうがはせん切りにする。
3 耐熱皿にわかめを広げて2の長ねぎの芯を散らし、1をのせる。2のしょうがを散らし、酒をふってラップをかけ、電子レンジで3〜4分加熱する。
4 2の白髪ねぎをのせ、混ぜ合わせたAをかける。

おすすめ献立例
＋セロリとパプリカのきんぴら（p.174）
＋ごはん（180g）
【総515kcal／総塩分 1.4g（1人分）】

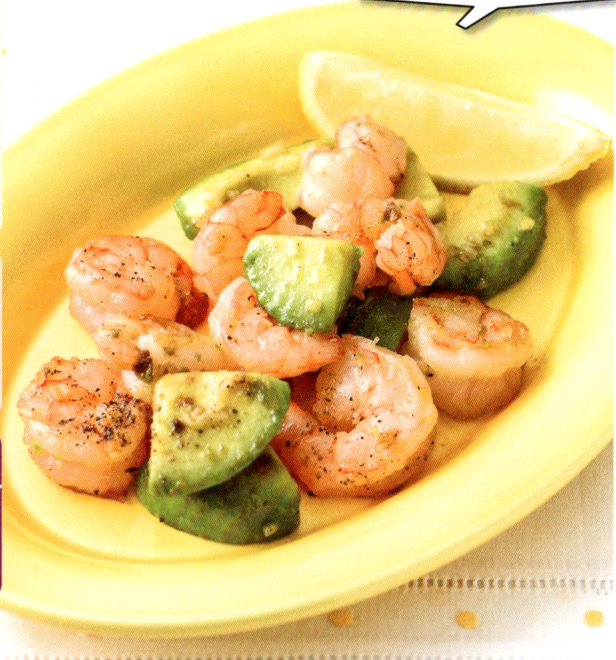

200kcal／塩分 2.0g（1人分）
たんぱく質　葉酸　ビタミンB12

脂質の少ないえびはアボカドと好相性！

えびとアボカドのガーリック炒め

材料（2人分）

むきえび … 150g
アボカド … 1/2個（70g）
にんにく … 1かけ（5g）
片栗粉 … 少々
ナンプラー … 小さじ2
塩 … 少々
粗びき黒こしょう … 少々
レモン（くし形） … 2切れ
オリーブ油 … 大さじ1

作り方

1 えびは背に切り込みを入れて背ワタを取り、片栗粉と水少々（分量外）でもんで汚れを取り、ペーパータオルで水けをふく。
2 アボカドは縦半分に切って種と皮を取り除き、横1㎝幅に切る。
3 フライパンにオリーブ油、にんにくを入れて弱火で炒める。にんにくが色づいたら1を加え、プリッとするまで炒めて2を加え、さっと炒める。ナンプラー、塩で味をととのえ、黒こしょうをふる。
4 器に盛り、レモンを添える。

おすすめ献立例
＋わかめときゅうりのナムル（p.175）
＋ごはん（180g）
【総531kcal／総塩分 2.6g（1人分）】

ビタミンCと食物繊維を加えたパーフェクトメニュー

きのこ入りオムレツ

材料（2人分）

卵 … 4個（200g）
エリンギ … 大1本（60g）
絹さや … 30g
塩 … 少々
こしょう … 少々
A［牛乳 … 大さじ2
　塩 … 小さじ1/4
トマトケチャップ … 適量
オリーブ油 … 大さじ1

作り方

1 エリンギは縦4等分にし、横薄切りにする。
2 絹さやは熱湯でさっとゆでる。フライパンにオリーブ油少々を熱して炒め、塩、こしょうする。
3 卵を溶きほぐし、Aを加えて混ぜる。
4 フライパンに残りのオリーブ油を熱し、1を炒めてしんなりしたら3をまわし入れて焼き、オムレツ形に仕上げる。
5 器に盛り、2、ケチャップを添える。

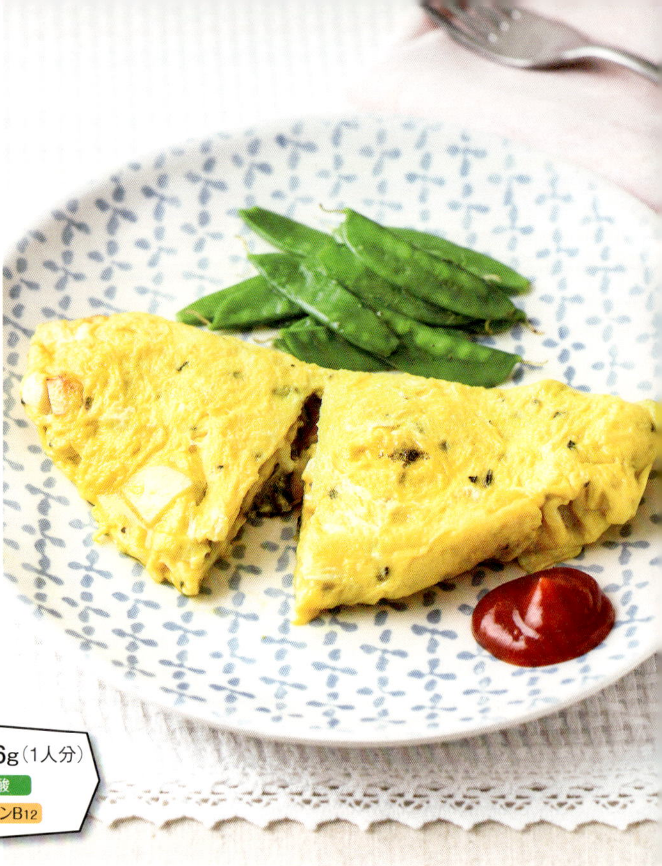

246kcal／塩分 1.6g（1人分）
たんぱく質　葉酸
鉄　ビタミンB12

おすすめ献立例

＋ほうれん草のコーン炒め（p.173）
＋ごはん（180g）
【総593kcal／総塩分 2.0g（1人分）】

味のしみた油揚げと卵にほっこり

油揚げの卵煮

163kcal／塩分 1.2g（1人分）
鉄　ビタミンB12

材料（2人分）

油揚げ … 1枚（30g）
卵 … 2個（100g）
しらたき … 3/4玉（150g）
三つ葉 … 少々
A［だし汁 … 1カップ
　しょうゆ … 小さじ2
　みりん … 小さじ2

作り方

1 油揚げは熱湯をかけて油抜きし、横半分に切って袋状にする。
2 しらたきは食べやすい長さに切る。三つ葉はざく切りにする。
3 器に卵を割って1にひとつずつ流し入れ、ようじで止める。
4 鍋にAを煮立て、2のしらたき、3を入れ、5分ほど煮る。器に盛り、2の三つ葉をそえる。食べるときにようじをはずす。

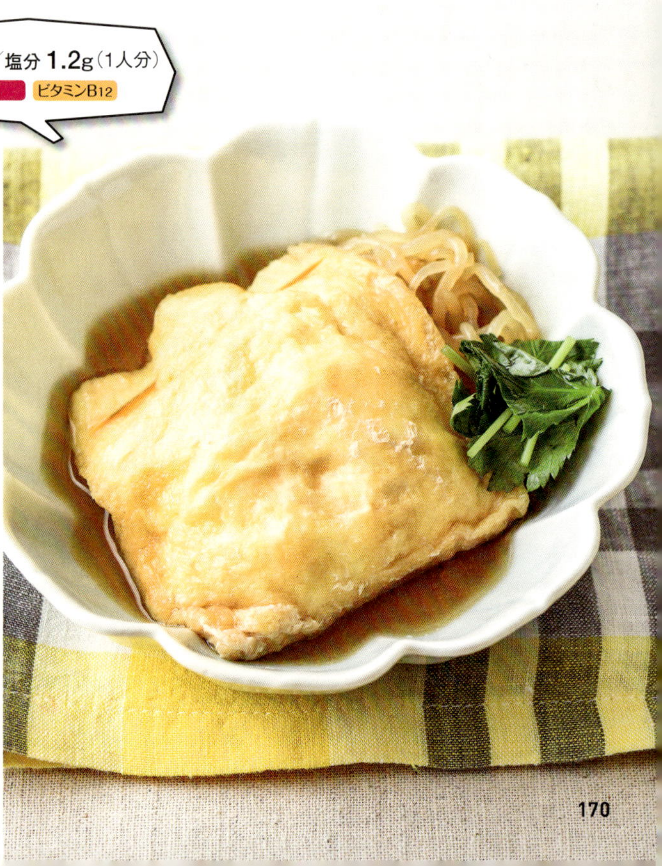

調理のコツ　油揚げに卵を入れる

少し深さのある器に、口を開いた油揚げをおくと卵が入れやすくなります。

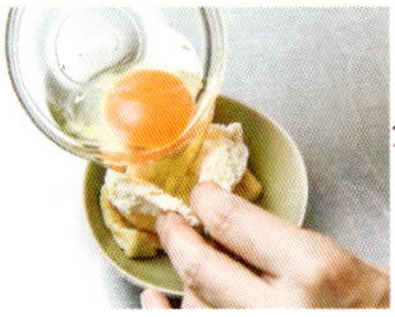

おすすめ献立例

＋カリフラワーのクミン炒め（p.174）
＋ごはん（180g）
【総514kcal／総塩分 1.7g（1人分）】

366kcal／塩分 1.9g（1人分）
たんぱく質 鉄 ビタミンB_6 ビタミンB_{12}

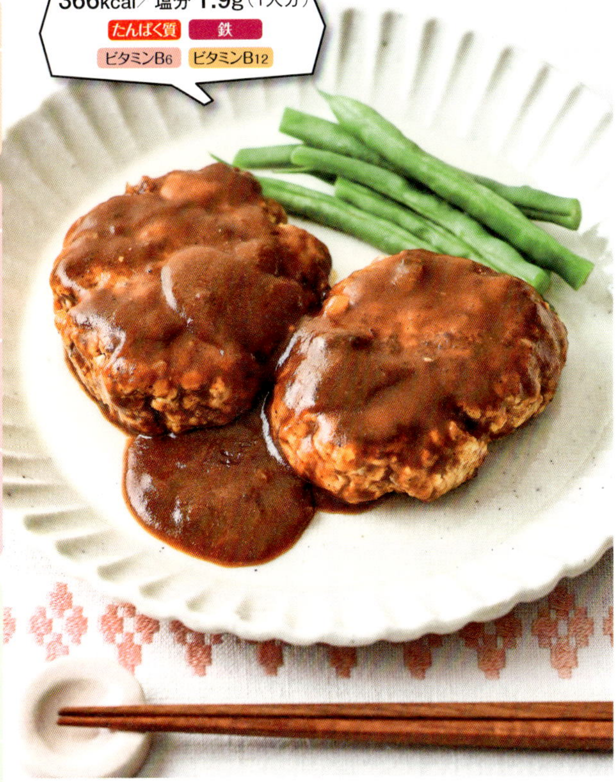

低カロリー、高たんぱくがうれしい！

豆腐ハンバーグ

材料（2人分）

合いびき肉 … 100g
木綿豆腐 … 1丁（300g）
玉ねぎ … 1/4個（50g）
さやいんげん … 8本（50g）
A
- パン粉 … 大さじ4
- 塩 … 小さじ1/3
- こしょう … 少々

B
- デミグラスソース … 1/2カップ
- 水 … 1/4カップ

塩 … 少々
サラダ油 … 大さじ1

作り方

1 豆腐はしっかり水切りする。玉ねぎはみじん切りにし、ラップに包んで電子レンジで1分加熱し、冷ます。
2 さやいんげんは熱湯でさっとゆでて長さを半分に切る。
3 ボウルにひき肉、1、Aを入れてよく混ぜ、4等分して小判形に成形する。
4 フライパンにサラダ油を熱し、3の両面を焼いて取り出す。
5 フライパンにBを入れ、ふつふつしてきたら4を戻し入れ、汁をかけながら煮て、塩で味をととのえる。
6 器に盛り、2を添える。

おすすめ献立例
+かぼちゃのチーズ炒め（p.173）
+ごはん（180g）
【総787kcal／総塩分 2.3g（1人分）】

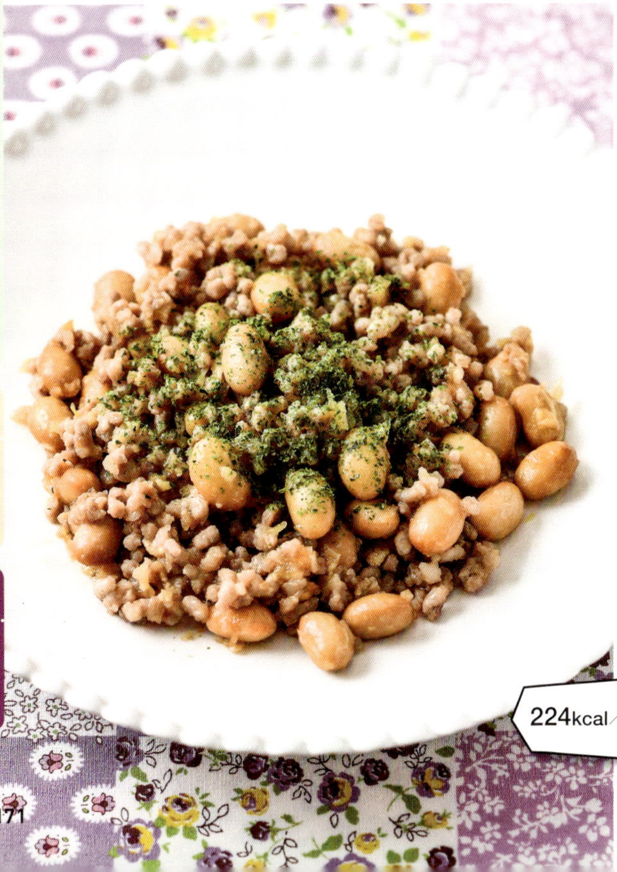

224kcal／塩分 1.5g（1人分）

みそ味のチリコンカン風

大豆とひき肉の和風煮

材料（2人分）

豚ひき肉 … 100g
大豆（水煮） … 50g
長ねぎ … 10cm（17g）
しょうが … 小1かけ（10g）
A
- みそ … 大さじ1
- 酒 … 大さじ1
- みりん … 大さじ1
- しょうゆ … 小さじ1/2

青のり … 少々
サラダ油 … 小さじ2

作り方

1 長ねぎ、しょうがはみじん切りにする。
2 フライパンにサラダ油、1を入れて弱火で炒め、香りが立ったらひき肉を加えて炒める。肉の色が変わって全体がほぐれたら大豆を加え、さっと炒める。混ぜ合わせたAを加えて、さらに炒める。
3 器に盛り、青のりをふる。

おすすめ献立例
+ごぼうのごま酢あえ（p.175）
+ごはん（180g）
【総606kcal／総塩分 2.4g（1人分）】

産後&授乳期 副菜

便秘対策の食物繊維をとりましょう。授乳中の人は、葉酸などの赤ちゃんに必要な栄養素とともに、貧血予防に鉄も必要です。

ルッコラはほろ苦さが特徴。ミネラルも豊富です

ルッコラのシーザーサラダ

材料（2人分）

ルッコラ … 1束強（60g）
ミニトマト … 6個（60g）
A ┌ フレンチドレッシング
　│ （p.156 Ⓑ）… 大さじ1/2
　│ マヨネーズ … 大さじ1/2
　└ 粉チーズ … 大さじ1/2
クルトン … 少々

作り方

1 ルッコラは食べやすい大きさにちぎる。ミニトマトは半分に切る。
2 器に1を盛り、混ぜ合わせたAをかけ、クルトンを散らす。

116kcal／塩分 0.3g（1人分）
ビタミンC

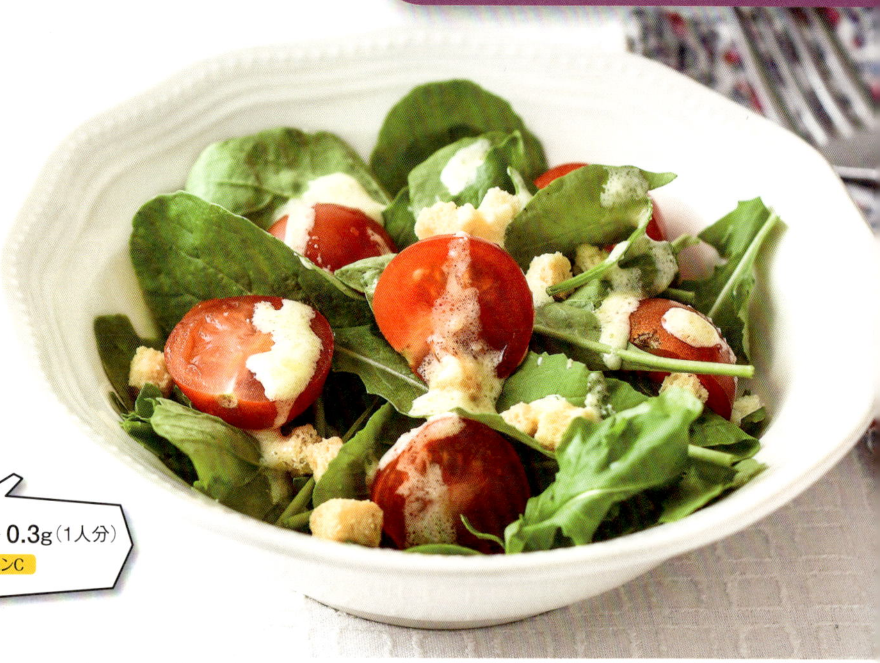

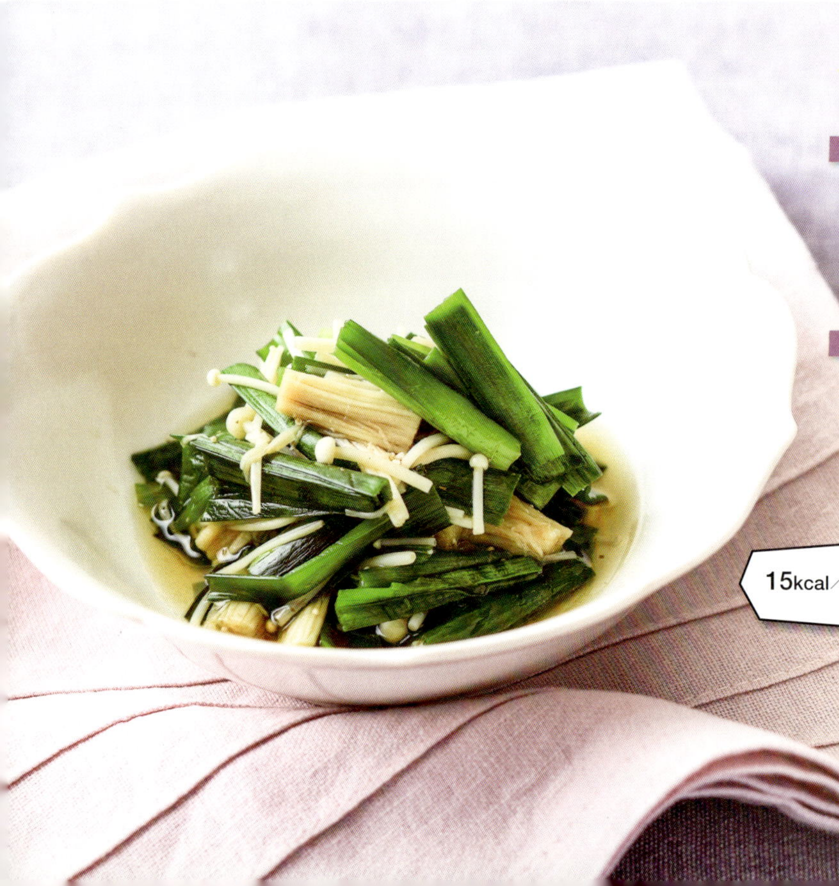

にらは疲労回復にも役立ちます

にらとえのきの煮びたし

材料（2人分）

にら … 1/2束（50g）
えのきだけ … 小1/2パック（40g）
A ┌ だし汁 … 1/4カップ
　│ しょうゆ（薄口）… 小さじ1
　└ みりん … 小さじ1

作り方

1 にらはざく切り、えのきだけは根元を切り落とし、ざく切りにする。
2 鍋にAを煮立て、1を入れてしんなりするまで煮る。

15kcal／塩分 0.5g（1人分）

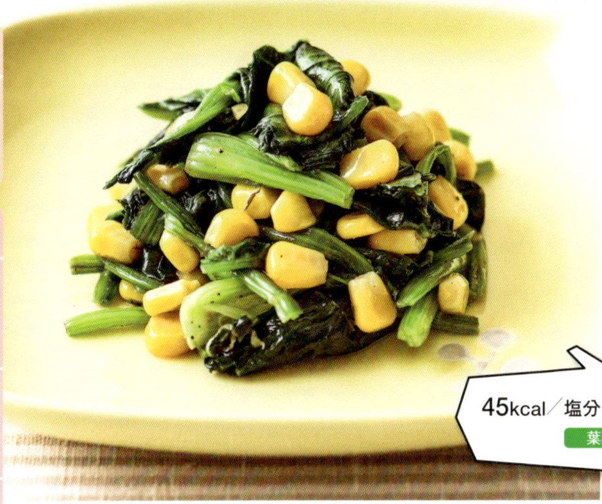

鉄や食物繊維を補給したいときにおすすめ

ほうれん草のコーン炒め

材料（2人分）

ほうれん草 … 1/3束（100g）
ホールコーン … 50g
バター … 小さじ1
塩 … 少々
こしょう … 少々

作り方

1 ほうれん草は塩少々（分量外）を加えた熱湯でさっとゆで、水に…をしぼって3cm長さに切る。
2 フライパンにバターを熱し、1、コーンを炒め、塩、こしょうで味をととのえる。

45kcal／塩分 0.4g（1人分）
葉酸

チーズでかぼちゃの甘さが引き立つ！

かぼちゃのチーズ炒め

材料（2人分）

かぼちゃ … 1/11個（150g）
粉チーズ … 大さじ1
塩 … 少々
粗びき黒こしょう … 少々
オリーブ油 … 大さじ1/2

作り方

1 かぼちゃは5㎜厚さのいちょう切りにし、ラップに包んで電子レンジで1分加熱する。
2 フライパンにオリーブ油を熱し、1を炒めて粉チーズをふり、塩で味をととのえ、黒こしょうをふる。

arrange

かぼちゃ ➡ 青菜

粉チーズは、青菜との相性も◎。炒めることで青菜のビタミンA吸収率が上がり、不足しがちなカルシウムも補えます。

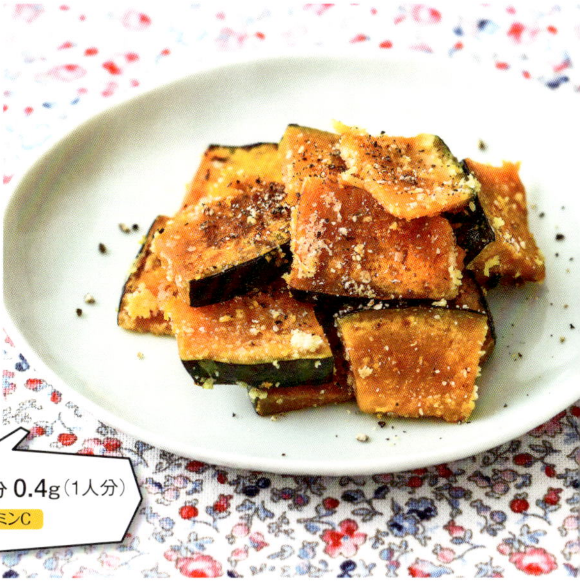

119kcal／塩分 0.4g（1人分）
ビタミンC

47kcal／塩分 0.2g（1人分）

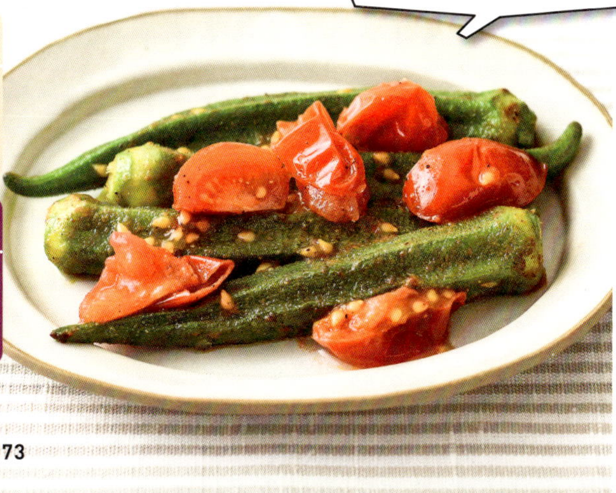

カレー風味のインドの炒め物

オクラのサブジ

材料（2人分）

オクラ … 1パック（8～9本・85g）
ミニトマト … 4個（40g）
カレー粉 … 小さじ1/5
塩 … 少々
こしょう … 少々
サラダ油 … 大さじ1/2

調理のコツ カレー粉を炒めて風味を出す

カレー粉を使うと塩分少なめでも納得のおいしさ。授乳中でも風味付けのカレー粉は使用OK。

作り方

1 オクラは塩（分量外）でこすりながら産毛を取り、ガクを取り除く。
2 ミニトマトは4等分に切る。
3 フライパンにサラダ油、カレー粉を熱し、香りが立ったら1を入れて炒め、しんなりしたら2を加える。トマトが煮崩れるまで炒めたら、塩、こしょうで味をととのえる。

みずみずしいレタスをシンプルなドレッシングで

レタスとハムのサラダ

材料（2人分）

レタス … 大2枚（100g）
ハム … 2枚（40g）
フレンチドレッシング（p.156Ⓑ）… 大さじ1

作り方

1 レタスは食べやすい大きさにちぎる。ハムはひと口大に切る。
2 器に1を盛り、フレンチドレッシングをかける。

76kcal／塩分 0.7g（1人分）

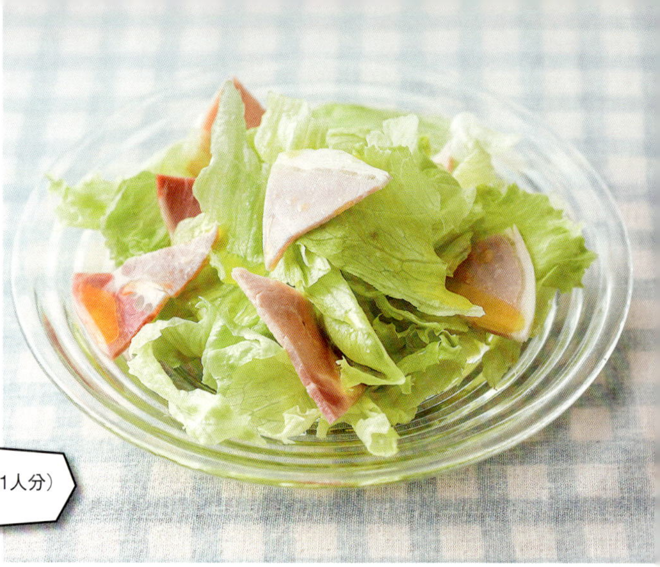

箸休めにちょうどよい洋風きんぴら

セロリとパプリカのきんぴら

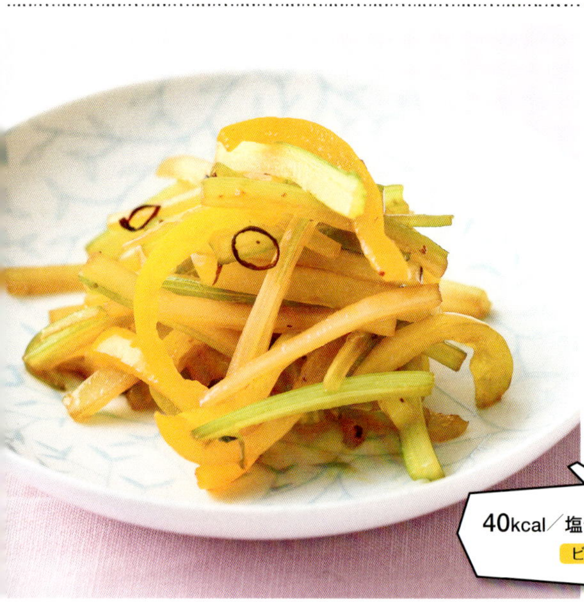

材料（2人分）

セロリ … 100g
パプリカ（黄）… 1/2個弱（50g）
赤唐辛子（小口切り）… 少々
A しょうゆ … 小さじ1
　みりん … 小さじ1
ごま油 … 小さじ1

作り方

1 セロリ、パプリカは2～3㎜幅、5～6㎝長さの棒状に切る。
2 フライパンにごま油を熱し、1、赤唐辛子を炒め、しんなりしたら、混ぜ合わせたAを加えて炒め合わせる。

40kcal／塩分 0.5g（1人分）
ビタミンC

調理のコツ　唐辛子は軽く火を通す

唐辛子を炒め過ぎると辛さが増すので、母乳の味に影響が出ることがあります。授乳中の人は気をつけましょう。

クミンの独特な芳香で食が進む！

カリフラワーのクミン炒め

材料（2人分）

カリフラワー … 1/2株（150g）
クミンシード … 小さじ1/4
塩 … ふたつまみ
サラダ油 … 大さじ1/2

作り方

1 カリフラワーは熱湯でゆでて、薄切りにする。
2 フライパンにサラダ油、クミンシードを熱し、香りが立ったら1を加えて炒める。焼き目がついたら塩で味をととのえる。

49kcal／塩分 0.5g（1人分）
葉酸　ビタミンC

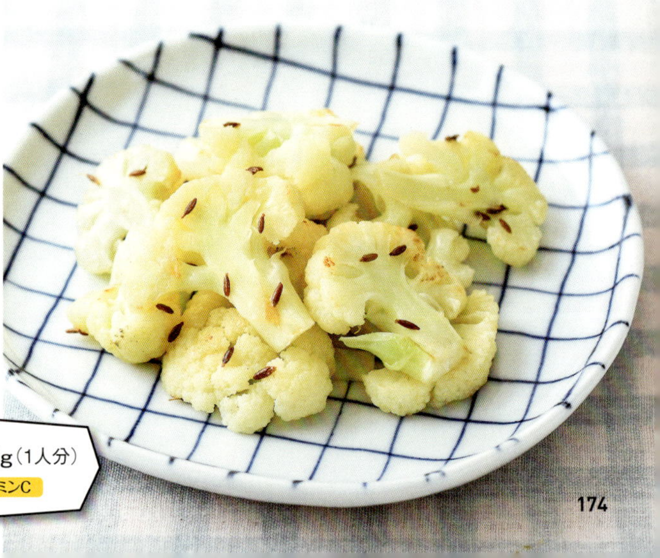

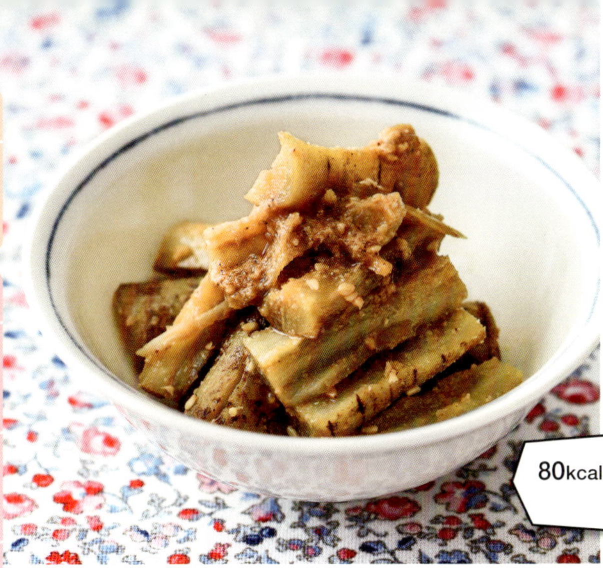

美肌効果もあるごまがたっぷり

ごぼうのごま酢あえ

材料（2人分）

ごぼう … 小1本（150g）

A
- 白すりごま … 大さじ1
- しょうゆ … 小さじ2
- 砂糖 … 大さじ1/2
- 酢 … 小さじ1

作り方

1 ごぼうは4㎝長さに切り、水か
らゆでる。沸騰したら5分ゆで
てざるにあげる。

2 熱いうちにめん棒などでたた
いて、混ぜ合わせたAであえる

80kcal／塩分 0.9g（1人分）
食物繊維

調理のコツ ごぼうをたたく

ごぼうをたたくことで繊維が壊れ、味がしみ込みやすくなります。

豆腐やハンバーグにかけてもおいしい！

きのこのしぐれ煮

材料（2人分）

- なめこ … 1袋（100g）
- しめじ … 1パック（90g）
- しょうが … 小1かけ（10g）
- しょうゆ … 大さじ1/2
- 酒 … 大さじ1/2
- みりん … 大さじ1/2

作り方

1 なめこはさっと水洗いする。しめじは石づきを切り落とし、小房にほぐす。しょうがはせん切りにする。

2 鍋に1、しょうゆ、酒、みりんを入れて火にかけて、5分ほど煮る。

栄養MEMO なめこ

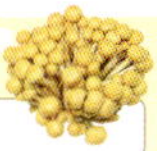

ぬめりが胃腸を整える

なめこのぬめりは、胃腸の調子を整える作用があります。水溶性と不溶性の食物繊維が便秘予防にも。

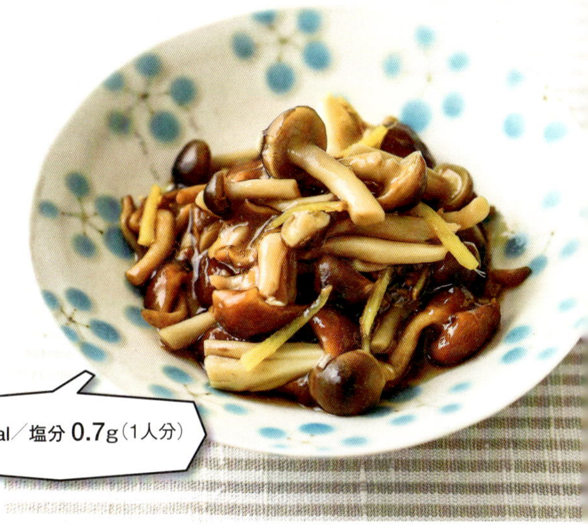

26kcal／塩分 0.7g（1人分）

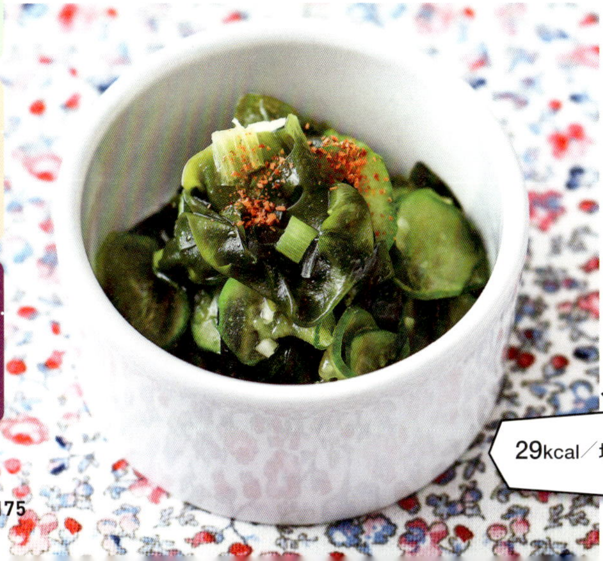

にんにくとごま油がおいしさのヒケツ

わかめときゅうりのナムル

材料（2人分）

- わかめ（塩蔵）… 40g
- きゅうり … 1/2本（50g）
- 長ねぎ … 5㎝
- にんにく … 小1かけ（10g）
- 塩 … 少々

A
- しょうゆ … 小さじ1/2
- 酒 … 小さじ1/2

- 一味唐辛子 … 少々
- ごま油 … 小さじ1

作り方

1 わかめはよく水洗いして、ひと
口大に切る。きゅうりは小口切
りにし、塩少々をふってしんな
りしたら水けをしぼる。

2 長ねぎ、にんにくはみじん切り
にする。

3 フライパンにごま油、2を入れ
て炒め、香りが立ったら1を加
えてさっと炒める。Aを加え混
ぜて、一味唐辛子をふる。

29kcal／塩分 0.6g（1人分）

医学監修・栄養指導

川名有紀子（かわな　ゆきこ）

社会福祉法人恩賜財団母子愛育会　総合母子保健センター　愛育病院　産婦人科医長。医学博士、日本産科婦人科学会産婦人科専門医・指導医、日本周産期・新生児医学会周産期（母体・胎児）専門医、インフェクションコントロールドクター(ICD)、母体保護法指定医。千葉大学医学部卒業後、東京大学医学部産科婦人科学教室、社会保険中央総合病院、JR東京総合病院などを経て、平成17年より愛育病院産婦人科勤務。

高橋嘉名芽（たかはし　かなめ）

社会福祉法人恩賜財団母子愛育会　総合母子保健センター　愛育病院　栄養科科長。管理栄養士、臨床栄養師。愛育病院にて妊婦の栄養指導、母親学級、母子の栄養管理を担当。宮城学院女子大学家政学科卒、同学科副手勤務後、日本女子大学大学院（修士課程）卒業。東京大学医学部附属病院栄養管理室、仙台簡易保険総合健診センター、急性期病院栄養科科長職を経て現職。

料理

牧野直子（まきの　なおこ）

管理栄養士、ダイエットコーディネーター、料理研究家。有限会社スタジオ食（Coo）代表。
女子栄養大学卒業。現在はレシピ提案、料理制作、原稿執筆、料理教室、講演、メディア出演など多方面で活躍しながら、保健センター、小児科での栄養相談も担当している。

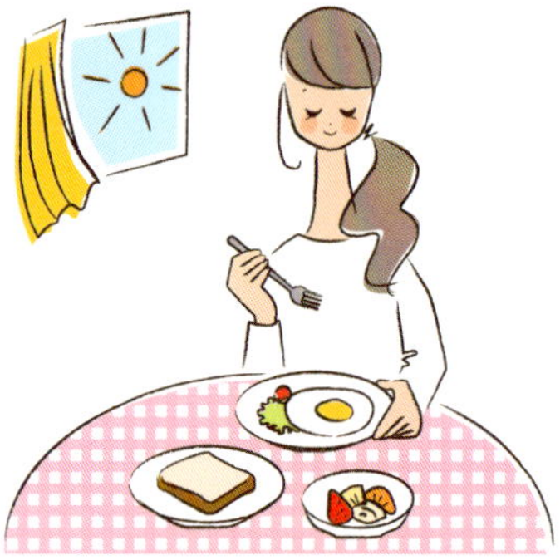

スタッフ

撮影	田中宏幸
スタイリング	宮沢史絵
調理補助	徳丸美沙　石垣晶子
撮影協力	UTUWA
イラスト	碇優子
カバー・本文デザイン	永瀬優子（ごぼうデザイン事務所）
DTP	グレン
校正	ゼロメガ
執筆協力	佐藤美智代　高橋裕子
編集制作	株式会社童夢

最新版 赤ちゃんが元気に育つ
時期別妊娠中のおいしい食事280品

2019年1月8日　第1刷発行
2021年2月19日　第6刷発行

発行人　中村公則
編集人　滝口勝弘
編集担当　小笠原徳子
発行所　株式会社　学研プラス
〒141-8415　東京都品川区西五反田2-11-8
印刷所　大日本印刷株式会社

●この本に関する各種お問い合わせ先
本の内容については、下記サイトのお問い合わせフォームよりお願いします。
https://gakken-plus.co.jp/contact/
在庫については　Tel 03-6431-1250（販売部）
不良品（落丁、乱丁）については　Tel 0570-000577
学研業務センター　〒354-0045 埼玉県入間郡三芳町上富279-1
上記以外のお問い合わせは　Tel 0570-056-710（学研グループ総合案内）